鞘内药物输注技术

Intrathecal Pump Drug Delivery

原　著　Douglas P. Beall ｜ Peter L. Munk ｜ Michael J. DePalma
　　　　Timothy Davis ｜ Kasra Amirdelfan ｜ Corey W. Hunter

主　译　李水清　宋　涛　樊肖冲
副主译　姚　旌　黄　鑫　吴　超

译　者（按姓名汉语拼音排序）
　　　　樊肖冲（郑州大学第一附属医院）
　　　　黄　鑫（北京大学第三医院）
　　　　李水清（北京大学第三医院）
　　　　梁　辰（北京大学第三医院）
　　　　刘凯茜（北京大学第三医院）
　　　　刘祖莹（郑州大学第一附属医院）
　　　　宋春雨（北京大学第三医院）
　　　　宋　涛（中国医科大学附属第一医院）
　　　　陶学恕（中国医科大学附属第一医院）
　　　　吴　超（北京大学第三医院）
　　　　闫晓鹏（山西省人民医院）
　　　　姚　旌（贵州医科大学附属医院）
　　　　张忠杰（贵州医科大学附属医院）
　　　　周　渊（东部战区总医院）

秘　书　黄　鑫

北京大学医学出版社

QIAONEI YAOWU SHUZHU JISHU

图书在版编目（CIP）数据

鞘内药物输注技术 /（美）道格拉斯·P. 比奥（Douglas P. Beall）等原著；李水清，宋涛，樊肖冲主译 . —北京：北京大学医学出版社，2024.1
书名原文：Intrathecal Pump Drug Delivery
ISBN 978-7-5659-3014-0

Ⅰ.①鞘…　Ⅱ.①道…②李…③宋…④樊…　Ⅲ.①疼痛—介入性治疗　Ⅳ.① R441.1

中国国家版本馆 CIP 数据核字（2023）第 204976 号

北京市版权局著作权合同登记号：图字：01-2023-4388
First published in English under the title
Intrathecal Pump Drug Delivery
edited by Douglas P. Beall, Peter L. Munk, Michael J. DePalma, Timothy Davis, Kasra Amirdelfan and Corey W. Hunter
Copyright © Douglas P. Beall, Peter L. Munk, Michael J. DePalma, Timothy Davis, Kasra Amirdelfan and Corey W. Hunter, 2022
This edition has been translated and published under licence from
Springer Nature Switzerland AG.

Simplified Chinese translation Copyright © 2024 by Peking University Medical Press.
All Rights Reserved.

鞘内药物输注技术

主　　译：	李水清　宋　涛　樊肖冲
出版发行：	北京大学医学出版社
地　　址：	（100191）北京市海淀区学院路 38 号　北京大学医学部院内
电　　话：	发行部 010-82802230；图书邮购 010-82802495
网　　址：	http://www.pumpress.com.cn
E — mail：	booksale@bjmu.edu.cn
印　　刷：	北京信彩瑞禾印刷厂
经　　销：	新华书店
责任编辑：冯智勇	责任校对：靳新强　责任印制：李　啸
开　　本：	787 mm × 1092 mm　1/16　印张：11　字数：278 千字
版　　次：	2024 年 1 月第 1 版　2024 年 1 月第 1 次印刷
书　　号：	ISBN 978-7-5659-3014-0
定　　价：	138.00 元

版权所有，违者必究

（凡属质量问题请与本社发行部联系退换）

译者前言

在一大批临床医师、药理学家和工程师的共同努力下,鞘内药物输注技术自20世纪80年代问世以来得到了飞速发展,尤其是对于顽固性疼痛、癌症疼痛、多发性疼痛和严重痉挛,都显示出良好的效果。当患者在口服、经皮或静脉给镇痛药、镇静剂效果欠佳或产生严重副作用时,鞘内药物输注就展现出了其价值,因为它可以绕过血脑屏障,将药物精准输送至脑脊液,达到更高效的药物浓度,而全身副作用也能得到明显减轻。

鞘内药物输注(intrathecal drug delivery, IDD)已经被证实是一项对疼痛有效的治疗手段,其临床效果得到了大量研究的肯定。特别是对于一些不能接受手术治疗的患者,IDD甚至成为了唯一可选的治疗方式。尽管IDD在现代疼痛管理领域的重要性日渐显著,但与其他介入性疼痛治疗技术相比,IDD在我国的应用及研究仍相对较少,患者和医师对这种治疗方式的了解程度仍显不足。而且IDD的操作技术要求较高,医师需要经过专门的训练和长期实践才能熟练掌握,所以该技术在我国早期推广阶段面临着一系列问题和挑战。因此,我们认为整理并分享这一技术的相关知识至关重要,希望可以帮助更多的医疗专业人士和患者理解并应用这一有效的疼痛管理方法。

Intrathecal Pump Drug Delivery 一书由国际疼痛医师介入放射学会会士Douglas P. Beall组织编写。该书主要对鞘内药物输注进行了全面叙述,包括鞘内治疗对于癌痛、非恶性疼痛、多发性疼痛以及严重痉挛患者的合理治疗方法,介绍了鞘内药物输注系统的组成以及鞘内具体药物的临床使用情况。该书整合了权威的证据、医学文献和专家建议,并且详细介绍了典型病例、诊断流程、导管手术植入方法、术前测试和术后评估,填补了相关领域的空白。这是一本难得的学习和提升鞘内药物输注技术的教科书,通过阅读本书,读者可以了解到鞘内药物输注最新的研究成果,掌握先进的技术,为患者的治疗提供更多的可能性。

本书由北京大学第三医院、贵州医科大学附属医院、中国医科大学附属第一医院、郑州大学第一附属医院等国内一流的疼痛医学研究机构联合完成翻译。我们对所有投入这项工作中的专家和学者表示由衷的感谢。同时,我们希望能为读者提供一本真正有价值的鞘内药物输注的综合性参考书,帮助他们更好地理解和应用这一重要治疗技术,我们也期待本书能为推动IDD技术在中国的发展发挥积极作用!

我们希望本书能为读者的工作和研究提供实质性的帮助,但书中也可能存在一些不足,欢迎各位读者提出宝贵的建议,以便我们能对其进行持续的改进和完善。

李水清

北京大学第三医院

原著前言

鞘内药物输注（intrathecal drug delivery, IDD）一直是我最喜欢的治疗方法之一，因为在 21 世纪初，我的第一个病例经此治疗后就获得了立竿见影的效果。开始正式的私人执业后，我从即将成为在职住院医师的两位医师那里，接手了 67 名鞘内巴氯芬输注患者。我的雇员作为介入放射科医师，并不熟悉这项治疗，有些犹豫，但也欣然接受了。鞘内巴氯芬输注患者很快成为了他们最喜欢的一类患者。

鞘内药物输注已经成为内科和介入技术的重要组成部分。这种治疗对于患有特殊疾病的患者是非常必要的，包括患有严重痉挛、多部位疼痛、无手术解决方案的严重退行性疾病、需服用大剂量全身麻醉性镇痛药的慢性疼痛患者，以及转移性癌痛（尤其是胰腺或骨转移性疼痛）患者。我发现，鞘内药物输注往往是一些复杂病症患者唯一的解决方案，如果没有它，这些患者根本无法得到最佳的治疗。

在我看来，尽管鞘内药物输注很有效，也很重要，但它的利用率极低。我认为主要有两个原因。第一，鞘内药物输注在其应用初期声誉受损。在这项技术应用初期，服用阿片类药物和鞘内阿片类给药较为常见。如我们现在所知，口服或全身用药是一种适得其反的治疗策略，因为它会导致细胞色素 P450 酶系上调，以至于无法通过鞘内途径提供足够的阿片类药物来克服患者上调的酶代谢活性，使患者产生极高的药物耐受性。在阿片类药物流行的高峰期，我们看到慢性疼痛患者在鞘内测试前服用了 500~1000 mg 甚至更多的吗啡。其中一名患者每天服用 1200 mg 的吗啡，并拒绝在测试前减少药物剂量。我们通常使用 1∶100 比例的鞘内与口服阿片类药物进行推注测试，让患者住院并持续监测脉搏血氧饱和度、心电活动和多个生命体征。然而我非常不愿意对这名患者在鞘内注射如此大剂量的吗啡，所以决定将 8 mg 吗啡单次注射到腰椎脑脊液中。我们为鞘内药物过量的治疗做好了准备，但情况却相反，患者接受注射后的 2~3 小时，疼痛明显缓解，但随后又有加重，想要口服药物，之后下医嘱出院。这件事让我永远记住：不要将全身用药和鞘内输注组合使用，因为鞘内输注的阿片类药物无法克服全身给药引起的高代谢。

鞘内药物输注利用不足的第二个原因与这种疗法的复杂性有关。在我看来，这无非是对"复杂"的看法和困惑。术语"复杂"指的是高难度，鞘内药物输注的实际应用肯定不是这样的。然而，它是复杂的，这意味着鞘内药物输注由许多部分组成，但并不一定困难，它是可以通过合乎逻辑和易懂的方式学习的。有一些关于鞘内药物输注治疗的有用指南，包括关于鞘内药物输注系统治疗癌痛的共识性综合指南和多学科镇痛共识指南，但令人惊讶的是，没有一本书能够为鞘内药物输注的广泛临床应用提供全面的指导……直到现在。

这本书旨在成为一部综合性指南，它对鞘内药物输注进行了全面的叙述，包括在癌痛、非恶性疼痛、急性和慢性疼痛以及严重痉挛中的应用。其内容包括典型的病史采集、诊断过程、手术技术和方法、鞘内药物输注系统故障排除、术前和术后评估、电子分析和重编程、不同适应证和适应证外的鞘内药物使用以及疼痛或巴氯芬泵的管理，甚至包括了临床上经常遇到但在医学文献中从未描述过的情况和概念。参与本书的写作当然是一种乐趣和荣幸。我要感谢所有编者、合著者以及参与完成本书的人。从早期的观察开始，到潜心研究鞘内巴氯芬输注治疗，再到现在全面和多样化的治疗方案，鞘内药物输注技术正在变得越来越好，就像其他已被发现的最佳工具一样——它首先变得有用，然后变得必不可少。

Douglas P. Beall
Oklahoma City, OK

目 录

第 1 章 鞘内泵治疗疼痛与痉挛的介绍和背景 1
第 2 章 鞘内药物输注治疗癌痛 12
第 3 章 鞘内药物输注的组件 18
第 4 章 鞘内药物输注测试 30
第 5 章 靶向药物输注围手术期计划和注意事项 44
第 6 章 鞘内药物输注系统植入手术要点 63
第 7 章 鞘内药物输注系统的管理 76
第 8 章 鞘内泵管理：鞘内巴氯芬输注泵 90
第 9 章 术后管理及并发症 108
第 10 章 鞘内泵和导管故障排除 125
第 11 章 现有鞘内泵的费用、编码和报销 134
第 12 章 姑息治疗中的疼痛介入管理 144
第 13 章 齐考诺肽在鞘内药物治疗中的应用 155

第 1 章 鞘内泵治疗疼痛与痉挛的介绍和背景

本章内容

1　鞘内泵治疗疼痛及痉挛的简介和背景 1
2　鞘内药物输注的历史背景和前景 2
3　鞘内药物输注用于疼痛治疗的适应证 3
4　治疗目标 3
5　远期疗效 4
6　鞘内泵的类型 4
7　初步药物治疗 5
8　药物的选择 5
9　不良反应 6
10　鞘内药物输注治疗痉挛 6
11　总结 7
参考文献 8

摘要

鞘内药物输注技术自 20 世纪 80 年代问世以来得到了飞速发展，它常用于疼痛控制和痉挛治疗。相对于其他介入疼痛治疗技术，鞘内泵的使用并不普遍，但对于患有顽固性疼痛、癌性疼痛（以下简称癌痛）、多灶性疼痛、严重痉挛以及病情不适合手术治疗的患者，它是一种重要的治疗方式。当通过口服、经皮或静脉途径使用镇痛药、抗痉挛药物无效，或伴有严重的副作用时，通常应考虑鞘内药物输注。鞘内药物输注可以绕过血脑屏障，在脑脊液中产生较高的药物浓度。这种方式可以显著降低药物的有效用量，与其他给药途径相比，可以更好地控制疼痛和痉挛。尽管目前已证实鞘内药物输注技术具有良好的临床疗效和成本效益，但相比于其他植入性技术，人们对这种治疗方式的认识仍有不足。本章将重点介绍鞘内泵治疗疼痛和痉挛的正确方法。

1　鞘内泵治疗疼痛及痉挛的简介和背景

慢性疼痛是一种极为常见的疾病，其患病率 13%~51%，比糖尿病或慢性阻塞性肺疾病等其他慢性疾病更为常见，甚至超过了糖尿病、癌症和心脏病的患病率总和（Breivik et al. 2006; Craig et al. 2011; Fayaz et al. 2016; Gupta et al. 2010; Manchikanti et al. 2009; Tsang et al. 2008）。在美国有 1 亿多人患有慢性疼痛，据美国医学研究所估计，美国每年用于慢性疼痛的医疗花费约为 6350 亿美元。

除了经济成本外，慢性疼痛也引起患者的生活质量大幅下降。一份美国疼痛调查发现，慢性疼痛患者的平均生活质量评分低于进行性神经疾病（如帕金森病）患者的平均生活质量评分（Price et al. 2019）。常见的慢性疼痛疾病，如偏头痛和颈部疼痛，会严重影响患者的生活质量，而腰痛在全球范围内的致残率比其他任何疾病都高（Hoy et al. 2014）。

慢性疼痛患者的工作效率较低，并且他们因健康问题而辞职的概率是普通人群的 7 倍（Donaldson 2009）。

2 鞘内药物输注的历史背景和前景

早在公元前 5000 年，对于疼痛的认知和治疗就已成为人类的挑战，当时首次使用鸦片镇痛的过程就篆刻在泥板上。6000 多年来，人类持续使用类似的治疗方式，但对疼痛的认知进展甚少。最早提出解剖学理论的 Hippocrates，将大脑视为思想的器官，负责处理人类思维、感觉、情感和认知，但他仍然认为负责感知疼痛的是心脏（Linton 2005）。罗马帝国时期，希腊解剖学家 Galen 解剖了多种哺乳动物的大脑，并提出大脑可以处理感知，脊神经能控制肌肉活动。尽管在解剖学上有了进步，但在文艺复兴时期之前，人们对疼痛的认知仍然模糊，大部分是精神层面的或神秘的，大多数理论认为上帝的安抚是最好的治疗方法。1664 年，Descartes 的《人的论述》（*Treatise of Man*）出版，这位法国哲学家首次提出了疼痛路径的物理性描述，为现代神经解剖学奠定了基础（Hadjistavropoulos and Craig 2004）。Descartes 使用一个例子提出了他的理论：手被锤子敲击，脚被火焰烧灼，这两种情况都会使疼痛沿着"细线"传送到大脑，并在大脑中引起一系列反应，如躲避刺激物（Hadjistavropoulos and Craig 2004）。

直到 19 世纪，疼痛才开始被认为是一种"特定感觉"，随着这一概念的提出，一系列研究开始从根本上描述疼痛。1811 年，苏格兰解剖学家 Charles Bell 发表了他在人体解剖中的研究。他证明了脊神经前根发出的神经纤维有支配运动的功能，从而发现脊髓小脑束的存在和功能。11 年后，法国生理学家 Francois Magendie 用狗进行了著名的公开实验，通过刺激脊神经前根引起疼痛，验证了背根神经节的感觉功能。1880 年，Brown-Sequard 通过其在疼痛纤维交叉的发现进一步推动了这项研究（Laporte 2006），紧接着，在 1889 年，Edinger 发现了脊髓丘脑束。Edinger 指出脊髓外侧的浅表长束是疼痛信号的传入载体，这有助于完善人们对神经解剖的基本理解，从而对其进行干预和治疗。

1853 年，苏格兰外科医师 Alexander Wood 发明了空心针和玻璃注射器，医学界拥有了更具针对性的镇痛干预工具。但此时针对治疗的靶点还不明晰。与 Wood 属于同一时代的外科医师 Charles Hunter 证明，在身体任何地方注射麻醉剂都可以缓解疼痛，而不仅仅是在疼痛区域，这与 Wood 所说的一致（Brunton 2000）。尽管神经解剖学和医学技术取得了这些进步，但在药学领域的进展甚微，直到 19 世纪末，吗啡仍然是大多数医师可用的主要镇痛药物。南美印第安人咀嚼古柯叶已有 5000 多年的历史，但直到 1859 年，德国药剂师才分离出可卡因并将其定性为活性化合物。此后越来越多类似可卡因的天然生物碱被发现，这些生物碱开始被用于多种疾病的经验性治疗（Holmstedt and Fredga 1981）。这种现象一直存在至 19 世纪后半叶，直到 1898 年诺贝尔奖得主 Laureate Richard Willstätter 的研究才揭示出生物碱的化学结构（Willstätter 1898）。在 1884 年，这一切发生了改变，一位年轻的维也纳神经学家 Sigmund Freud 得知可卡因具有抑制疲劳的功能，因此决定亲自尝试这种药物，并称之为"神奇药物"。Freud 与同时期的学者分享了应用小剂量可卡因后的感觉（Freud and Freud 1992）。其中之一是维也纳眼科医师 Carl Koller，他曾对眼科手术的全身麻醉失败感到失望，当时他亲自试验，发现该药物在自己的舌头上能产生惊人的麻木效果。1884年末，他将可卡因溶液涂在患者的眼角膜上，产生了良好的麻醉效果（Koller 1928）。Halstead 和 Hall 发现可卡因溶液可在下牙槽神经和牙神经上进行精准麻醉，随后在1885年首次进行了外周神经阻滞麻醉（López-Valverde et al. 2011）。

纽约市外科医师 James Leonard Corning 看到了 Koller 的发现，并决定将其用于自己的神经外科研究中。1885年，Corning 首次发现可卡因注入狗的硬膜外腔会导致"后肢的无力和共济失调"。1891年，Heinrich Quincke 开发了一种独特的细的空心三角针，这种针能够进入蛛网膜下腔，试图用来缓解结核性脑膜炎引起的脑积水（Dugacki 1992）。1898年8月16日，在距离临床上首次应用局部麻醉剂14年后，德国外科医师 August Bier 和他的助手 August Hildebrand 成功实施了第一例鞘内麻醉（Pravaz and Gabriel 1853）。尽管只有6名患者的脊椎可卡因麻醉法成功，但 Bier 反思了自己的工作："用这种方法引起患者很多不适（包括背部和腿部疼痛、呕吐及长期头痛），和通常全身麻醉后的不适症状基本一致"（Bier 1899）。Bier 和 Hildebrand 自愿在彼此身上进行试验。在 Bier 身上进行试验时，Hildebrand 尝试将 Prvaz 注射器连接到脊柱穿刺针，导致了脑脊液外漏，他表示硬膜穿刺后头痛。而 Bier 给 Hildebrand 进行的鞘内麻醉试验较为成功，他表示接受以下刺激时都没有感觉，包括针刺大腿、双足挠痒、股骨穿刺、切开大腿、点燃雪茄刺激、拔阴毛、铁锤敲击小腿，甚至压迫睾丸。Bier 后来写道，"我们在自己的身体上做完试验后，都去吃饭了，没有任何身体上的不适"，尽管 Hildebrand 觉得"第二天早上感觉很糟糕"（Bier 1899）。

3 鞘内药物输注用于疼痛治疗的适应证

鞘内治疗已被批准用于症状严重且微创治疗无效的慢性疼痛和痉挛患者（National Coverage Determination 2004）。该治疗的适应证较为广泛，因此在疼痛治疗领域鞘内药物输注不断受到重视。鞘内药物输注曾被视为一种挽救性治疗或最后选择的治疗方法。然而，最新指南指出，应将鞘内药物输注与神经电刺激术视为同一等级（Deer et al. 2017）。鞘内药物输注的重要注意事项包括在进行试验或植入之前要有明确的诊断、适宜的体格检查和完整的心理社会评估（特别是用来控制癌痛时）（Deer et al. 2017）。

Deer 等在一篇文章中明确地定义了顽固性疼痛，从而帮助临床医师更好地评估鞘内药物治疗、神经调控术的适应证（Deer et al. 2014）。在开始考虑治疗时进行评估，要解决三个重要问题：第一，防止不适合的患者植入不必要的设备；第二，在治疗开始前选择合适的患者，可以提高植入设备的治疗效果；第三，尽早发现患者的心理社会相关合并症，在植入手术前进行相应的处理，从而提升治疗效果。

4 治疗目标

有充分证据证明鞘内药物输注（intrathecal drug delivery, IDD）对于神经病理性疼痛及混合性疼痛具有短期和长期有效性（Smith et al. 2008）。De Lissovoy 等之前证明，腰椎术后疼痛综合征患者如果药物治疗持续时间超过12~22个月，那么相比之下鞘内药物输注成本效益更高（de Lissovoy et al. 1997）。Kumar 等对鞘内药物输注的成本效益进行了建模，比较了鞘内镇痛与常规药物在慢性非癌性疼痛（非癌痛）治疗中的成本。鞘内药物输注治疗的患者 10 年后获得的质量调整生命年较传统方法治疗的患者高出 1.15 年。尽管设备和药物价格上涨，但作者认为鞘内药物输注仍然是一种成本效益高的治疗技术，其治疗成本远低于公认的支付社会意愿阈值（Kumar et al. 2013）。在为慢性疼痛患者做治疗决策时，应重点考虑治疗相关成本、长期生活质量以及疗效持续时间等因素。

5 远期疗效

文献报道证实了鞘内药物输注系统（intrathecal drug delivery systems，IDDS）在治疗恶性肿瘤相关性疼痛中的应用。疼痛是癌症患者的常见症状，通常会对患者造成严重的影响。尽管目前有阿片类药物可以使用，顶级学会也有最新相关指南，但患者的治疗需求仍经常得不到满足（Greco et al. 2014）。此外，多项高质量研究表明，鞘内药物输注系统比单独药物治疗更有效（Baker et al. 2004; Bruel and Burton 2016; Rauck et al. 2003; Zech et al. 1995）。癌痛临床试验表明，鞘内药物输注缓解疼痛更为有效，且毒性更低，按照公认的指南进行合理治疗，可提高难治性癌痛患者的生存率（Smith et al. 2005）。也许更重要的是，试验中使用鞘内药物输注系统的患者的药物副作用显著减少，使用多元线性回归模型计算得出结果：鞘内药物输注组的副作用减少了 66%，而药物治疗组的副作用减少了 37%（$P<0.01$）（Smith et al. 2005）。

鞘内药物输注对于慢性非癌性疼痛也取得了良好的治疗效果。齐考诺肽常常在临床应用中面临挑战，因为它的治疗窗窄，不良事件发生率较高（Hayek et al. 2015; Rauck et al. 2006）。有报道指出，使用灵活的给药策略可以减轻不必要的副作用（Zech et al. 1995），同时可以提高治疗效果，减少全身阿片类药物的用量（Pope and Deer 2015）。Duarte 等的研究表明，接受鞘内阿片类药物的患者，在开始治疗后的 13 年内，其疼痛程度显著降低，生活质量得到有效改善（Duarte et al. 2012）。一项鞘内药物输注治疗后平均 13 年的随访显示，90% 的患者仍对治疗感到满意。还有报道显示，甚至随访至 20 年，患者的疼痛与基线相比仍然明显减轻（Sommer et al. 2020）。

6 鞘内泵的类型

广义上讲，鞘内药物输注系统有 4 种不同的配置，其区别在于部件是否可以植入皮肤下，以及系统不同的编程能力。鞘内药物输注系统中最微创的方式是使用经皮导管（隧道式或非隧道式）与外部泵连接。侵入性稍大的方式是使用完全植入导管，通过皮下注射端口连接到外部泵。上述两种系统通常用于预期寿命有限的患者。第三种是完全植入的、速率固定的鞘内药物输注系统，该系统通常比可编程调节剂量的系统便宜。但它的缺点是剂量改变时需要将泵完全排空，然后用新的配方药物或不同浓度的药物重新注入。第四种是完全植入的、可编程的鞘内药物输注系统（Duarte et al. 2016）。关于这些系统的详细信息，包括对优缺点更加详细的讨论，将在第 3 章中进一步讨论。

7　初步药物治疗

鞘内输注时一些因素会影响药物在脑脊液中的分布。主要因素包括药物的脂溶性、比重、局部脑脊液混合情况、泵流量以及药物在鞘内的停留时间（表 1.1）（Bernards 2002）。与亲水性药物相比，亲脂性药物的半衰期较短，这主要是由于它会更快地重新分布进脂肪组织，分布范围也较广（Jose et al. 2013; Waara-Wolleat et al. 2006）。动物及人体实验表明，亲水性药物（如吗啡）持续输注时在脑脊液内的分布相对有限（Wallace and Yaksh 2012）。

表 1.1　影响药物在鞘内脑脊液中分布的 5 个因素

1. 脂溶性
2. 比重
3. 局部脑脊液混合情况
4. 泵流量
5. 药物在鞘内的停留时间

Flack 等的一项研究表明，距离输注导管口 5 cm 以外（上方或下方）的吗啡浓度约为原始输注浓度的 20%，在距离给药导管口 10 cm 处测量吗啡的浓度降至约 5%（Flack et al. 2011）。研究表明，调整药物浓度或体积可以促进药物扩散。其中一些鞘内持续性治疗给药方法也会增加患者的不良反应发生率，降低生活质量。Perruchoud 等的一项研究表明，持续较高的给药速度对疼痛 VAS（visual analog scale, VAS）评分没有改善，且会加重患者的疼痛及焦虑程度。因此研究人员得出结论，较高的流速可能会导致药物稀释，从而减弱药物对于给药位点的作用效果（Perruchoud et al. 2011）。

8　药物的选择

美国食品和药物管理局（FDA）批准了两种用于鞘内治疗慢性疼痛的药物：硫酸吗啡（Infumorph® Sterile Solution, Baxter Healthcare Corp., Deerfield, IL, USA and Mitigo™ Pirimal Critical Care, Inc., Mumbai, India）和齐考诺肽（Prialt® for intrathecal infusion; Jazz Pharmaceuticals, Inc., Dublin, Ireland）。虽然吗啡和齐考诺肽是仅有的两种 FDA 批准用于鞘内镇痛的药物，但文献中提到许多药物组合，可以提高疗效并减少副作用。通过多种机制药物的组合可以延缓药物耐受，更有效地解决疼痛问题（Kumar et al. 2013）。这是一种较为理想的控制疼痛的方法，同时能减少阿片类药物的剂量（Kumar et al. 2013）。有证据表明，联合治疗是癌性疼痛的首选策略，但对于非癌性疼痛的首选治疗推荐并非如此（Veizi et al. 2011）。因此在选择药物或药物组合时，首先了解患者的疼痛特点非常重要，包括疼痛的部位、类型、预期治疗时间以及患者的年龄（Deer et al. 2017）。

9　不良反应

尽管鞘内治疗已持续应用了多年，目前患者的治疗体验和安全性都已得到改善，但它并非没有风险（Hayek et al. 2011）。不良反应可涉及植入手术术中、用药效果、导管及泵本身的问题。与手术相关的不良反应也比较多，最常见的是感染和脑脊液漏。术中出血并不常见，但这是一种较为紧急的情况，应进行密切监测。泵周血肿形成一般预后良好，但也应进行监测防止感染的发生。脑脊液漏在导管周围形成囊肿通常是自限性的，但可能持续存在，有时需要引流或手术治疗（Czernicki et al. 2015）。

鞘内药物输注系统使用多种药物以及药物的组合，因此存在药物相关副作用的可能性。对脊髓直接给药有助于减少全身给药的常见不良反应，但仍需监测不良反应。鞘内输注阿片类药物可引起镇静、头晕、恶心和尿潴留（Prager et al. 2014; Spiegel et al. 2021）。长期给药可导致药物耐受、性腺功能减退和骨密度降低（Duarte et al. 2012）。Coffee 等的一项研究显示，与脊髓电刺激和椎间盘切除手术相比，因为与药物相关的呼吸抑制或药物过量的问题，鞘内阿片类药物输注治疗死亡率略高（3.8%）（Coffey et al. 2009）。但另一方面，Smith 等发现鞘内靶向药物输注可降低癌症患者的疼痛强度，并提高生存率（Smith and Coyne 2004）。鞘内注射齐考诺肽可引起头晕、恶心和意识模糊。需要注意的是，精神系统疾病是齐考诺肽应用的禁忌证（Pope and Deer 2013）。

导管移位是鞘内药物输注与器械相关的最常见的并发症，发生率为 0.7%~1.5%（Deer et al. 2004）。尤其是在药物浓度较高的情况下，在导管尖端可能形成肉芽肿（Deer et al. 2012）。泵故障的发生率较低，如果发生了应及时处理，防止停药。鞘内复合用药已成为一项常用方法，这样能够提高治疗效果，同时减轻副作用（Pope et al. 2017）。它不受美国 FDA 的监管，由州立药物委员会监管，美国药典（United States Pharmacopeia, USP）中有无菌和非无菌地配制复合药物的章节（Gudeman et al. 2013）。最近，美国 FDA 发布了一份关于泵故障、药量错误以及其他安全信息的报告，以便患者和医师做出术前知情决定（Health, Center for Devices and Radiological 2018）。更详细的内容，包括术后护理，将在后面的章节进行讨论。

10　鞘内药物输注治疗痉挛

痉挛是指调节肌肉的上运动神经元通路损伤导致的肌张力异常增加，可由中枢神经系统损伤或疾病引起。对被动伸展的抵抗力增高，其特征是腱反射亢进（Emos and Agarwal 2020）。痉挛协会 2005 年进行了更为全面的定义，它将痉挛定义为上运动神经元损伤导致的感觉运动控制紊乱，表现为间歇性或持续性的肌肉自发性激活（Pandyan et al. 2005）。很多疾病可引起痉挛。在本章中，我们将介绍一些常见的病因及治疗原则。

脊髓源性痉挛常见于脊髓疾病或外伤的患者。每年约有 12000 例新发脊髓损伤的病例，在过去 20 年中，大多数脊髓损伤可导致不完全性四肢瘫痪（30.1%）和完全性截瘫（25.6%）（Anson and Shepherd 1996）。其中多发性硬化（multiple sclerosis, MS）是一种导致痉挛的严重疾病。多发性硬化患者运动障碍个体差异较大，主要由于大脑和脊髓内病变位置的不同，痉挛是常见特征，高达 84% 的患者存在不同程度的痉挛（Wallin et al.

2019）。卒中后遗症（poststroke syndrome，PSS）也是引起痉挛的常见原因，每年导致全球约 500 万人永久性残疾，其中约 38% 的患者伴有痉挛症状（Katan and Luft 2018; Watkins et al. 2002）。虽然大多数卒中发生在脑实质，但卒中后遗症的原因是由此产生的脊髓水平上抑制性和兴奋性信号的失衡（Trompetto et al. 2014）。与严重痉挛相关的功能损害包括疼痛、睡眠困难、屈曲挛缩、膀胱和肠道功能障碍（Dvorak et al. 2011; Mandigo and Anderson 2006; Mutch et al. 1992; Rizzo et al. 2004）。痉挛患者的日常活动也受到影响，包括行走、姿势变换、坐轮椅移动等（Dvorak et al. 2011; Mandigo and Anderson 2006; Mutch et al. 1992; Rizzo et al. 2004）。

巴氯芬是一种 γ- 氨基丁酸（gamma-aminobutyric acid，GABA）受体激动剂，可选择性结合突触前 GABA-B 受体，产生脊髓前角运动细胞超极化作用，可降低肌肉牵张反射的过度活跃，减少阵挛次数，并抑制会引起肌肉痉挛的皮肤反射（Newman et al. 1982; Stien et al. 1987）。自 20 世纪 60 年代以来，巴氯芬一直被用于治疗痉挛，但直到 1984 年才开始用于人体鞘内治疗。在 2 名患者的病例报告中，鞘内给予小剂量巴氯芬（5~25 μg），痉挛症状改善可达到 8 小时（Penn and Kroin 1984）。因为没有公认的痉挛评分标准，且现有研究存在很大程度的异质性，现有的文献资料难以对巴氯芬的使用进行评估。目前最佳证据表明，临床上巴氯芬具有良好的治疗效果，包括可减轻痉挛症状、改善功能状态，且痉挛患者的满意度较高（Chou et al. 2004）。鞘内输注巴氯芬最常见的不良反应包括张力减退和嗜睡，这两种不良反应的发生率略高于 5%。植入后 2 个月，约 2% 的受试者出现恶心、头痛和口干的症状（Ertzgaard et al. 2017）。药物过量严重时可能引起突然昏迷，此外还可引起嗜睡、头晕目眩、呼吸抑制、惊厥、口部肌张力减退、意识丧失。如果突然停药，需要被重点监测，它可能引起严重的症状，包括死亡。戒断症状包括高热、精神状态改变和反跳性痉挛，严重时可导致横纹肌溶解症。虽然这些情况出现极少，如在药物剂量调整后和泵重新加注后，这些关键时期需要对患者进行密切监测。

1.1 总结

在临床医师、药理学家和医疗器械制造商的共同努力下，鞘内药物输注自问世以来得到快速发展，并在各个共识的建议下不断推进（Deer et al. 2017; American Society of Anesthesiologists Task Force on Neuraxial Opioids 2016; Fitzgibbon et al. 2010）。临床治疗中采用了一些不同的治疗方案和参数，用于治疗各种类型的疼痛和痉挛患者。临床鼓励持续地研究新的药物、设备和治疗方式。本章介绍了鞘内治疗对于慢性非癌性疼痛和癌性疼痛患者以及痉挛患者的合理治疗方法。本章还介绍并解释了鞘内药物输注的各个组成部分，包括鞘内泵、导管以及相关药物。

此外，我们也简要介绍了鞘内注射巴氯芬的治疗目标、药物选择和常见不良反应。即使已有相应的知识和指南，患者选择、试验前管理、鞘内试验、术前患者管理、泵手术植入、术后管理和长期药物管理的整个过程也是具有挑战性的，因此不断优化的信息对于指导治疗和获得最佳的治疗效果来说是非常必要的。除了上述的指导原则外，本章作者还提出了植入鞘内泵和管理的 10 条注意事项（表 1.2 和表 1.3）。这些信息可以与其他共识和指南相结合，有助于确定鞘内药物输注的最佳策略，以及判断患者适合的治疗模式。鞘内药物输注的应用可以让患者受益，否则他们很容易因各种复杂的病情而得不到合理的治疗。

表 1.2　靶向给药的重要提示：鞘内泵植入的 10 条注意事项

1. 根据患者偏好和身体状况使用最大容量的泵
2. 围手术期和伤口使用抗生素以降低感染风险
3. 将泵置于下腹部，使患者舒适
4. 不要将泵放置在不便于加注药物的深度（不要将泵放置得太深）
5. 用耐用的不可吸收缝线将泵固定在固有筋膜上
6. 对于过度肥胖患者，可将泵放置在锁骨中线外侧 8~9 cm 处的浅层，因为这个部位的脂肪组织通常较薄
7. 导管周围脑脊液漏可用硬膜外自体血充填法（血补丁）治疗
8. 务必计算导管的最终植入长度
9. 在闭合腹部伤口之前，务必抽吸导管，以确保导管通畅
10. 植入后 6 周内需要使用束腹带或类似物

表 1.3　靶向给药的重要提示：鞘内泵管理的 10 条注意事项

1. 鞘内输注时不要同时使用全身类阿片药物（口服或经皮）
2. 接受鞘内输注阿片类药物治疗的患者不得使用苯二氮䓬类药物
3. 从单一药物开始，必要时再转换为复合和多种药物
4. 确保不要超过鞘内复合用药的最大浓度
5. 尽量增大补充药物的间隔时间，尽可能地提高患者的舒适度和便利性
6. 根据患者偏好和身体状况使用最大容量的泵
7. 如果怀疑泵或导管出现故障，则应为导管和传动部件设定低阈值
8. 使用尽可能少的药物来达到治疗目标
9. 尽可能使用患者自控的间歇性输注给药功能
10. 在试验或植入前减少全身阿片类药物的使用可提高鞘内治疗的成功率，可在较低药物剂量下更好地控制疼痛

（Brent Earls, Matt Sullivan, Paul J. Christo 著　黄　鑫 译　李水清 校）

参考文献

American Society of Anesthesiologists Task Force on Neuraxial Opioids (2016) Practice guidelines for the prevention, detection, and management of respiratory depression associated with neuraxial opioid administration: an updated report by the American Society of Anesthesiologists Task Force on Neuraxial Opioids and the American Society of Regional Anesthesia and Pain Medicine. Anesthesiology 124:535–552

Anson CA, Shepherd C (1996) Incidence of secondary complications in spinal cord injury. Int J Rehabil Res 19:55–66

Baker L, Lee M, Regnard C et al (2004) Evolving spinal analgesia practice in palliative care. Palliat Med 18:507–515

Bernards CM (2002) Understanding the physiology and pharmacology of epidural and intrathecal opioids. Best Pract Res Clin Anaesthesiol 16:489–505

Bier A (1899) Versuche über cocainisirung des rückenmarkes. Deutsche Zeitschrift für Chirurgie 51:361–369

Breivik H, Collett B, Ventafridda V et al (2006) Survey of chronic pain in Europe: prevalence, impact on daily life, and treatment. Eur J Pain 10:287–333

Bruel BM, Burton AW (2016) Intrathecal therapy for cancer-related pain. Pain Med 17:2404–2421

Brunton D (2000) A question of priority: Alexander Wood, Charles Hunter and the hypodermic method. Proc R Coll Physicians Edinb 30:349–351

Chou R, Peterson K, Helfand M (2004) Comparative efficacy and safety of skeletal muscle relaxants for spasticity and musculoskeletal conditions: a systematic review. J Pain Symptom Manag 28:140–175

Coffey RJ, Owens ML, Broste SK et al (2009) Mortality associated with implantation and management of intrathecal opioid drug infusion systems to treat non-cancer pain. Anesthesiology 111:881–891

Craig R, Hirani V, Mindell J (2011) Health survey for England 2011: health, social care and lifestyles. NHS Information Centre

Czernicki M, Sinovich G, Mihaylov I et al (2015) Intrathecal drug delivery for chronic pain management-scope, limitations and future. J Clin Monit Comput 29:241–249

de Lissovoy G, Brown RE, Halpern M et al (1997) Cost-effectiveness of long-term intrathecal morphine therapy for pain associated with failed back surgery syndrome. Clin Ther 19:96–112; discussion 84–5

Deer T, Chapple I, Classen A et al (2004) Intrathecal drug delivery for treatment of chronic low back pain: report from the National Outcomes Registry for low back pain. Pain Med 5:6–13

Deer TR, Levy R, Prager J et al (2012) Polyanalgesic Consensus Conference—2012: recommendations to reduce morbidity and mortality in intrathecal drug delivery in the treatment of chronic pain. Neuromodulation 15:467–482; discussion 482

Deer TR, Caraway DL, Wallace MS (2014) A definition of refractory pain to help determine suitability for device implantation. Neuromodulation 17:711–715

Deer TR, Pope JE, Hayek SM et al (2017) The polyanalgesic consensus conference (PACC): recommendations on intrathecal drug infusion systems best practices and guidelines. Neuromodulation 20:96–132

Donaldson L (2009) Pain: breaking through the barrier. In: Donaldson L (ed) 150 years of the annual report of the Chief Medical Officer: on the state of public health 2008. Department of Health, London, pp 32–39

Duarte RV, Raphael JH, Sparkes E et al (2012) Long-term intrathecal drug administration for chronic nonmalignant pain. J Neurosurg Anesthesiol 24:63–70

Duarte R, Raphael J, Eldabe S (2016) Intrathecal drug delivery for the management of pain and spasticity in adults: an executive summary of the British Pain Society's recommendations for best clinical practice. Br J Pain 10:67–69

Dugacki V (1992) A hundred years of lumbar puncture. Neurol Croat 41:241–245

Dvorak EM, Ketchum NC, McGuire JR (2011) The underutilization of intrathecal baclofen in poststroke spasticity. Top Stroke Rehabil 18:195–202

Emos MC, Agarwal S (2020) Neuroanatomy, upper motor neuron lesion. [Updated 2020 Jul 31]. In: StatPearls [Internet]. StatPearls Publishing, Treasure Island

Ertzgaard P, Campo C, Calabrese A (2017) Efficacy and safety of oral baclofen in the management of spasticity: a rationale for intrathecal baclofen. J Rehabil Med 49:193–203

Fayaz A, Croft P, Langford RM et al (2016) Prevalence of chronic pain in the UK: a systematic review and meta-analysis of population studies. BMJ Open 6: e010364

Fitzgibbon DR, Rathmell JP, Michna E et al (2010) Malpractice claims associated with medication management for chronic pain. Anesthesiology 112:948–956

Flack SH, Anderson CM, Bernards C (2011) Morphine distribution in the spinal cord after chronic infusion in pigs. Anesth Analg 112:460–464

Freud S, Freud EL (1992) Letters of Sigmund Freud. Dover

Greco MT, Roberto A, Corli O et al (2014) Quality of cancer pain management: an update of a systematic review of undertreatment of patients with cancer. J Clin Oncol 32:4149–4154

Gudeman J, Jozwiakowski M, Chollet J et al (2013) Potential risks of pharmacy compounding. Drugs R D 13:1–8

Gupta A, Mehdi A, Duwell M et al (2010) Evidence-based review of the pharmacoeconomics related to the management of chronic nonmalignant pain. J Pain Palliat Care Pharmacother 24:152–156

Hadjistavropoulos T, Craig KD (2004) Pain: psychological perspectives. Taylor & Francis

Hayek SM, Deer TR, Pope JE et al (2011) Intrathecal therapy for cancer and non-cancer pain. Pain Physician 14:219–248

Hayek SM, Hanes MC, Wang C et al (2015) Ziconotide combination intrathecal therapy for noncancer pain is limited secondary to delayed adverse effects: a case series with a 24-month follow-up. Neuromodulation 18:397–403

Health, Center for Devices and Radiological (2018) Use caution with implanted pumps for intrathecal administration of medicines for pain management: FDA safety communication. FDA. http://www.fda.gov/medical-devices/safety-communications/use-caution-implanted-pumps-intrathecal-administration-medicines-pain-management-fda-safety

Holmstedt B, Fredga A (1981) Sundry episodes in the history of coca and cocaine. J Ethnopharmacol 3:113–147

Hoy D, March L, Brooks P et al (2014) The global burden of low back pain: estimates from the global burden of disease 2010 study. Ann Rheum Dis 73: 968–974

Institute of Medicine (US) Committee on Advancing Pain Research, Care, and Education (2011) Relieving pain in America: a blueprint for transforming prevention, care, education, and research. National Academies Press (US), Washington. PMID: 22553896

Jose DA, Luciano P, Vicente V et al (2013) Role of catheter's position for final results in intrathecal drug delivery. Analysis based on CSF dynamics and specific drugs profiles. Korean J Pain 26:336–346

Katan M, Luft A (2018) Global burden of stroke. Semin Neurol 38:208–211

Koller C (1928) Historical notes on the beginning of local anesthesia. J Am Med Assoc 90:1742–1743

Kumar K, Rizvi S, Bishop S (2013) Cost effectiveness of intrathecal drug therapy in management of chronic nonmalignant pain. Clin J Pain 29:138–145

Laporte Y (2006) Charles-Édouard Brown-Séquard. An eventful life and a significant contribution to the study of the nervous system. Comptes Rendus Biologies 329:363–368

Linton S (2005) Understanding pain for better clinical practice: a psychological perspective. Elsevier

López-Valverde A, De Vicente J, Cutando A (2011) The surgeons Halsted and Hall, cocaine and the discovery of dental anaesthesia by nerve blocking. Br Dent J 211:485–487

Manchikanti L, Boswell MV, Singh V et al (2009) Comprehensive evidence-based guidelines for interventional techniques in the management of chronic spinal pain. Pain Physician 12:699–802

Mandigo CE, Anderson RC (2006) Management of childhood spasticity: a neurosurgical perspective. Pediatr Ann 35:354–362

Mutch L, Alberman E, Hagberg B et al (1992) Cerebral palsy epidemiology: where are we now and where are we going? Dev Med Child Neurol 34:547–551

National Coverage Determination (2004) National Coverage Determination (NCD) for Infusion Pumps (280.14), CMS. http://www.cms.gov/medicare-coverage-database/details/ncddetails.aspx?NCDId=223&ncdver=2&DocID=280.14&SearchType=Advanced&bc=IAAAABAAAAAA

Newman P, Nogues M, Newman P et al (1982) Tizanidine in the treatment of spasticity. Eur J Clin Pharmacol 23:31–35

Pandyan A, Gregoric M, Barnes M et al (2005) Spasticity: clinical perceptions, neurological realities and meaningful measurement. Disabil Rehabil 27:2–6

Penn RD, Kroin JS (1984) Intrathecal baclofen alleviates spinal cord spasticity. Lancet 1:1078

Perruchoud C, Eldabe S, Durrer A et al (2011) Effects of flow rate modifications on reported analgesia and quality of life in chronic pain patients treated with continuous intrathecal drug therapy. Pain Med 12:571–576

Pope JE, Deer TR (2013) Ziconotide: a clinical update and pharmacologic review. Expert Opin Pharmacother 14:957–966

Pope JE, Deer TR (2015) Intrathecal pharmacology update: novel dosing strategy for intrathecal monotherapy ziconotide on efficacy and sustainability. Neuromodulation 18:414–420

Pope JE, Deer TR, Amirdelfan K et al (2017) The pharmacology of spinal opioids and ziconotide for the treatment of non-cancer pain. Curr Neuropharmacol 15:206–216

Prager J, Deer T, Levy R et al (2014) Best practices for intrathecal drug delivery for pain. Neuromodulation 17:354–372; discussion 372

Pravaz C-G, Gabriel P (1853) Sur un nouveau moyen d'opérer la coagulation du sang dans les arteres applicable a la guerison des aneurismes. Comptes rend Hebd des siances de l'Acad D Sciences 56:88–90

Price C, de C Williams AC, Smith BH et al (2019) The National Pain Audit for specialist pain services in England and Wales 2010–2014. Br J Pain 13: 185–193

Rauck RL, Cherry D, Boyer MF et al (2003) Long-term intrathecal opioid therapy with a patient-activated, implanted delivery system for the treatment of refractory cancer pain. J Pain 4:441–447

Rauck RL, Wallace MS, Leong MS et al (2006) A randomized, double-blind, placebo-controlled study of intrathecal ziconotide in adults with severe chronic pain. J Pain Symptom Manag 31:393–406

Rizzo MA, Hadjimichael OC, Preiningerova J et al (2004) Prevalence and treatment of spasticity reported by multiple sclerosis patients. Mult Scler 10:589–595

Smith TJ, Coyne P (2004) What is the evidence for implantable drug delivery systems for refractory cancer pain? Support Cancer Ther 1:185–189

Smith TJ, Coyne PJ, Staats PS et al (2005) An implantable drug delivery system (IDDS) for refractory cancer pain provides sustained pain control, less drug-related toxicity, and possibly better survival compared with comprehensive medical management (CMM). Ann Oncol 16:825–833

Smith HS, Deer TR, Staats PS et al (2008) Intrathecal drug delivery. Pain Physician 11:S89–S104

Sommer B, Karageorgos N, AlSharif M et al (2020) Long-term outcome and adverse events of intrathecal opioid therapy for nonmalignant pain syndrome. Pain Pract 20:8–15

Spiegel MA, Chen GH, Solla AC et al (2021) Evaluation of an intrathecal drug delivery protocol leads to rapid reduction of systemic opioids in the oncological population. J Palliat Med 24(3):418–422

Stien R, Nordal H, Oftedal S et al (1987) The treatment of spasticity in multiple sclerosis: a double blind clinical trial of a new anti spastic drug tizanidine* compared with baclofen. Acta Neurol Scand 75:190–194

Trompetto C, Marinelli L, Mori L et al (2014) Pathophysiology of spasticity: implications for neurorehabilitation. Biomed Res Int 2014:354906

Tsang A, Von Korff M, Lee S et al (2008) Common chronic pain conditions in developed and developing countries: gender and age differences and comorbidity with depression-anxiety disorders. J Pain 9:883–891

Veizi IE, Hayek SM, Narouze S et al (2011) Combination of intrathecal opioids with bupivacaine attenuates opioid dose escalation in chronic noncancer pain patients. Pain Med 12:1481–1489

Waara-Wolleat KL, Hildebrand KR, Stewart GR (2006) A review of intrathecal fentanyl and sufentanil for the treatment of chronic pain. Pain Med 7:251–259

Wallace M, Yaksh TL (2012) Characteristics of distribution of morphine and metabolites in cerebrospinal fluid and plasma with chronic intrathecal morphine infusion in humans. Anesth Analg 115:797–804

Wallin MT, Culpepper WJ, Campbell JD et al (2019) The prevalence of MS in the United States: a population-based estimate using health claims data. Neurology 92:e1029–e1040

Watkins CL, Leathley MJ, Gregson JM et al (2002) Prevalence of spasticity post stroke. Clin Rehabil 16:515–522

Willstätter R (1898) Ueber die Constitution der Spaltungsproducte von Atropin und Cocaïn. Ber Dtsch Chem Ges 31:1534–1553

Zech DF, Grond S, Lynch J et al (1995) Validation of World Health Organization guidelines for cancer pain relief: a 10-year prospective study. Pain 63:65–76

第 2 章 鞘内药物输注治疗癌痛

> **本章内容**
>
> 1　癌痛的介绍与背景..................12
> 2　鞘内药物输注（IDD）治疗癌痛..........13
>   2.1　患者选择的注意事项..................13
>   2.2　筛选试验..................14
>   2.3　癌症患者选择 IDDS 类型的影响
>
> 因素..................14
> 2.4　用于治疗癌痛的鞘内药物的选择....15
> 2.5　并发症..................16
> 3　总结..................17
> 参考文献..................17

1　癌痛的介绍与背景

从 1970 年到 2019 年，所有癌症的 5 年相对生存率从 49% 提高到 69%（Brogan and Gulati 2020）。乳腺癌的 5 年相对生存率提高得更多，从 75% 提高到 91%（Brogan and Gulati 2020）。前列腺癌的生存率也得到了显著改善，从 68% 提高到 99%（Brogan and Gulati 2020）。癌痛管理的目标是维持或提高这些癌症患者的生活质量（Brogan and Gulati 2020）。

疼痛患病率在癌症转移期或终末期患者中高达 66.4%，在癌症治疗期间为 55%，在肿瘤根治后仍有 39.3%（van den Beuken-van Everdingen 2016）。近期，一项荟萃分析结果显示，38% 的癌症患者诉有中度至重度疼痛（van den Beuken-van Everdingen 2016）。疼痛通常是癌症患者最恐惧的症状（Bhatia et al. 2014）。疼痛治疗对于改善质量调整生命年（quality-adjusted life year, QALY）评分很重要，因为疼痛通常是健康相关生活质量（health-related quality of life, HRQoL）评价的一个组成部分，可通过 EuroQol（EQ-5D）问卷和简表 -6D（SF-6D）进行测量。EQ-5D 问卷中包括患者的行动能力、自我护理、日常活动、疼痛 / 不适和焦虑 / 抑郁等方面（Whitehead and Ali 2010）。先进疼痛治疗技术的临床应用可以改善癌症患者的疼痛和生活质量。

此前，癌痛管理的重点是在生命终末期通过使用大剂量阿片类镇痛药来获得舒适感（Brogan and Gulati 2020）。最近，随着癌症患者生命的延长和预期寿命的增加，癌痛管理目标已发生转变，逐渐成为一个慢性可持续的问题。治疗方案包括口服非甾体抗炎药，神经性疼痛药物，阿片类药物口服制剂、透皮制剂以及非肠道制剂，周围神经阻滞，神经丛松解及阻滞，局麻药物注射，脊髓电刺激，连续硬膜外镇痛，以及鞘内药物输注系统等（Bhatia et al. 2014）。本章将重点介绍鞘内药物输注系统（intrathecal drug delivery systems, IDDS），此技术是癌痛治疗中最有效的方法之一。

2 鞘内药物输注（IDD）治疗癌痛

鞘内药物输注（intrathecal drug delivery，IDD）是将所选择的镇痛药物通过鞘内给药，不通过体循环而直接进入脑脊液，直接作用于中枢的相应受体。这对于减少阿片类药物全身给药产生的副作用（如镇静和疲劳）非常重要，这些副作用会影响患者的正常功能，并会因患者无法耐受而影响药物疗效。它的另一个优势是由于能直接作用于脊髓内疼痛处理中心位置，其相比于经口和经静脉给药途径达到同等镇痛水平所需的药物剂量更少（Bhatia et al. 2014）。在癌痛治疗方面，IDD 已被证明能够有效缓解疼痛且药物毒性更小，特别是对于接受化疗或放疗的患者，有助于提高患者的生存率（Smith et al. 2002）。

2.1 患者选择的注意事项

癌症患者适合行 IDD 治疗的情况汇总见表 2.1。最常见的情况是患者使用高剂量口服或经皮阿片类药物而疼痛得不到充分缓解时，尤其是产生不可接受的副作用时（Bhatia et al. 2014）。IDD 已被证明可以减少长期化疗患者的不良事件发生率（Smith et al. 2002），此外，IDD 能够提高患者的预期寿命（Deer et al. 2011）。在行 IDD 之前，建议对患者进行心理社会问题评估，以避免 IDD 植入及植入后补充药物时出现问题。通常情况下，正式评估需由不同专业背景的人员进行多学科会诊确定，但对于晚期癌症患者可能不会进行评估（Gulati et al. 2014）。IDD 放置时机也取决于患者的术前评估结果，包括心肺状态、血常规结果和凝血功能（Deer et al. 2011）。其他非手术因素比如伴随疾病也可能会增加 IDD 手术风险和不良事件发生风险（表 2.2），因此，在决定是否进行 IDD 之前应充分考虑这些因素（Prager et al. 2014; Deer et al. 2010; Deer et al. 2012）。

表 2.1 癌痛患者适合行 IDD 的情况

- 口服大剂量阿片类药物镇痛效果不佳
- 阿片类药物口服或静脉用药副作用很大，无法通过增加药物剂量实现充分的镇痛效果（Bhatia et al. 2014）
- 用于减轻长期化疗患者的不良反应（Smith et al. 2002）
- 根据肿瘤科、神经科、精神科和社会工作者在内的多个专业人士行多学科评估确定，心理社会问题并不妨碍 IDD 治疗（这可能不适用于终末期癌症患者）（Gulati et al. 2014）
- 由于 IDD 可能会提高患者的预期寿命，因此其不仅限用于预期寿命 >3 个月的患者（Deer et al. 2011）。未在濒死期的患者均可以考虑 IDD
- IDDS 放置时间取决于白细胞和血小板计数是否在可接受范围（Deer et al. 2011）

表 2.2 其他可能增加 IDD 风险的因素和合并症

- 阻塞性睡眠呼吸暂停综合征
- 心肺功能障碍
- 静脉功能不全或存在外周水肿
- 肥胖
- 代谢综合征
- 高血压

（续表）

• 糖尿病
• 肾脏疾病
• 吸烟
• 免疫抑制
• 同时使用某些药物（例如全身性阿片类药物，苯二氮䓬类药物、精神药物、抗组胺药）或补充药物（例如褪黑素、缬草）

2.2 筛选测试

随着疼痛医学和肿瘤学的不断发展，关于放置 IDD 需进行的筛查测试项目也一直在变化。通常在行 IDD 之前，进行测试以确定 IDD 的疗效并确保患者能够耐受药物。测试有效被认为是治疗的标准，也是放置 IDD 之前的关键步骤（Deer et al. 2012）。在 2012 年多学科镇痛共识会议（Polyanalgesic Consensus Conference, PACC）中，Deer 等提出了在癌症或其他临终患者中进行测试的必要性问题（Deer et al. 2012）。PACC 2012 小组成员认为，如果患者已经在另一种用药途径中对同一药物产生耐受，则无需进行测试（Deer et al. 2012）。由于单次鞘内测试剂量并未考虑到阿片类药物诱发的痛觉过敏（opioid-induced hyperalgesia, OIH）或疾病进展问题，测试阶段可能会导致 IDD 失败率和副作用被低估（Deer et al. 2012）。根据 2012 年 PACC 的建议，Prager 等在 2013 年发布了 IDD 的临床实践指南，并将测试作为考虑行 IDD 治疗患者的临床路径，但并未讨论这一步骤的任何必要性问题，作者也没有对癌痛的筛选测试进行讨论（Deer et al. 2012）。2016 年，Bruel 和 Burton 讨论了 2012 年 PACC 建议中提出的问题，并表示对于癌痛和预期寿命有限的患者可能没有必要进行测试（Bruel and Burton 2016）。之后的一年更新的 PACC 指南共识率更为适中（达成共识率为 50%~79%），仅对癌症患者筛查测试（Deer et al. 2017）。

2.3 癌症患者选择 IDDS 类型的影响因素

鞘内药物输注系统（intrathecal drug delivery systems, IDDS）有经皮或全植入式两种系统。不同系统类型的选择需要考虑如下因素：患者的预期寿命，IDDS 成本，IDDS 植入和管理人员的专业性，患者对 IDDS 的偏好和 IDDS 的舒适度，原发肿瘤或肿瘤转移灶的位置，以及需要接受放化疗的区域（Bhatia et al. 2014; Gulati et al. 2014）。

2.3.1 经皮与全植入式 IDDS 的特点（Bhatia et al. 2014）

经皮和全植入式 IDDS 系统的不同特点总结见表 2.3，了解这些差异有助于为患者选择合适的系统类型。经皮系统容易放置且成本较低，但外接储药器容量小，通常适用于预期寿命有限或活动受限的患者（Bhatia et al. 2014）。全植入式系统经皮置于右下腹或左下腹的前腹壁下，可以通过无线射频发射器进行控制，具有容量更大的储药器，适用于具有活动能力患者（Bhatia et al. 2014）。

可参见本书第 3 章了解鞘内药物输注系统的组成和放置部位。

表 2.3　经皮与全植入式 IDDS 的特点

- 经皮 IDDS
  - 经皮放置简单易行
  - 适用于预期寿命有限的人群
  - 有导管移位风险且活动受限的患者作为首选
  - 透视可确认导管位置
  - 药物泵为外接式
  - 成本低
  - 储药器容量小，更换频率快
- 全植入式 IDDS
  - 植入手术需进手术室，局麻或全麻
  - 需长期使用的患者作为首选
  - 活动频繁的患者作为首选
  - 泵植入在腹部皮下组织
  - 药物泵入速率恒定，输注速率可根据情况调节
  - 可使用无线射频发射器控制
  - 成本更高
  - 储药器容量大，再灌注的频率减少

2.4　用于治疗癌痛的鞘内药物的选择

吗啡和齐考诺肽是仅有的 FDA 批准用于慢性疼痛（包括癌痛）鞘内（intrathecal，IT）输注的药物（Deer et al. 2012），其中，吗啡更为常用（Bhatia et al. 2014）。虽然，仅有这两种药物被批准用于鞘内治疗和单药治疗，但其常与其他药物联合使用，如布比卡因、氢吗啡酮、可乐定、芬太尼和舒芬太尼（Deer et al. 2012）。当选择 IDD 法给药时，用药剂量是口服药量的 1/300~1/100（Bhatia et al. 2014）。鞘内给药的剂量差异比口服给药要小得多，但如果患者对口服药物产生耐受，会更多地选择口服药量的 1/100 而非 1/300，特别是阿片类药物。一般来说，IT 药物治疗癌痛的方法与非癌痛一样，这在本书第 8 章中有详细讨论。给药方案的一个细微差别是对于癌痛患者会更早地使用多种药物（Deer et al. 2012）。有大量证据支持多种药物联合用于鞘内治疗，布比卡因、阿片类药物以及齐考诺肽的联合使用是 I 级证据推荐（Deer et al. 2017; Staats et al. 2004）。也有报道表明，布比卡因与吗啡高比例（10∶1）联合应用可以显著缓解疼痛，同时还能减少阿片类药物的副作用（Sjoberg et al. 1994）。虽然，布比卡因减少阿片类药物副作用是理想状态，但需要注意的是布比卡因本身也存在一些潜在副作用，如尿潴留、感觉异常、步态障碍和体位性低血压，因此，临床上药物联用时需维持一种平衡（Sjoberg et al. 1994）。由于癌症患者治疗存在复杂性，建议治疗前咨询肿瘤治疗相关专业人员（Deer et al. 2012）。

终末期的患者可能会接受更高剂量、更高浓度的药物，或非标准性药物组合（Deer et al. 2012）。当然，使用前建议充分权衡 IDD 的风险和获益，包括疼痛缓解与手术操作、感染风险，并且需要长远考虑临终关怀和姑息治疗的可行性（Deer et al. 2012）。

2.5 并发症

IDDS 并发症在非癌痛患者和癌痛患者中没有区别，均存在呼吸抑制、感染、出血、硬膜外/脊髓血肿、初始放置导管时脊髓损伤、伤口裂开、血肿和鞘内泵功能障碍等潜在风险（Bhatia et al. 2014）。导管相关并发症最常见，导管可能从鞘内脱出，甚至出现撕裂或扭结（Deer et al. 2012）。有关鞘内泵机械性故障或电子故障的报道较少，在早期使用一些非 FDA 批准药物时，也出现过较早一代鞘内泵腐蚀的情况（Deer et al. 2012）。大量的辐射暴露也可能导致 IDDS 失效（Deer et al. 2011）。另外，还需考虑到鞘内的解剖环境，因为药物在此区域进行传递。例如，对于肿瘤转移的患者，如出现硬膜外转移可能会影响鞘内药物在脑脊液中的扩散（Deer et al. 2011）。

阿片类药物与呼吸抑制、肉芽肿形成、外周水肿和内分泌失衡有关，患者可对任何阿片类药物产生耐受性（Saulino et al. 2014）。吸烟、睡眠呼吸暂停、慢性阻塞性肺疾病（chronic obstructive pulmonary disease, COPD）、肥胖、肺气肿，以及苯二氮䓬类药物、阿片类药物、加巴喷丁或褪黑素的使用会增加呼吸抑制风险（Deer et al. 2012）。IDDS 植入术后的 24 小时内，条件允许的情况下应对患者的机体氧合、呼吸状态和意识水平进行监测（Deer et al. 2012）。

阿片类药物治疗也会影响抗利尿激素的水平，进而会引起外周水肿（Deer et al. 2012）。如果外周水肿通过其他治疗无效，且排除肾脏或心血管因素，可以考虑将鞘内药物换成齐考诺肽或其他非阿片类药物（Deer et al. 2012）。外周水肿也可采取机械性治疗，如序贯加压、利尿剂或弹力袜（Deer et al. 2012）。

鞘内阿片类药物使用也可能导致内分泌激素变化，如生长激素、卵泡刺激素、黄体生成素和睾酮等（Deer et al. 2012）。需要注意阿片类药物对激素的潜在影响，因为这些激素变化可能引起各种各样的症状，如过度疲劳、不孕症等。在选择合适的治疗方法前，应充分评估鞘内阿片类药物与激素替代治疗的风险和益处（Deer et al. 2012）。

鞘内使用吗啡、氢吗啡酮、舒芬太尼和曲马多与肉芽肿形成有关（Deer et al. 2012）。使用非阿片类药物辅助治疗可以降低鞘内阿片类药物的使用剂量，并可降低肉芽肿形成的风险（Deer et al. 2012）。改用其他药物如齐考诺肽或芬太尼也可能有效，目前还没有发现这几种药物与肉芽肿形成有关（Deer et al. 2012）。

对于那些服用多种或大剂量阿片类药物仍不能控制疼痛的伤害感受性疼痛患者，应考虑阿片类药物诱发的痛觉过敏（opioid-induced hyperalgesia, OIH）（Deer et al. 2012）。停用阿片类药物可以证实或排除 OIH 的存在（Deer et al. 2012）。研究表明，停止阿片类药物全身给药可有效降低患者对药物的耐受，并可减轻 OIH 的程度（Deer et al. 2012; Hamza et al. 2012）。停药后，鞘内阿片类药物可以从极低剂量开始，药物剂量在 12.5μg/d 有助于预防或减轻 OIH 再发的程度（Deer et al. 2012; Hamza et al. 2012）。

IDDS 植入后最常见的并发症之一是由脑脊液（CSF）漏所致的头痛，通常发生在导管周围。该类型的头痛可以通过补液、补充咖啡因和卧床休息缓解（Deer et al. 2012）。如果通过这些保守措施不能缓解，可选择地塞米松静脉注射、止痛剂和硬膜外血补丁治疗（Deer et al. 2012）。其他治疗方案包括重新置管或在导管的硬膜入口处放置纤维蛋白胶（Deer et al. 2012）。硬膜下血肿也是导致患者病情恶化甚至死亡的潜在并发症（Deer et al. 2012）。

3　总结

鞘内药物输注可能改善癌痛患者的疼痛感受和生活质量。考虑到肿瘤患者预期寿命有所延长，鞘内药物输注可能有助于减少阿片类药物全身或长期使用所产生的副作用。此外，除了能减少疼痛、降低药物毒性和提高患者生存率外，鞘内药物输注技术的进步可能会继续改善该类患者的临床疗效。

（Clarisse F. San Juan, Amitabh Gulati 著　宋春雨 译　黄　鑫　李水清 校）

参考文献

Bhatia G, Lau ME, Koury KM, Gulur P (2014) Intrathecal Drug Delivery (ITDD) systems for cancer pain [version 4; peer review: 2 approved, 1 approved with reservations]. F1000Res 2:96. https://doi.org/10.12688/f1000research.2-96.v4

Brogan S, Gulati A (2020) The new face of cancer pain and its treatment. Anesth Analg 130(2):286–288. https://doi.org/10.1213/ANE.0000000000004507

Bruel BM, Burton AW (2016) Intrathecal therapy for cancer-related pain. Pain Med 17(12):2404. https://link.gale.com/apps/doc/A611335392/AONE?u=hscbklyn&sid=AONE&xid=74613a8c

Deer TR, Smith HS, Cousins M et al (2010) Consensus guidelines for the selection and implantation of patients with noncancer pain for intrathecal drug delivery. Pain Physician 13:E175–E213

Deer TR, Smith HS, Burton AW et al (2011) Comprehensive consensus based guidelines on intrathecal drug delivery systems in the treatment of pain caused by cancer pain. Pain Physician 14: E283–E312

Deer TR et al (2012) Polyanalgesic consensus conference 2012: recommendations for the management of pain by intrathecal (intraspinal) drug delivery: report of an interdisciplinary expert panel. Neuromodulation 15(5):436–466. https://doi.org/10.1111/j.1525-1403.2012.00476.x

Deer TR, Pope JE, Hayek SM et al (2017) The polyanalgesic consensus conference (PACC): recommendations on intrathecal drug infusion systems best practices and guidelines. Neuromodulation 20(2):96–132. https://doi.org/10.1111/ner.12538

Gulati A, Puttanniah V, Hung J et al (2014) Considerations for evaluating the use of intrathecal drug delivery in the oncologic patient. Curr Pain Headache Rep 18(2):391

Hamza M, Doleys D, Wells M, Weisbein J, Hoff J, Martin M, Soteropoulos C, Barreto J, Deschner S, Ketchum J (2012) Prospective study of 3-year follow-up of low-dose intrathecal opioids in the management of chronic nonmalignant pain. Pain Med 13(10):1304–1313. https://doi.org/10.1111/j.1526-4637.2012.01451.x

Prager J, Deer T, Levy R, Bruel B, Buchser E, Caraway D, Cousins M, Jacobs M, McGlothlen G, Rauck R, Staats P, Stearns L (2014) Best practices for intrathecal drug delivery for pain. Neuromodulation 17(4):354–372. https://doi-org.newproxy.downstate.edu/10.1111/ner.12146

Saulino M, Kim PS, Shaw E (2014) Practical considerations and patient selection for intrathecal drug delivery in the management of chronic pain. J Pain Res 7:627–638

Sjoberg M, Nitescu P, Appelgren L et al (1994) Long-term intrathecal morphine and bupivacaine in patients with refractory cancer pain. Results from a morphine: bupivacaine dose regimen of 0.5:4.75mg/ml. Anesthesiology 80(2):284–297

Smith TJ, Staats PS, Deer T, Stearns LJ, Rauck RL, Boortz-Marx RL, Buchser E, Català E, Bryce DA, Coyne PJ, Pool GE (2002) Randomized clinical trial of an implantable drug delivery system compared with comprehensive medical management for refractory cancer pain: impact on pain, drug-related toxicity, and survival. J Clin Oncol 20(19):4040–4049. https://doi.org/10.1200/JCO.2002.02.118

Staats PS, Yearwood T, Charapata SG et al (2004) Intrathecal ziconotide in the treatment of refractory pain in patients with cancer or AIDS: a randomized controlled trial. JAMA 291(1):63–70

van den Beuken-van Everdingen MH (2016) Update on prevalence of pain in patients with cancer: systematic review and meta-analysis. J Pain Symptom Manag 51(6):1070–1090.e9. https://doi.org/10.1016/j.jpainsymman.2015.12.340

Whitehead SJ, Ali S (2010) Health outcomes in economic evaluation: the QALY and utilities. Br Med Bull 96(1):5–21. https://doi.org/10.1093/bmb/ldq033

第 3 章 鞘内药物输注的组件

本章内容

1. 鞘内镇痛泵 18
    1.1 Medtronic SynchroMed® II 鞘内泵 ... 18
    1.2 Flowonix Prometra® II 鞘内泵 20
    1.3 Codman® 3000 恒流泵 21
2. 鞘内导管及导管插入套件 22
    2.1 Medtronic Ascenda® 导管 22
    2.2 Prometra® 鞘内导管 22
3. 医师程控仪和患者自控装置 23
    3.1 SynchroMed® II 医师程控仪和患者治疗管理器 23
    3.2 Prometra® II 医师程控仪和患者治疗控制器 24
4. 流量精度 26
5. 泵的维护 26
6. 鞘内泵的编程策略 27
7. 总结 28
参考文献 28

摘要

鞘内给药最早是由"鞘内麻醉之父"August Bier 提出，他最先给其同事鞘内注射了实验剂量的可卡因，1898 年此方法被应用于治疗下肢骨科手术周围区域的急性疼痛（Bier 1899）。近 100 年后，FDA 分别在 1984 年和 1992 年批准鞘内注射吗啡和巴氯酚治疗顽固性疼痛和顽固性痉挛，随后又批准鞘内注射齐考诺肽治疗疼痛（Penn et al. 1989; Duarte et al. 2016）。自 20 世纪 80 年代初以来，有三家制造商获得了 FDA 鞘内给药泵生产许可，分别是美敦力（Medtronic）、Flowonix 和强生（Johnson & Johnson），但强生公司已于 2018 年停止生产 Codman 泵。因此，目前临床使用的合法的人体鞘内药物输送泵均由 Medtronic 或 Flowonix 生产。大多数美国市场的植入泵由美敦力公司制造生产（Farid 2017）。本章将讨论两个生产厂家的鞘内药物输送系统的组成、组件，这些组件对于将注入的药物从储药器输送到鞘内，从而绕过血脑屏障至关重要。因此，与口服药物相比，鞘内的药物需要量明显减少，而且药物耐受发生率小得多（Sylvester et al. 2004）。本章还将说明不同组件的差异，这对癌痛或非癌痛以及痉挛患者植入的临床适用性方面非常重要。

1. 鞘内镇痛泵

1.1 Medtronic SynchroMed® II 鞘内泵

SynchroMed® II 8637 型鞘内泵是由美敦力公司（Medtronic, Inc., Dublin, Ireland）制造的可植入式鞘内输注系统。该输注系统由一个连接导管的可编程泵组成，共同将规定剂量的药物从泵的储药器输注到指定位置，从而改善症状。该包装中包含以下无菌部分：鞘内泵，一个用于填充泵的 22 G 非取芯针（在黑色鞘管里），一个用于冲洗导管进入端口的 24 G 非取芯针（在紫色鞘管里），20 ml 空注射器（用以清空泵），一个 0.22 μm 过滤器和一个充满 1~2 ml 无菌无防腐剂盐水的 10 ml 注射器（用以冲洗导管进入端口）。包装中的非无菌物品是 Medtronic 医师程控仪，用于在植入前检查泵、电池状态和泵设置。

该输注系统在美国适用于长期鞘内输注商品名为 Infumorph® 或 Mitigo™ 的硫酸吗啡注射液，这是不含防腐剂的硫酸吗啡无菌溶液，用于治疗慢性难治性疼痛。其他还包括长期鞘内输注商品名为 Prialt®，一种不含防腐剂的齐考诺肽无菌溶液，用于治疗慢性疼痛，以及鞘内输注巴氯芬用于治疗严重痉挛。植入输注系统的禁忌证包括：感染、泵的植入深度超过皮下 2.5 cm、体型不适应泵的体积和重量以及脊柱畸形影响导管正确放置或脑脊液流动。此外，使用含有防腐剂的药物或 pH≤3 的药物是该给药系统的禁忌。关于鞘内给药系统的管理可应用 myPTM™ 个人治疗管理器，因为患者使用自控管理器能够进行自行间断的单次给药。对于没有使用过阿片类药物的患者，让患者自行使用自控管理器是一种相对禁忌（SynchroMed 2020）。

该型号的泵是与 20 ml 储药器（8637-20）或 40 ml 储药器（8637-40）配套生产的。因此，每个型号都有类似的配套规格，主要取决于设备内的泵储药器的体积。8637-20 型泵容量 19.6 ml，空泵重 146 g，满泵重 166 g，包含出厂后随泵运输时加注的 17.5 ml 无菌水。8637-40 型泵容量 26.1 ml，空泵重 152 g，满泵重 192 g，包含出厂后随泵运输时加注的 37.5 ml 无菌水。

两种泵的直径均为 87.5 mm，残留体积为 1.4 ml ± 1.0 ml。泵的出厂后设置，包括最低流量（可设置为 0.006 ml/d）。这个输注速率被称为最小速率，它被设计用来保持内部泵管的完整性以维持泵正常运转。出厂后，在运输和存储中，紧急和非紧急警报功能立即失效。泵的选择是由控制病情所需的药物剂量以及植入情况决定，且存在个体差异。我们的目标是最大限度地延长每次补药的时间，尽可能地给患者提供方便，同时需要牢记药物在泵内停留的最长时间是 6 个月。

虽然设备规格根据泵储药器的体积划分，但 8637-20 和 8637-40 的总体设计和组成是相同的。泵的外部由钛壳制成，作为植入时与人体组织接触的部分。外观图显示了泵的几个特征，包括储药器再加注端口、导管进入端口、导管端口和缝合环（图 3.1）。储药器再加注端口与内部储药器之间有硅胶隔膜，最多可承受大约 500 次穿刺。外部导管端口也有一个硅胶隔膜，通向植入导管连接的钛导管端口，其寿命约为 100 次穿刺。这样的设计使临床医生可以绕过内部泵系统，将药物直接输送到输注部位，用于诊断和治疗目的，并可抽吸和取出留置在导管内的药物。外观设计的最后一部分是钛缝合环，在植入过程中，通过缝合环来固定组织袋内的泵。泵内部的主要组成部分是泵储药器、内部泵管和不透射线的标识符（图 3.2）。钛泵储药器储存药物，如本节开始时详细叙述的，其体积为 20 ml 或 40 ml。由硅胶制成的内部泵管与储药器连接，作为药物最终到达附着在导管端口上的导管。除了泵储药器和管外，泵内还放置了一个不透射线的标识符，其中包含制造商名称和型号代码，可以通过常规射线照相技术（图 3.2）显示。

考虑到大约 80% 的脊髓电刺激器（spinal cord stimulators, SCS）患者在植入后需要磁共振成像（MRI）检查，并且近似数量的患者存在共病需要通过 MRI 评估，由此推测对于植入式可编程的鞘内药物输注系统的患者，未来的 MRI 检查也是必不可少的（Von

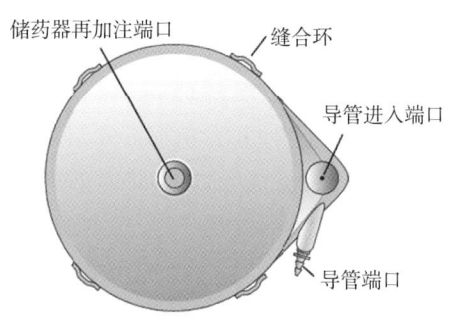

图 3.1 SynchroMed® Ⅱ 泵的外观图

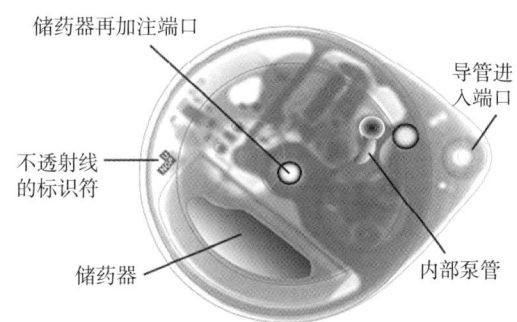

图 3.2 SynchroMed® Ⅱ 泵的内观图

Korff et al. 2005; Desai et al. 2015）。对于植入医疗器械的患者来说，MRI 周围的安全问题源于强磁场及其空间梯度、脉冲梯度磁场和脉冲射频场与设备及金属、磁性和导电组件以及一些非铁磁和非导电材料的相互作用。这种相互作用可能导致的潜在并发症包括但不限于设备位移或损伤、泵组件之间的遥测通信中断、磁场诱导的电流导致设备和周围组织发热以及程序泵参数的改变（Desai et al. 2015; DeAndres et al. 2011）。因此，这些设备并未被美国 FDA 列入"MRI 安全"列表，而被归类为"有条件的 MRI"，因为在 1.5 T 和 3.0 T 的 MRI 扫描仪中，它们被认为是相对安全的。因此，8637 SynchroMed® Ⅱ 在 1.5 T 和 3.0 T MRI 环境中是相对安全的。虽然该型号被认为在一定条件下对 MRI 安全，但仍存在一个问题，即当与 MRI 磁场对齐时，泵的磁转子可能会失速，从而阻碍药物的输送，并可能延迟泵功能的恢复（Desai et al. 2015）。因此，在 MRI 扫描后，应检查泵以确保硬件和软件没有故障，才能继续正常使用。

1.2 Flowonix Prometra® Ⅱ 鞘内泵

Prometra® Ⅱ 鞘内泵是由 Flowonix 公司（Flowonix Medical, Inc., Mt. Olive, New Jersey, USA）生产的一种植入式可编程给药泵。与 SynchroMed® Ⅱ 泵类似，Prometra® Ⅱ 泵的说明书上的适用范围包括鞘内输注不含防腐剂的硫酸吗啡无菌溶液（Infumorph® 和 Mitigo™）以及不含防腐剂的无菌 0.9% 生理盐水溶液。无防腐剂硫酸吗啡溶液被批准用来鞘内或硬膜外输注治疗慢性难治性疼痛。FDA 最近也批准了通过 Prometra® Ⅱ 泵鞘内输注巴氯芬（ITB）用于治疗严重难治性痉挛。

Flowonix 提到了 Prometra® Ⅱ 泵植入的几个禁忌证。这些禁忌证包括感染、体质不适应泵、泵植入深度超过皮下 2.5 cm、脑脊液流动阻塞、脊柱畸形导致无法正常放置鞘内导管、对导管或泵材料过敏、既往有药物滥用史等。其他一些罕见的禁忌包括专业人员或个人暴露于高压工业设备、高强度磁铁、无线电发射塔或高压氧暴露等。其他与患者生理相关的禁忌包括使用抗凝剂、出现出血障碍和对所选药物过敏等。

Prometra® Ⅱ 泵在一定条件下行 MRI 检查是安全的。通过对腹部植入物在静磁场 1.5 T、最大空间磁场梯度为 1900 gauss/cm、扫描时间不超过每序列 10 分钟的非临床测试，该泵被证明行 MRI 检查是安全的。此外，对于 Prometra® 泵，行 MRI 检查前必须将药物从泵储药器和导管中取出，这是由于 MRI 可能会导致入口 / 出口阀门打开，导致药物意外从储药器或导管中流出。在紧急行 MRI 检查的情况下，药物可能没有被提前取出，Prometra® Ⅱ 有一个流量激活阀门，可以减少药物过量和可能导致死亡的风险，但不能完全消除这种风险。临床医师在为患者行 MRI 检查时必须注意药物给药的替代途径，以确保停止患者的靶向给药不会产生撤药反应。

Prometra® Ⅱ 泵的编程包括四种不同的模式：恒定流量、周期性流量、多速率和零速率技术。可能的流速范围为 0.00~28.8 ml/d。该泵能够达到每天 0.00 ml 的流量，因为当没有流量时，储层的恒定正压保持导管的开放。该泵的精确给药系统通过两个微流量控制阀提供鞘内药物，与其他制造商的软管泵设计相比，所需能量更少。恒定流量方案提供了全天鞘内用药的基础率，而药量不变。多重速率给药可以在一天中提供多达四种不同的流速。临床程控员能够在一天中特定的时间内建立流速，而这段时间可能不同于一天中的其他间隔时间。周期性流量模式可以计划全天的基础速率，以固定的间隔推注药物。除设定的基础速率之外，程控员还可建立给药间隔以及药物推注的剂量。零速率技术允许药量在没有基础剂量的情况下进行编程，部分缘于泵具有零流量的能力。零流量也可以并入多速率编程泵（Flowonix Medical 2020a）的输送速率之一。

Prometra® Ⅱ 泵只有 20 ml 的储药器（相比之下，SynchroMed® Ⅱ 泵还有 40 ml 储药器的型号）。其泵再加注端口的设计具有额外功能，以提高补充过程中的功效。该端口被稍微抬高，以便在进入前更容易被临床医师通过皮下触诊识别。此外，该端口比 SynchroMed® Ⅱ 泵端口宽约 38%，经测试，该隔膜可承受约 1000 次的 22 号无损伤 Huber 针的刺穿。泵储药器是在恒定的正压力下，这可能在补药的安全方面提供帮助。不仅需要更小的吸力来清空泵，而且需要更大的吸力来填充泵。这可以作为补充过程中的故障保险，以确保药物被输送到泵的储药器。当流量为 0.25 ml/d 时，电池寿命至少为 10 年。

1.3　Codman® 3000 恒流泵

Codman® 鞘内泵的制造、销售和推广在 2018 年 4 月被强生公司终止。该公司仍然保持对之前植入 Codman® 3000 系统患者的支持和持续护理，这些患者仍然优先享有 24 小时临床和技术支持服务的权利。

Codman® 3000 鞘内泵用于鞘内输注镇痛、化疗药物和巴氯芬。该泵储药器容量有 16 ml、30 ml、50 ml 三种。其通过氟碳推进剂以及抗菌和反颗粒过滤器泵入鞘内导管药物来维持恒定的正压。可达到的流速有一定的限制，从 0.5 ml/d 到 2.0 ml/d。强生公司通过 1.5 T 和 3.0 T MRI 扫描仪进行了非临床性测试，将该泵标记为条件性 MRI。MRI 暴露时间不建议超过 15 分钟，任何持续超过 15 分钟的 MRI 研究都需要在 15 分钟时进行冷却延迟，否则由于鞘内间隙流速的增加，患者将面临用药过量的风险。Codman® MRI 技术信息包括 15 分钟连续扫描后泵温预期上升 6.5 ℃期间增加的流速表。如果患者不能耐受所列最大流速所产生的增加剂量，建议临床医师在为患者行 MRI 检查前完全清空泵。

虽然强生公司已经停止了 Codman® 3000 鞘内泵的制造，但仍给医院和医疗保健供应商提供再灌注套件等泵维护品（Medtronic 2015a）。

2 鞘内导管及导管插入套件

2.1 Medtronic Ascenda® 导管

导管是输注系统的组成部分，植入鞘内空间并与泵连接，将预先设定的药物输送到所需的位置。与 SynchroMed® Ⅱ 鞘内泵兼容的是 Medtronic 8780 Ascenda® 8781 Ascenda® 鞘内导管。导管插入套件包括一组 16 G 不锈钢导入针、导管泵和脊柱段、导管连接器与两个附加的夹头、固定锚和固定工具、非无菌尺和产品介绍。

这些导管的基本设计是一个泵段，通过无缝线泵接头连接到鞘内泵，以及一个脊柱段，在透视引导下在鞘内空间推进到所需的脊柱节段（图 3.3）。泵和脊柱段都有聚氨酯护套。导管尖端有铂铱不透射线标记、黑色硅墨间隔标记，聚酯编织导管设计，内腔由不透射线硅制成。这种多层结构的目的是确保导管的完整性，并提供高抗压和撑开的抗拉强度。可植入的导管脊柱段预先安装了直径 0.5 mm 的不锈钢导丝，并连接在塑料导丝手柄上。一旦脊柱导管尖端位于适当的位置，将导管的鞘外脊柱段穿过由多聚碳酸酯、不锈钢和聚四氟乙烯制成的锚点分配器工具，然后将锚点连接到腰背筋膜，将导管穿过隧道放至植入部位。这个锚定工具将导管固定在适当的位置，通过在其翼状锚上放置缝线来固定导管和锚定。然后将脊柱段从脊柱切口处建立隧道通到泵袋处，适当修剪，并通过导管连接器连接到泵节段。连接器由铂铱和尼龙制成，两端各有两个直径为 4.3 mm 的尼龙夹。非无菌尺的目的是测量脊柱导管被修剪掉的部分，并从原始导管长度中减去这部分长度，从而计算出植入导管的最终长度和相关体积。产品介绍也是导管插入工具包的组成部分，可以作为一个重要的信息来源。

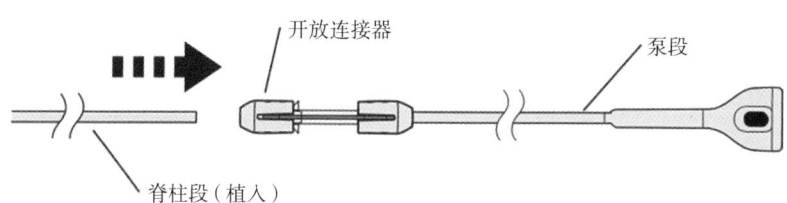

图 3.3 Ascenda® 鞘内导管的泵和脊柱段通过导管连接器连接

虽然设计相似，但两种导管的近似尺寸不同。Medtronic 8780 Ascenda® 鞘内导管的总长度约为 114.3 cm，分为 86.4 cm 的脊柱段和 27.9 cm 的泵段。相比之下，Medtronic 8781 Ascenda® 鞘内导管泵段较长，为 73.7 cm，加上 66.0 cm 的脊柱段长度，导管总长度约为 139.7 cm。两种泵的脊柱段外径 1.2 mm，泵段内径 0.5 mm，间隔标记为 1 cm。两根导管的脊柱段尖端均以六边出液孔闭合。两种泵的导管体积均为每 1 cm 0.0022 ml，该值乘以植入导管的长度，以计算植入导管的最终体积（Discontinuation of the Codman® Constant Flow Pump 2020；Medtronic 2015 b）。

2.2 Prometra® 鞘内导管

Prometra® Ⅱ 输液泵连接一个导管在鞘内间隙使用。导管长 110 cm，通过 15 号

Tuohy 针放置在鞘内。它预装了腔内针/导丝，当与盐水接触时，激活亲水反应，润滑导管，防止导管植入后拔出导丝时拔出导管。通过导管上的冲洗接口实现润滑，从而避免了在植入导管之前需要单独润滑导丝。通过套件中提供的 Flowonix 锚钉将导管缝合到下方筋膜上。然后建立隧道，导管底座通过导管连接器连接到 Prometra® II 泵，在连接到泵杆之前，导管连接器在导管上滑动。导管连接器无须将导管缝合到泵上。将导管连接器插入泵杆将听到并触及"咔哒"。泵杆是灵活的，在导管与泵连接处减少了可能出现的应力增加。导管尖端有钨尖，在透视引导下植入时，钨尖是必不可少的识别标志。这使得医师可以很容易地看到导管尖端的位置，并将其放置在适合通过的 8 个错开的侧孔，这是最适合输送药物的位置。用导管上的刻度（cm）标记来测量导管长度（Flowonix Medical 2020b）。

与 SynchroMed II 泵的导管插入套件类似，Flowonix 也有 Prometra® II 泵的导管插入套件。Prometra® II 泵的导管插入套件配备了一个不透射线的鞘内导管和预载的亲水导丝。该套件还配有安装在泵杆上的导管锁，以及冲洗接口。还有一个 8.9 cm 的 15 号 Tuohy 针和无菌的 12ml 注射器。中只有一种长度的针，不再有 Tuohy 针的套件，用于可能有更多软组织或脂肪的患者。锚定时，该套件配有两个斜锚和一个直锚。

3 医师程控仪和患者自控装置

3.1 SynchroMed® II 医师程控仪和患者治疗管理器

Medtronic A810 SynchroMed® II 医师程控仪是一款应用程序设备，旨在便于临床医师对植入后 SynchroMed® II 8637 型鞘内泵进行编程。该应用平台由配备医师程控仪软件应用程序（App）的触摸屏医师平板电脑、USB 连接器电缆、8880T2 型通信器和 A902 型患者数据服务应用程序组成（图 3.4）。

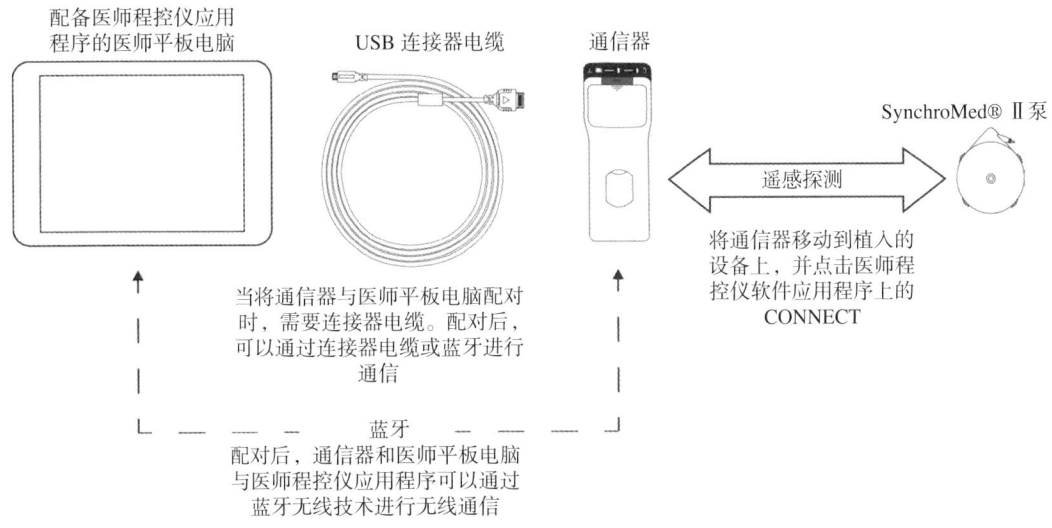

图 3.4　医师程控仪组件

医师平板电脑是一种带有背光显示屏和触摸屏用户界面的便携式电脑设备，与目前普通大众使用的设备类似，它装载了 SynchroMed Ⅱ 医师程控仪应用程序。当这个应用程序启动时，首先出现主屏幕，显示当前的泵设置和几个工作流程选项，临床医师可以从中选择，以满足他们特定的编程需要。这些工作流程选项包括"补充 & 调整""植入 / 更换泵""修正导管""停止治疗""关闭工作流程指南"。每一种选择都会启动一个分屏，其中包含一系列工作流程，通过这些工作流程，医师可以根据具体任务修改泵的参数。

8880T2 型通信器可以通过遥测技术实现鞘内泵与医师平板电脑的医师程控仪应用程序之间的无线通信。通信器由电池供电，在设备的右上方有一个 LED 电池电量指示灯。当电池电量合适时，指示灯闪烁绿色，持续 10 秒；当电池需要近期更换时，指示灯闪烁黄色；当电池需要立即更换时，指示灯闪烁红色。当第一次进行泵编程时，医师平板电脑必须使用 USB 连接器电缆与通信器配对。一旦医师的平板电脑和通信器配对，USB 电缆就可以断开，因为配对的设备将自动通过蓝牙技术在 3 m 范围内进行无线通信。除了初始配对会话外，当软件版本更新必须通过平板电脑下载到通信器时，以及在禁止蓝牙的情况下，或存在其他设备干扰、妨碍设备之间成功无线通信时，使用 USB 电缆连接。通信器应该直接放置在泵的上方，以建立连接。

临床医师可以通过 A902 型患者数据服务应用程序 App 访问各种会话报告，其中包含在一款医师平板电脑及其程控仪 App 上编程的关于患者的信息、泵的设置和编程更新。这些报告包括患者报告、会话短报告、会话长报告以及补充报告。患者数据服务应用程序按患者姓名、服务日期或设备类型分类。这个应用程序不同于前面提到的 SynchroMed® Ⅱ 程控应用程序，其有一个单独的图标，可以从主屏幕访问（Medtronic 2018a）。

另一个与 SynchroMed® Ⅱ 输注系统兼容的软件应用程序是 myPTM™ 个人治疗管理应用程序。myPTM™ 应用程序可以通过手机访问，设计简单，操作友好，方便患者使用。这是一种最适合非阿片类药物患者的治疗选择，因为它提供按需获取处方药物功能，以帮助减轻不可预测的疼痛发作。医师必须设定推注剂量参数，包括推注剂量、推注速率、锁定期和每日最大推注次数。在激活剂量时，应用程序会在其中心显示一个巨大蓝色的播放按钮，图标下方标注剩余数量（图 3.5）。选择后，应用程序将通知患者推注请求成功，药物正在推注，或者是因额外药量不足而请求被拒绝。如果请求成功，应用程序将显示一个明确的锁定计时器，通知患者距离泵提供下一次推注的剩余时间（图 3.6）（Medtronic 2018b）。研究表明，采用推注给药方案的这类患者自控镇痛有助于减少口服镇痛药物的使用，并提高患者对鞘内给药系统的满意度（Bolash et al. 2018; Ilias et al. 2008）。

3.2 Prometra® Ⅱ 医师程控仪和患者治疗控制器

Prometra® Ⅱ 医师程控仪允许从业者设置和调整 Prometra® Ⅱ 泵的设置。程序设备是一个背光的触摸屏界面，以帮助简化工作流程。该设备包含一个触摸屏键盘，以最大限度地减少编程时间。医疗保健提供商可以调整泵的所有可用剂量选项，包括恒定流量、多速率、周期性流量和零速率技术。该程控仪可与 Prometra® Ⅱ 泵进行无线通信。

医师程控仪维护易于访问的泵历史日志，并提供包含临床设置和患者治疗控制的信息，显示输注速率以及患者驱动的药量请求和交付的药量。内部计算通过数学方式生成泵

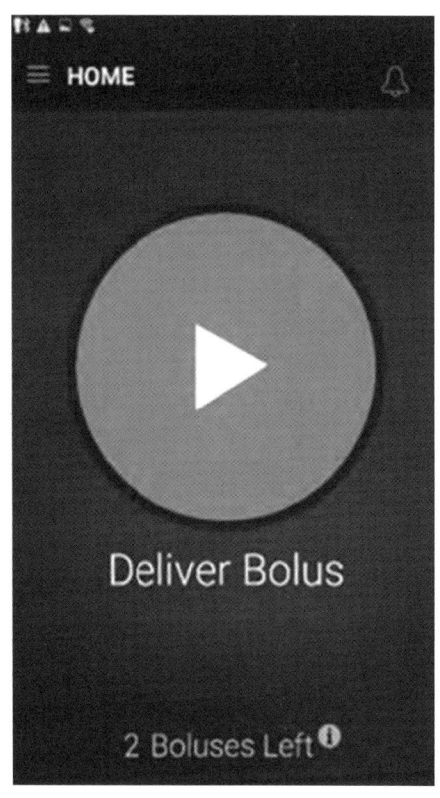

图 3.5 myPTM™ 应用程序用户界面（注药剩余 2 次）

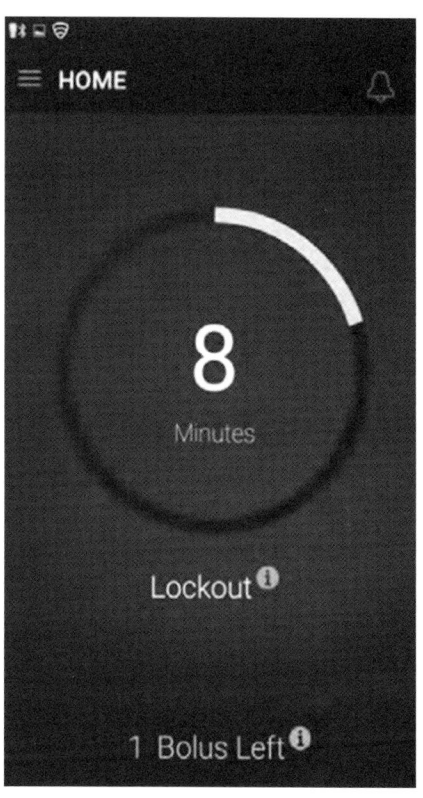

图 3.6 注射成功后，myPTM™ 应用程序显示锁定计时器（8 分钟锁定，注药剩余 1 次）

的补充日期。医师可以访问泵的流量模式，并根据临床需要进行调整。该程控仪还具有紧急停止功能，在确认后停止所有鞘内药物输注。

患者自控镇痛是指患者通过治疗控制器（Patient Therapy Controller, PTC®）控制泵。这是一个独立的电子设备，有一个彩色液晶触摸屏界面。该设计旨在方便患者，而且是手持式的（屏幕对角线为 2.7 英寸）。PTC 有 2 个按钮方便操作。这 2 个按钮分别是电源按钮和处方按钮，标示为"Rx"。当 PTC 放置在植入的 Prometra® Ⅱ 泵上时，按下 Rx 按钮将释放预先配置的鞘内推注剂量。医师通过医师程控仪配置常规门诊期间的药量，以及推注次数的每日限制和不允许患者启动后续推注的锁定间隔。这使得患者在意外疼痛发作时无须口服阿片类药物，即可获得预先确定的鞘内阿片类药物剂量（Flowonix Medical 2020c）。

PTC 显示设备本身当前电池水平以及下一次 Prometra® Ⅱ 泵补充的日期。PTC 还保留每天交付的推注记录，可以稍后供 Prometra® Ⅱ 医师程控仪访问。然后，临床医师可以评估一天的总推注次数，从而指导治疗和进一步考虑调整流速。为了使 PTC 生效，必须将泵设置为恒定流量，并且必须建立每日剂量限制。然后，医师可以设置推注剂量、推注持续时间、推注后锁定期和每日分配的推注次数。

4 流量精度

有几个与鞘内药物输注系统长期植入相关的并发症已得到证实。除了与这些装置的手术植入相关的风险外，长期使用鞘内给药装置的患者围手术期后可能发生的并发症包括但不限于感染、血肿、药物过量、停药、泵组件失效、导管断裂或阻塞等。文献中与靶向药物递送（TDD）相关的并发症发生率差异很大。例如，在对 145 例植入后患者平均随访 7.24 年中，观察到 8.71% 的患者发生了感染性并发症（Malheiro et al. 2015）。另一项研究推断，在 16 年期间，在平均 57.3 天补充泵时，每次穿刺的感染风险约为 0.6%（Chan et al. 2018a）。对 430 例患者进行的一项为期 14 年的回顾性评估发现，在 25% 的植入患者中，至少出现了一种并发症，大多数归因于组件的失败或不准确（Motta and Antonello 2014）。

Prometra® 泵的准确性已经在一项临床研究中进行了评估，评估程序药物输送与实际鞘内给药的比较。Rauck 等发现，经过近 600 次再给药就诊后，107 例患者在植入后 6 个月仍保持了 97.1% 的硫酸吗啡鞘内注射准确性（Rauck et al. 2010）。只有 5 例患者在可接受范围（85%~115%）之外，作者推测这是由于流速非常小，可能更容易发生流速差异。同一作者指出，12 个月后的准确率相似，为 97.9%（Rauck et al. 2013）。Rosen 等研究了 Infumorph 和药物合成吗啡之间是否存在差异。31 例患者的 Infumorph 递送率为 100.1%，而复方吗啡的递送率为 97.4%，但这种差异无统计学意义（Rosen et al. 2013）。

类似地，SynchroMed® II 泵也被研究用于鞘内给药的准确性。Wesemann 等评估了植入 SynchroMed® 泵并随访 12 个月的 65 例参与者（Wesemann et al. 2014）。6 个月时，计算出的给药率为 101%。12 个月时同样的准确性再次证明了这一点。相反，Farid 等注意到输注轻度不足，计算出的输注率均未超过 100%（Farid et al. 2019）。作者假设流量在泵的使用寿命中会有轻微的下降。这可能是计算结果与之前提到的新植入的泵不同的原因。

5 泵的维护

在讨论泵植入和可能的鞘内给药时，一个主要的考虑因素是泵的寿命。由于泵是电子驱动的，并且处于恒定或可变的日流量下，如果持续使用下去，泵和（或）泵组件将不可避免地发生故障。如果患者的预期寿命大于泵本身，这将决定患者再次手术的时间，以继续鞘内给药。此外，重要的是要监测每次续泵的更换日期，以便采取预防措施，防止在即将更换泵时出现泵故障而导致停药。更换日期指标可由医师在每次加药时通过之前提到的医师程控仪访问。

根据 Medtronic SynchroMed® II 手册，该泵的使用寿命为 4~7 年（SynchroMed 2020）。由于不同的流速和患者要求的推注量，泵的寿命存在差异。在超过 500 个植入物的临床研究中，在无并发症或需要提前翻修的最佳情况下，平均寿命为 5.9 年（Bolash et al. 2015）。相比之下，Flowonix Prometra® II 手册指出，将流速和设备寿命与 SynchroMed® II 比较时，在每日 0.25 ml 的情况下，Prometra® II 泵可以使用 10 年，而 SynchroMed® II 泵可以使用 7 年（Flowonix 2019）。

在泵补充期间，无论植入哪种鞘内装置，均通过无损伤 Huber 针进入储药器。根据其各自的使用说明，SynchroMed® II 隔膜平均可以承受 500 次穿刺，Prometra® II 隔膜平均可以承受 1000 次穿刺（SynchroMed 2020; Flowonix 2019）。这两种设备之间有明显的差异，但考虑到泵在其使用寿命内需要重新填充的次数，这并没有实际的差异。在一项为期 16 年的回顾性研究中，跟踪痉挛患者使用巴氯芬泵加注的感染率，平均加注间隔为（57.3 ± 15.4）天（Chan et al. 2018b）。即使在 10 年的时间里每月使用一次泵，总穿刺次数也只达到 120 次，远低于任何一种设备的穿刺次数阈值。

临床医师可以使用各种技术来补充泵。他们可以使用灌注套件附带的泵装置模板，仅凭触诊或超声、透视等成像技术，使用 Huber 针进入储药器再加注端口。如前所述，Prometra® II 储药器在再加注端口周围有一个凸起的边缘，可以帮助在进入再加注端口之前触摸到泵的中心。再加注端口凸起的边缘也有超声显示。在使用超声可视化设备时，Prometra® II 再加注端口表现为一个穹顶状的回声焦点，与 SynchroMed® II 泵所见的无回声凹陷相比，这可能更容易可视化（Saulino and Gofeld 2014）。

6　鞘内泵的编程策略

植入鞘内泵后，必须将泵的设置从制造时的默认程序更改为治疗医师的设置，以创建满足患者个体治疗目标的输注方案。建立所述的给药方案，允许以预设的剂量和频率递送处方药物的精确量，为患者提供足够的镇痛，同时降低药物不良反应和药物过量的风险。对于为治疗重度痉挛而植入鞘内药物输注系统的患者，医师可根据以下编程策略对泵进行编程：简单连续模式、弹性给药和周期性推注给药。

植入鞘内泵后医师必须输入的初始参数包括初始输注速率和预推注剂量。初始输注速率是指通过设备给患者输注药物所需的速率。预推注剂量涉及泵和导管中没有药物的部分，称为导管无效腔，在植入后预推注剂量不给予患者，而是用药物填充无效腔。该剂量（mg）的计算方法是将植入的导管加上液体通道容积（ml）乘以药物浓度（mg/ml）。药物的总体积取决于植入导管的长度，计算方法是用套件中原包装导管长度减去修剪后的导管长度以及泵管的体积。

对于鞘内巴氯芬治疗，研究建议在植入时将泵注满并开始巴氯芬治疗，以便术后仅留置导管进行预充。这使药物能够迅速到达导管尖端，并在医疗监督下开始治疗。通常情况下，巴氯芬治疗开始时的推荐剂量是筛选试验期间给药剂量的 2 倍，但对于对试验剂量有任何异常反应的患者，或者如果临床医师希望以更慢的速度开始剂量滴定，也可以考虑采用与试验剂量相等的起始剂量。最佳剂量取决于每个患者的自身因素，并通过一段时间内的剂量调整来实现。成人脑源性痉挛 24 小时内推荐每日剂量增加 5%~15%，脊髓源性痉挛 24 h 内推荐每日剂量增加 10%~30%。建议儿童在 24 小时内每日剂量增加 5%~15%。剂量调整的时间受到个体因素的影响，例如患者的反应、活动状态，以及他们是否在受监控的环境中进行剂量调整。当患者已成功停用口服抗痉挛药物，达到鞘内巴氯芬最佳剂量，且不会导致药物不良反应时，调整阶段即认为完成。

鞘内给药的最佳剂量策略取决于患者和医师之间关于治疗目标、症状、时机和患者反应的讨论。鞘内巴氯芬输注常用的输注模式是简单的连续模式，在 24 小时周期内给予均匀剂量的药物。可使用此模式对单次推注进行编程以在所谓的单次推注/简单连续模式中在一段设定的时间内向患者提供推注剂量。对于 24 小时内症状波动可预测的患者，弹性给药是一种优化功能状态的替代策略。在这种模式下，当患者的症状预计会恶化或影响其生活质量时，在正常基线剂量的基础上增加 10%~15% 的程序性剂量。在大多数患者中，从剂量增加或减少到期望的临床效果的时间大约为 2 小时。周期性推注给药策略可用于治疗剂量递增的难治性症状。这种输注方式将日剂量分为基线剂量和推注剂量。按每日剂量的百分比计算推注剂量，并除以推注给药次数。为了保持绝对日剂量，在预定的时间间隔（通常间隔 6 小时，每日共 4 次推注）给药时，降低基础剂量。当使用这种策略时，建议在设定多次推注给药之前先试验单次推注，以确定其对患者的影响（Boster et al. 2016）。

7　总结

鞘内给药可能是难治性疼痛或痉挛患者的一种合适的治疗选择，特别是当系统性药物的副作用不能耐受时。两家医疗器械制造商已经开发出鞘内药物输注装置：美敦力（Medtronic）生产的 SynchroMed® Ⅱ 泵，Flowonix 生产的 Prometra® Ⅱ 泵。第三种泵，Codman® 3000 恒流泵，之前由强生公司生产，但目前已停产。FDA 已批准这些泵用于鞘内巴氯芬、吗啡和齐考诺肽的给药。

上面详细讨论的泵部件显示了泵之间的一些相似之处和一些不同之处。在未来的患者治疗中，应始终考虑到这些差异，并考虑每个患者的具体需求，因为这些差异可能会影响临床医师决定植入美敦力泵还是 Flowonix 泵。例如，SynchroMed® Ⅱ 泵的平均电池寿命约为 7 年，而 Prometra® Ⅱ 泵的电池寿命可达 10 年，因此手术风险高或有其他手术障碍的患者，可能更适合使用具有更长的电池寿命的泵。

泵植入适应证、禁忌证、MRI 兼容性和流速准确性在两种泵之间几乎没有区别，这可能不是决定临床医师将植入哪种泵的因素。植入哪种泵的最终选择可能与医师的偏好或对系统的熟悉程度更密切相关，或者与支持使用特定泵的人员有关，而不是泵本身。

（Daniel A. Fung, Matthew R. Robinson, Hardik P. Parikh, Timothy Davis 著
梁　辰译　黄　鑫　李水清校）

参考文献

Bier A (1899) Attempts over Cocainisirung of the Ruckenmarkers. Langenbecks Arch Klin Chir Ver Dtsch Z Chir 51:361–369. German

Bolash R, Udeh B, Saweris Y et al (2015) Longevity and cost of implantable intrathecal drug delivery systems for chronic pain management: a retrospective analysis of 365 patients. Neuromodulation 18(2):150–156. https://doi.org/10.1111/ner.12235

Bolash RB, Niazi T, Kumari M, Azer G, Mekhail N (2018) Efficacy of a targeted drug delivery on-demand bolus option for chronic pain. Pain Pract 18(3): 305–313

Boster AL, Adair RL, Gooch JL et al (2016) Best practices for intrathecal baclofen therapy: dosing and long-term management. Neuromodulation 19(6): 623–631

Chan DY, Chan SS, Chan EK, Ng AY, Ying AC, Li AC, Chiu CC, Cheung N, Mak WK, Sun DT, Zhu CX, Poon WS (2018a) Blessing or burden? Long-term maintenance, complications and clinical outcome of intrathecal baclofen pumps. Surg Pract 22(3):105–110

Chan DY, Chan SS, Chan EK, Ng AY, Ying AC, Li AC, Chiu CC, Cheung N, Mak WK, Sun DT, Zhu CX, Poon WS (2018b) Blessing or burden? Long-term maintenance, complications and clinical outcome of intrathecal baclofen pumps. Surg Pract 22(3):105–110

De Andres J, Villanueva V, Palmisani S, Cerda-Olmedo G, Lopez-Alarcon MD, Monsalve V, Minguez A, Martinez-Sanjuan V (2011) The safety of magnetic resonance imaging in patients with programmable implanted intrathecal drug delivery systems: a 3-year prospective study. Anesth Analg 112(5):1124–1129

Desai MJ, Hargens LM, Breitenfeldt MD et al (2015) The rate of magnetic resonance imaging in patients with spinal cord stimulation. Spine 40(9):E531–E537

Discontinuation of the Codman® Constant Flow Pump. Johnson & Johnson Medical Devices Companies. 2020. www.jnjmedicaldevices.com/en-US/codman-pumps

Duarte R, Raphael J, Eldabe S (2016) Intrathecal drug delivery for the management of pain and spasticity in adults: an executive summary of the British Pain Society's recommendations for best clinical practice. Br J Pain 10:67–69

Farid R (2017) Problem-solving in patients with targeted drug delivery systems. Mo Med 114(1):52–56

Farid R, Binz K, Emerson JA, Murdock F (2019) Accuracy and precision of the SynchroMed II pump. Neuromodulation 22(7):805–810

Flowonix (2019) Prometra® II programmable pumps: implant manual. Flowonix, Mount Olive, NJ

Flowonix Medical (2020a) Prometra® II clinician programmer: implant manual. Flowonix, Mount Olive, NJ

Flowonix Medical (2020b) Prometra® II intrathecal catheter: implant manual. Flowonix, Mount Olive, NJ

Flowonix Medical (2020c) Prometra® II patient therapy controller guide: implant manual. Flowonix, Mount Olive, NJ

Ilias W, le Polain B, Buchser E, Demartini L (2008) Patient-controlled analgesia in chronic pain patients: experience with a new device designed to be used with implanted programmable pumps. Pain Pract 8(3):164–170

Malheiro L, Gomes A, Barbosa P, Santos L, Sarmento A (2015) Infectious complications of intrathecal drug administration systems for spasticity and chronic pain: 145 patients from a Tertiary Care Center. Neuromodulation 18(5):421–427

Medtronic (2015a) Ascenda® intrathecal catheter with an 86.4 cm spinal segment: implant manual. Medtronic, Minneapolis, MN

Medtronic (2015b) Ascenda® intrathecal catheter with a 66.0 cm spinal segment: implant manual. Medtronic, Minneapolis, MN

Medtronic (2018a) SynchroMed® II clinician programmer: clinician programming guide. Medtronic, Minneapolis, MN

Medtronic (2018b) SynchroMed® II myPTM™ personal therapy manager for patients: product guide. Medtronic, Minneapolis, MN

Motta F, Antonello CE (2014) Analysis of complications in 430 consecutive pediatric patients treated with intrathecal baclofen therapy: 14-year experience. J Neurosurg Pediatr 13(3):301–306

Penn RD, Savoy SM, Corcos D et al (1989) Intrathecal baclofen for severe spinal spasticity. N Engl J Med 320:1517–1521

Rauck R, Deer T, Rosen S, Padda G, Barsa J, Dunbar E, Dwarakanath G (2010) Accuracy and efficacy of intrathecal administration of morphine sulfate for treatment of intractable pain using the Prometra® programmable pump. Neuromodulation 13:102–108

Rauck R, Deer T, Rosen S, Padda G, Barsa J, Dunbar E, Dwarakanath G (2013) Long-term follow-up of a novel implantable programmable infusion pump. Neuromodulation 16(2):163–167. https://doi.org/10.1111/j.1525-1403.2012.00515.x. Epub 2012 Oct 11. PMID: 23057877

Rosen SM, Bromberg TA, Padda G, Barsa J, Dunbar E, Dwarakanath G, Navalgund Y, Jaffe T, Yearwood TL, Creamer M, Deer T (2013) Intrathecal administration of Infumorph® vs compounded morphine for treatment of intractable pain using the Prometra® programmable pump. Pain Med 14(6):865–873

Saulino M, Gofeld M (2014) "Sonology" of programmable intrathecal pumps. Neuromodulation 17(7):696–698

Sylvester RK, Lindsay SM, Schauer C (2004) The conversion challenge: from intrathecal to oral morphine. Am J Hosp Palliat Care 21(2):143–147

SynchroMed® II drug infusion system brief statement. Medtronic. 2020. www.medtronic.com/us-en/healthcare-professionals/therapies-procedures/neurological/targeted-drug-delivery/indications-safety-warnings.html

Von Korff M, Crane P, Lane M et al (2005) Chronic spinal pain and physical-mental comorbidity in the United States: results from the national comorbidity survey replication. Pain 113:331–339

Wesemann K, Coffey RJ, Wallace MS, Tan Y, Broste S, Buvanendran A (2014) Clinical accuracy and safety using the SynchroMed II intrathecal drug infusion pump. Reg Anesth Pain Med 39(4):341–346. https://doi.org/10.1097/AAP.0000000000000107

第 4 章 鞘内药物输注测试

本章内容

1 鞘内药物输注测试 30	6 副作用 39
2 鞘内巴氯芬输注测试 31	7 测试环境 40
3 镇痛泵测试 32	8 合并症及药物作用 40
3.1 测试和疼痛类型 32	9 测试的并发症 41
3.2 药物测试的剂量和方法 34	10 导管移位 42
4 是否进行测试 36	11 总结 42
5 剂量和药物选择 37	参考文献 42

摘要

自 20 世纪 80 年代以来，鞘内给药用于治疗痉挛以及癌痛和非癌痛症状。慢性疼痛和严重痉挛的患者，在通过包括介入及非介入手段的传统治疗后，如疗效不佳，可考虑进行鞘内药物输注治疗。此外，这些患者要么之前的手术失败，要么不适合手术干预。鞘内药物输注系统将药物输送到脑脊液，可以更好地缓解疼痛或痉挛症状，比其他常规途径的全身用药副作用更小。在植入鞘内药物输注系统之前，患者通常会接受心理评估，并证实鞘内药物测试有效。本章将重点介绍用于鞘内药物输注系统测试所用的各种药物，以及测试的副作用和并发症。此外，我们将关注患者本身的危险因素及合并症对测试给药部位的影响。

1　鞘内药物输注测试

对于其他传统治疗方法无效、不适合或是失去手术机会的、手术失败的患者，较为适合进行鞘内药物输注治疗。选择合适的患者后，在植入鞘内药物输注系统前，需要进行测试。测试能够让临床医师以及患者对于植入鞘内药物输注系统后的疗效进行预判，测试可提供疼痛缓解程度、治疗对患者身体功能的影响、副作用、镇痛药物的剂量以及患者对药物反应的信息（Deer et al. 2017a）。在大多数情况下，临床医师希望疼痛减轻至少 50%。在 Pope 和 Deer 的一项研究中，他们在鞘内注射齐考诺肽时定义的疗效目标为 70%（Pope and Deer 2015）。Mohamed 等使用相同测试模式进行齐考诺肽单次注射，将视觉模拟量表（Visual Analog Scale, VAS）疼痛评分降低 30% 作为测试成功的目标（Mohamed et al. 2013）。尽管存在显著的差异，但鞘内测试成功的标准一般是疼痛减少 50% 以上，且副作用在可接受范围内（Anderson et al. 2003）。除了缓解疼痛外，许多临床医师和保险公司也将功能的改善视为药物测试成功的标准（Deer et al. 2017a）。通过对比患者在药物测试前后步态及可行走距离的变化，从而进行功能评估，也可通过物理治疗师进行正式的疗效评估，还可以使用功能障碍指数（Oswestry Disability Index, ODI）或其他工具来评估药物测试前后的功能性变化。无论如何，在药物测试前制定治疗目标是合理的，这样有利于临床医师和患者在鞘内测试给药前更好地评估对药物剂量的反应以及他们对药物测试的期望（Doleys and Kraus 2004）。此外，药物测试前需要做心理评估，这也是可能影响测试结果的一项因素，用以评估患者是否适合进行药物测试（Deer et al. 2017a）。如果患者适合进行药物测试，将有多种方法用于测试治疗慢性疼痛及痉挛的药物。在下一节中，我们将探讨关于巴氯芬治疗痉挛的测试。

2　鞘内巴氯芬输注测试

巴氯芬是一种骨骼肌松弛剂，自 20 世纪 90 年代初以来，被广泛用于治疗多种疾病相关的痉挛，包括多发性硬化症、卒中、脑瘫、脊髓损伤和创伤性脑损伤。巴氯芬是抑制性神经递质 γ- 氨基丁酸（gamma-aminobutyric acid, GABA）的亲脂衍生物，GABA 在脊髓水平上可抑制单突触和多突触反射（Penn and Kroin 1984; Krach 2001）。痉挛患者呈现阳性或阴性症状。阳性症状表现为紧张性的速度依赖、反射亢进或阵挛，而阴性症状包括无力、协调性差、疼痛和功能受限（Harned et al. 2011, Ansar et al. 2008）。口服巴氯芬难以控制这两种类型的痉挛症状，通常需要较高的剂量才能发挥显著的临床效果。摄入较高剂量的巴氯芬会引起严重的中枢神经系统方面的副作用，如镇静或嗜睡（Bohannon and Smith 1987）。而鞘内巴氯芬给药可以减少全身的药物摄入以及减轻不能耐受的副作用。在实施巴氯芬鞘内给药之前，患者首先通过鞘内注射巴氯芬的测试证实有效。巴氯芬测试最常用的方法是将 50~100 μg 巴氯芬单次快速注射到鞘内间隙（Harned et al. 2011），然后对患者进行一段时间的观察，改良 Ashworth 量表（Modified Ashworth Score, MAS）是测量痉挛最常用的标准之一，通过它来确认痉挛改善的情况（表 4.1）。MAS 测量软组织被动拉伸过程中的阻力，并根据张力水平将其分级为 0~4 级（Ansari et al. 2008）。脊髓源性痉挛 Ashworth 评分降低 1 分，脑源性痉挛 Ashworth 评分降低 2 分，表明试验呈阳性或测试成功。大多数情况下，患者对单次鞘内注射巴氯芬反应良好，即可进行永久性植入。然而，也有一些病例，如果患者没有足够的反应，需要重新接受更高剂量的注射。此外，有的患者有较为复杂的上下肢痉挛症状，单次推注只能缓解下肢痉挛，对上肢部分没有影响。

表 4.1　改良 Ashworth 量表（Bohannon and Smith 1987）

Ashworth 评分	肌张力程度
0	无肌张力增加
1	肌张力略增加，受累部分被动屈伸时，在关节活动范围之末时出现突然卡住和释放或呈现最小的阻力
2	肌张力轻度增加，在关节活动范围的前 50% 范围出现突然卡住，在关节活动范围的后 50% 均呈现最小的阻力
3	肌张力明显增加，但受累部分仍能轻易地完成运动
4	四肢屈伸时呈现僵直状态

有些患者的症状并不对称，其表现为一侧肢体有严重的僵硬和痉挛，而对侧肢体的肌力正常且没有痉挛（Harned et al. 2011）。对这些患者进行单次巴氯芬注射测试可使患肢得到良好的放松，但非患肢会产生无力感（Harned et al. 2011）。正因这种情况，有的医师选择实施鞘内放置导管输注巴氯芬进行测试。这种导管通常植入在下腰椎区，并推进至上胸椎段。患者鞘内通常会被注入 50 µg 的巴氯芬，然后在 2 小时和 4 小时后使用改良 Ashworth 量表进行评估。在 4 h 评估后，对患者进行持续输注，以找到长期植入药物的最佳剂量。对于测试巴氯芬，通过鞘内导管多次给药或持续输注是一种并不常见的方法，但由于该技术的多功能优势，变得越来越流行。这项测试不能在门诊进行，需要患者住院，以保证患者注射测试的安全性。此外，使用导管会增加感染和其他并发症的风险，如硬脑膜穿刺后头痛。考虑到这些风险的因素，Xiulu Ruan 在发表的一篇病例报告中，采用硬膜外导管代替硬膜内导管进行巴氯芬药物测试（Ruan et al. 2013）。

鞘内输注巴氯芬是目前治疗痉挛的主要手段。临床上常见巴氯芬单独使用或与其他药物联合使用，但无论如何使用，要始终关注药物相关的副作用。这些副作用包括嗜睡、头晕、恶心和呕吐、头痛、癫痫和无力。巴氯芬停药也可出现显著的临床症状，包括躁动、意识混乱、癫痫、精神障碍、运动障碍、高热和痉挛加重。戒断巴氯芬也可能会引起严重的症状，需要患者住院，并使用口服巴氯芬进行治疗。考虑到该药物严重的副作用，甚至更严重的停药反应，临床医师需要时刻关注巴氯芬鞘内给药患者的情况。

3　镇痛泵测试

3.1　测试和疼痛类型

慢性疼痛可分为神经性疼痛、伤害性疼痛和混合性疼痛。神经性疼痛是一种锐痛、刺痛，它通常由神经压迫或神经损伤引起。伤害性疼痛通常是一种由组织损伤及炎症引起的机械性的、隐约的酸痛和刺痛。混合性疼痛是神经性疼痛和伤害感受性疼痛的结合。有证据表明鞘内治疗在治疗神经性、伤害感受性和混合性疼痛症状方面是有效的（Deer et al. 2012）。最新的 PACC 指南中指出，神经性疼痛通常对齐考诺肽、阿片类药物加局部麻醉药、单独的阿片类药物、可乐定加阿片类药物以及单独的可乐定有反应（Deer et al.

2017b）。伤害感受性疼痛通常对阿片类药物、齐考诺肽、阿片类药物加局麻药和单独局麻药有反应（Deer et al. 2017b）（分别见表4.2和表4.3）。在治疗不同类型的疼痛时，没有证据表明一种测试方法优于另一种。伤害性疼痛、神经性疼痛和混合性疼痛可存在于恶性和非恶性疼痛类型中。癌性疼痛患者往往在终末期时转诊到疼痛专家那里，因为他们的镇痛效果差、预期寿命有限、缓解疼痛的治疗可选方案不足，甚至可选择的方式有限，干预的时间窗口也更短（Deer et al. 2011）。基于这些挑战，如果患者适合进行植入鞘内给药装置，建议临床医师可以放弃药物测试，直接进行镇痛泵植入，防止延误对患者实施有效镇痛的时机（Deer et al. 2012a）。目前，患有癌性疼痛的患者，无论是伤害感受性疼痛、神经性疼痛还是混合性疼痛，通常可以放弃测试而直接进行植入，而非恶性疼痛患者都必须进行药物测试。

表4.2 神经性疼痛患者鞘内药物治疗的步骤和程序（Deer et al. 2012a）

一线	吗啡	齐考诺肽		吗啡+布比卡因
二线	氢吗啡酮	氢吗啡酮+布比卡因或氢吗啡酮+可乐定		吗啡+可乐定
三线	可乐定	齐考诺肽+阿片类	芬太尼	芬太尼+布比卡因或芬太尼+可乐定
四线	阿片类+可乐定+布比卡因		布比卡因+可乐定	
五线	巴氯芬			

一线：美国FDA批准吗啡和齐考诺肽用于鞘内治疗，并推荐作为神经性疼痛的一线治疗方式。基于临床使用的安全性，推荐吗啡和布比卡因联用于治疗神经性疼痛。
二线：氢吗啡酮，建议单独或布比卡因或可乐定联合用药。另外，也可以对吗啡和可乐定进行联合用药。
三线：推荐治疗神经性疼痛的药物包括可乐定、齐考诺肽加一种阿片类药物、芬太尼单独或与布比卡因或可乐定联合使用。
四线：建议布比卡因和可乐定联合使用（含或不含阿片类药物）。
五线：尽管报道的疗效有限，巴氯芬在安全的基础上推荐使用。

表4.3 伤害感受性疼痛患者鞘内药物治疗的步骤和程序

一线	吗啡	氢吗啡酮	齐考诺肽	芬太尼
二线	吗啡+布比卡因	齐考诺肽+阿片类	氢吗啡酮+布比卡因	芬太尼+布比卡因
三线	阿片类（吗啡、氢吗啡酮或芬太尼）+可乐定			舒芬太尼
四线	阿片类+可乐定+布比卡因		舒芬太尼+布比卡因或可乐定	
五线	舒芬太尼+布比卡因+可乐定			

一线：美国FDA批准吗啡和齐考诺肽用于鞘内治疗，并推荐作为伤害感受性疼痛的一线治疗方法。氢吗啡酮的广泛临床应用和安全性是推荐使用的基础。芬太尼已共识成为一线用药。
二线：建议布比卡因与吗啡、氢吗啡酮或芬太尼联合使用。另一种选择是使用齐考诺肽和一种阿片类药物的组合。
三线：建议包括可乐定加阿片类药物（如吗啡、氢吗啡酮或芬太尼）或舒芬太尼单药治疗。
四线：建议使用阿片类药物、可乐定和布比卡因的三联用药。另一建议是舒芬太尼与布比卡因或可乐定联合使用。
五线：建议使用舒芬太尼、布比卡因和可乐定三联用药。

3.2 药物测试的剂量和方法

鞘内药物测试有几种不同的方法，每一种方法都有与其相关的作用部位和给药注意事项。测试方法分为四种：单次鞘内推注、多次鞘内推注、持续鞘内输注和持续硬膜外输注。这些测试方法可预测鞘内药物输注的长期疗效，没有一种试验方法被证实优于另一种方法（Deer et al. 2017a）。最新的 PACC 指南指出，单次、多次注射和连续输注的测试方法都有同等水平的效果（Deer et al. 2017a）。Hamza 等在一项对 58 名患者的测试研究中证实了这一点，该研究比较了连续注入测试方法和间歇大剂量给药方法，并在植入后进行了 3 年的随访（Hamza et al. 2015）。结论是：在 1 年后随访中发现，每种测试方法的结果都没有差异（Hamza et al. 2015）。然而研究也发现，相比于连续输注法，使用快速给药法的患者频繁地出现阿片类药物副作用，包括恶心、呕吐、出汗和尿潴留（Hamza et al. 2015）。Deer 等比较了单次鞘内推注、多次鞘内推注或连续输注的方法，而且还比较了硬膜外和鞘内输注的药物测试，也得出了相同的结论，即无论采用何种方法，长期疗效都是相似的（Mohamed et al. 2013）。

目前，美国三大保险公司（Medicare、United Health 和 Anthem）要求在鞘内泵植入前进行导管内给药测试（Deer et al. 2017a）。如表 4.4 所示，2015 年美敦力（Medtronic）产品监测注册数据资料显示，只有 45% 的测试采用持续鞘内输注，而 44% 的测试采用单次鞘内推注 [Product Surveillance Registry (PSR) Database 2015]。其余测试中，7% 采用多次鞘内推注，4% 采用持续硬膜外输注 [Product Surveillance Registry (PSR) Database 2015]。每种测试方法都有优点和缺点，选择哪种测试方法通常取决于患者的临床状态、诊断、测试原因、测试使用的药物类型、设备和医师偏好（Deer et al. 2017a）（图 4.1）。

单次注射方法可以更快地进行测试，感染风险更低，可以在门诊进行（Deer et al. 2017a）。但它增加了副作用的风险，如果测试不成功，患者需要在几天内反复注射不同剂量的药物。无论是在硬膜内还是硬膜外进行输注，持续输注均可调整药物剂量以达到疗效，并直接观察患者可能出现的副作用（Deer et al. 2017a）。持续输注测试要求患者住院，这种方法感染风险较高，但副作用的风降低。此外，这种方法允许多种药物的测试和分期测试，特别适用于抗凝患者和癌症患者。阶段性测试时先将一根永久性的鞘内导管通过皮下隧道连接到外部泵。如果药物测试成功，医师可以移除延伸部分，继续植入泵，并将鞘内导管连接到植入泵上。

表 4.4 美敦力产品监测注册处 2015 数据 [Product Surveillance Registry (PSR) Database 2015]

测试方法	癌性疼痛（%）	非癌性疼痛（%）	痉挛（%）	总计（%）
持续鞘内输注	20	68.4	16.7	45
单次鞘内推注	80	26.3	50	44
多次鞘内推注	0	0	29	7
持续硬膜外输注	0	5.3	4.2	4

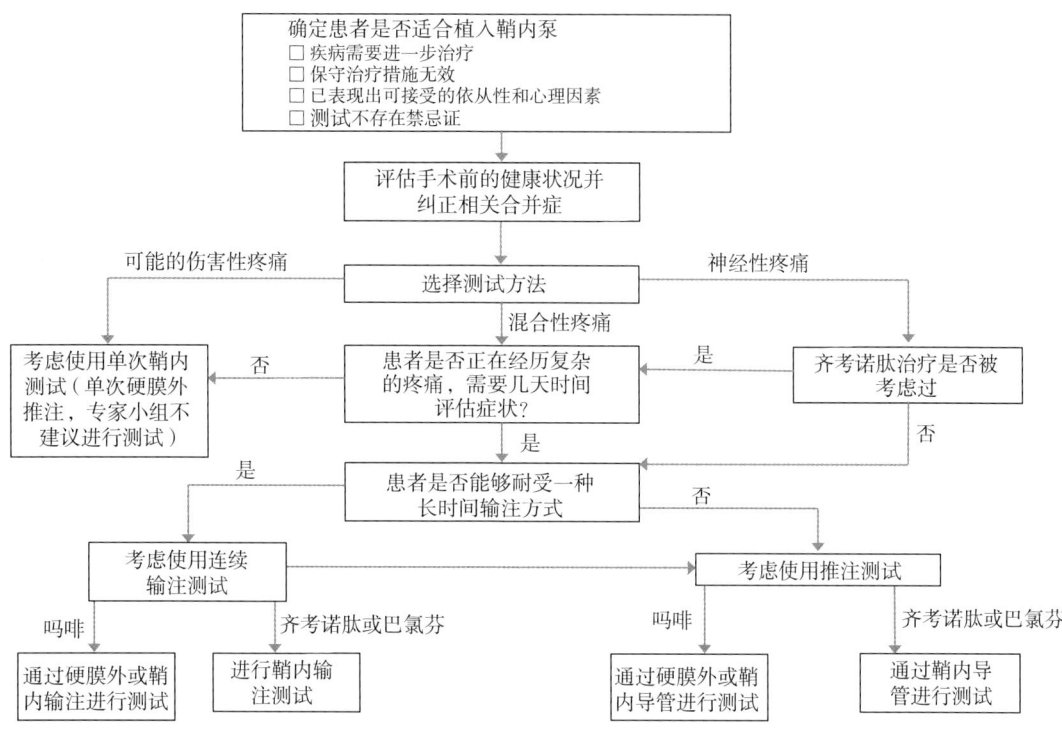

图 4.1 在可能接受鞘内治疗疼痛的患者中进行测试的步骤及程序（Deer et al. 2012b）

如果从测试到植入的间隔时间很短，分阶段测试则更有意义，例如癌症患者或抗凝治疗患者无法长时间使用抗凝药物。根据 Bernards 和 Yaksh 最近对脑脊液药物动力学的研究，剂量推注克服了脑脊液的流体动力学限制，药物分布可能会更广泛（Bernards 2006; Yaksh et al. 2017）。有证据表明，所有的测试方法都具有同等疗效和预测值，由医师决定最终的测试方法。吗啡和齐考诺肽是两种经 FDA 批准的鞘内给药药物，但正如最新的 PACC 测试指南所述，其他类型的药物同样可以安全使用（Deer et al. 2017a）。这些药物将在后面进行更详细的讨论，鞘内剂量推注测试的给药情况见表 4.5，鞘内持续输注测试的给药情况见表 4.6。

表 4.5 鞘内单次剂量推注测试的剂量范围（Deer et al. 2017a）

药物	推荐剂量
吗啡	0.1~0.5 mg
齐考诺肽	1~5 μg
氢吗啡酮	0.025~0.1 mg
芬太尼	15~75 μg
舒芬太尼	5~20 μg
布比卡因	0.5~2.5 mg
可乐定	5~20 μg

Taken from the 2017 PACC Guidelines Recommendations for Trialing

表 4.6　持续鞘内测试的剂量范围（Deer et al. 2017a）

药物	推荐剂量
吗啡	0.1~0.5 mg/d
齐考诺肽	0.5~2.4 μg/d
氢吗啡酮	0.01~0.15 mg/d
芬太尼	25~75 μg/d
舒芬太尼	10~20 μg/d
布比卡因	0.01~4 mg/d
可乐定	20~100 μg/d

Taken from the 2017 PACC Guidelines Recommendations for Trialing

4　是否进行测试

虽然鞘内给药测试已被认可且在临床上广泛实施，给药测试已成为医疗常规操作，且保险公司也要求在永久植入药物泵前需要进行给药测试，但测试有效是否意味着治疗的长期有效仍值得探讨。没有太多证据证明鞘内测试的成功和鞘内治疗的长期有效之间有相关性。另一方面，也没有证据表明进行测试的鞘内治疗一般会成功。只有少数报道评估植入后的长期效果和鞘内泵测试的预测价值。其中一篇报道是 Dominguez 等对 157 例慢性非癌性疼痛患者的研究，在 1996 年至 2001 年间，患者在住院期间接受了持续的单次鞘内推注测试（Deer et al. 2017a），从 0.5 mg 鞘内注射吗啡开始（Deer et al. 2017a）。测试成功的标准是患者疼痛缓解程度大于 50% 且时长超过 8 小时（Deer et al. 2017a）。如果患者对初始剂量药物的副作用忍耐度低，则可以先从鞘内注入 0.25 mg 吗啡开始测试（Deer et al. 2017a）。若患者的疼痛状况没有得到有效缓解，则在第二天进行 1.0 mg 鞘内吗啡的测试（Deer et al. 2017a）。测试期的患者需住院 2~4 天，植入泵后随访 30 个月（Deer et al. 2017a）。在 157 例测试患者中，134 例测试成功后植入鞘内给药泵（Deer et al. 2017a）。在后期的随访中，与在测试中对低剂量吗啡有反应的患者相比，对高剂量吗啡才会产生反应的患者，其鞘内阿片类药物剂量增加较快，需要辅助用药及阿片类替代药物（Deer et al. 2017a）。

尽管这些回溯性的研究证明了药物测试的有效性，但迄今为止，还没有前瞻性、随机、对照的研究证据表明，与不进行测试相比，药物测试能影响患者的长期疗效（Deer et al. 2017a）。虽然人们普遍认为，患者必须经过成功的测试才能进行泵植入，但它对癌症患者的意义有限，因为快速评估并实施治疗方案对他们来说才是最重要的（Deer et al. 2011）。如前所述，癌症患者通常在中晚期才会转诊到疼痛专家那里，由于止痛效果差、预期寿命有限、缓解疼痛的医疗替代方案有限，甚至介入性选择更有限，而且实施这些干预措施的时间窗口也更短（Malhotra et al. 2013）。如果癌症患者适合进行鞘内泵植入，建议临床医师应放弃测试，直接选择泵植入，从而对这些患者实施及时有效镇痛治疗（Deer et al. 2017a）。表 4.7 中的数据来自 2015 年美敦力产品监测注册处（Medtronic Product Surveillance Registry, PSR），采集了 154 例患者的测试信息，结果显示，近 80% 的癌性疼痛患者没有进行前期测试，而几乎所有的非癌性疼痛和痉挛患者都进行了测试［Product

Surveillance Registry (PSR) Database 2015］。直接鞘内治疗在痉挛疼痛人群中的成功提醒我们前期药物测试是否必要以及它对长期疗效的预测价值。我们将在未来几年继续讨论这个话题，但目前医疗保险指南要求在植入鞘内泵前通过临时性鞘内/硬膜外导管进行阿片类药物测试，以"证实可以充分缓解疼痛、副作用可接受及患者本身的接受度"，再继续进行设备的永久性植入（Medicare Coverage Issues Manual 2009）。因此，目前的医疗保险指南的标准流程是在治疗非癌性疼痛时实施测试，但在治疗癌性疼痛时是可选的，最终由临床医师决定是否有必要进行测试。

表 4.7　美敦力公司产品监测注册处 2015 年数据［Product Surveillance Registry(PSR) Database 2015］

主要指征	植入前测试	
	是（%）	否（%）
非恶性疼痛	88	11.9
癌性疼痛	21.6	78.4
痉挛	100	0

5　剂量和药物选择

如前所述，FDA 批准的鞘内给药的适用的药物包括吗啡和齐考诺肽（表 4.8）。吗啡是一种阿片类生物碱，作用于脊髓背角的 μ 受体，抑制 P 物质的释放，广泛应用于单次推注和持续鞘内导管注入的测试中。与其他阿片类药物相比，吗啡的脂溶性低，分布容积有限，进入体循环的药物也有限（Deer et al. 2017a）。由于这些特性，与其他常用的鞘内阿片类药物相比，吗啡在腹侧方的分布和脊髓区浓度是最高的（Deer et al. 2017a）。吗啡用于所有测试方法，包括单次鞘内推注和鞘内或硬膜外持续输注。吗啡有抑制呼吸的可能，因此在门诊进行吗啡测试存在一定风险（Deer et al. 2017a）。鞘内吗啡持续输注测试的推荐起始剂量为 0.1~0.5 mg/d，大剂量测试的建议起始剂量为单次剂量 0.1~0.5 mg（Deer et al. 2017a）。无论吗啡是单次推注还是持续输注，由于存在呼吸抑制的风险，建议进行住院监测（Deer et al. 2017a）。PACC 建议在测试和植入后的恢复阶段使用脉搏血氧监测，前 12 小时至少每小时一次，后 12 小时至少每 2 小时一次，后 48 小时每 4 小时一次（Deer et al. 2017a）。Coffey 等的研究表明，如果鞘内输注的剂量大于 0.75 mg，植入后的前 3 天会增加死亡风险（Coffey et al. 2009）。该数据导致建议吗啡测试的剂量减少。针对呼吸抑制的问题，PACC 治疗指南指出，剂量范围为 0.075~0.15 mg 的吗啡注射是安全的（Deer et al. 2017b）。

表 4.8　摘自 2017 年 PACC 指南测试建议（Deer et al. 2017a）

鞘内使用的适应证药物	鞘内使用的超说明书用药
吗啡 齐考诺肽	氢吗啡酮 芬太尼舒 芬太尼 布比卡因 可乐定

齐考诺肽（ziconotide）是一种非阿片类、突触前 N 型钙通道阻滞剂，作用于脊髓背角（Deer et al. 2017a）。由于其肽结构和药效学作用，该药物仅批准在鞘内使用。齐考诺肽可以通过单次注射或持续输注进行测试。齐考诺肽首次使用时，建议通过持续输注的方式进行，从 1.2 μg/d 开始，逐渐增加到 2.4 μg/d，然后到 3.6 μg/d，并观察疗效和副作用。Pope 和 Deer 提出了一种可用于门诊的弹性给药的测试方式（Deer et al. 2017a），它利用了齐考诺肽的亲水性，与持续给药的测试方法具有相同的有效性（Deer et al. 2017a）。初始给药剂量为 2 μg，每周递增给药剂量 2 μg，直到达到治疗效果（Deer et al. 2017a）。一旦达到疗效，患者将再次注入相同的剂量来确认镇痛效果及副作用（Deer et al. 2017a）。如果存在副作用，则减少剂量 1 μg。Hayek 等对 15 名患者进行了相同的注射测试，从 2 μg 开始单次推注，根据疗效和副作用的不同，将推注量增加到 4 μg、6 μg 和 8 μg（Hayek et al. 2015）。Mohammed 等对 20 名患者进行了测试，初始剂量为 2.5 μg，1 周后逐渐增加到 3.75 μg，同时观察疗效及副作用（Mohamed et al. 2013）。因此，单次注射成为齐考诺肽首选的测试方法，从 2 μg 开始，在可耐受的情况下每周增加剂量，同时监测疗效和副作用（Pope and Deer 2015）。如果在门诊注射齐考诺肽，建议在患者离开前 6~12 小时内观察任何潜在的不良反应（Deer et al. 2017a）。此外，建议在此期间密切监测患者血压及潜在的精神性的副作用（Deer et al. 2017a）。齐考诺肽也可以住院进行测试，推荐剂量为 0.5~2.4 μg/d，疗程至少为 3~4 天，以评估疗效和不良反应（Deer et al. 2017a）。

患者尽可能首选 FDA 批准的药物进行测试（Deer et al. 2017a）。如果临床需要，其中一个最常见的非 FDA 批准的鞘内注射药物是氢吗啡酮。氢吗啡酮是一种亲水性阿片类药物，其作用机制与吗啡类似，但药效更强，使用剂量和浓度比吗啡更低（Deer et al. 2010）。氢吗啡酮单次注射的推荐测试剂量为 0.025~0.1 mg，而连续注射的剂量为 0.01~0.15 mg/d（Deer et al. 2017a）。同样，由于存在呼吸抑制的风险，建议患者住院，并进行至少 48 小时的监测。

与氢吗啡酮和吗啡不同，芬太尼和舒芬太尼是高脂溶性的，它向腹侧方分散有限，进入体循环的药物也有限（Deer et al. 2017a）。由于芬太尼在呼吸抑制方面风险较低，许多医师将芬太尼作为单次注射测试的首选药物（Deer et al. 2017a）。然而，成功的芬太尼测试虽有助于评估患者对阿片类药物的反应，但可能对其他类阿片药物长期使用的评估没有帮助（Deer et al. 2017a）。基于呼吸抑制风险低和亲脂的特性，芬太尼测试可以在门诊进行中。鞘内芬太尼单次注射的推荐剂量为 15~75 μg/d，持续输注推荐剂量为 25~75 μg/d（Deer et al. 2017a）。舒芬太尼比芬太尼药效更强，在测试中使用较少。舒芬太尼单次注射的推荐剂量为 5~20 μg/d，连续输注的推荐剂量为 10~20 μg/d（Deer et al. 2017a）。在使用这两种药物时，患者在测试后需监测 6~8 小时，以防止发生不良反应。

在鞘内药物测试中也使用一些常见的非麻醉性药物，如布比卡因和可乐定。布比卡因是一种酰胺类局部麻醉剂，它作用于电压门控钠通道，阻断钠电流流入神经细胞，防止去极化。布比卡因作为一种非麻醉药品，已安全地用于鞘内注射，以缓解急性和慢性疼痛。在慢性疼痛测试中，布比卡因的推荐剂量单次鞘内注射 0.5~2.5 mg/d，持续鞘内注射 0.01~4.0 mg/d（Deer et al. 2017a）。可乐定是一种 α_2 受体激动剂，通常通过降低外周血管阻力和减少交感神经活性来降低血压。然而，它还可以通过激动 α_2 受体来阻断伤害性感觉信号的传递（Hassenbusch et al. 2002）。可乐定可以单独用于鞘内治疗或联合治疗，但很少进行测试。可乐定的推荐测试剂量为单次鞘内注射 5~20 μg/d，持续鞘内输注 20~100 μg/d（Deer et al. 2017a）。这两种非麻醉性药物测试均可在门诊进行，但建议对患者进行 4~6 小时的监测，重点关注血压和心率，以确保患者在离开时恢复精神状态（Deer et al. 2017a）。

如前所述，建议先使用 FDA 批准的药物进行测试，如果临床需要，再使用常用的和 PACC 推荐的超说明书使用药物进行单独治疗。也可以选择 PACC 药物指南推荐的联合用药方式（Deer et al. 2017a, b）。Rainov 等进行鞘内联合用药测试：26 名患者接受吗啡、布比卡因、可乐定或咪达唑仑鞘内给药方案的测试（Rainov et al. 2001）。他们将吗啡与可乐定、布比卡因和（或）咪达唑仑联合协同使用，更好地治疗神经性疼痛，并降低阿片类药物的耐受性（Rainov et al. 2001）。Hayek 等还报告了对 57 名患者接受氢吗啡酮和布比卡因的联合测试的情况（Hayek et al. 2016）。

对患者进行联合药物的鞘内给药测试时，建议患者住院，并使用鞘内持续输注的方法。严格监测至少 48~72 小时，以评估疗效和可能发生的任何不良反应，如呼吸抑制。无论使用哪种药物，建议谨慎选择鞘内药物的测试剂量，医师应根据患者的反应、疼痛缓解程度、功能改善情况和副作用，从最低的合理剂量开始缓慢增加（Deer et al. 2017）。

6　副作用

鞘内治疗的副作用取决于所使用的药物。如果在测试中使用最低合理剂量的药物出现不良反应，则认为测试失败，应考虑使用其他药物（Deer et al. 2017）。阿片类药物最常见的副作用包括瘙痒、尿潴留、头晕、恶心、呕吐、腹部不适和呼吸抑制（Chaney 1995）。这些副作用的产生与剂量有关，相比于亲脂性阿片类如芬太尼或舒芬太尼，副作用在亲水类阿片如吗啡或氢吗啡酮中更为常见。这些副作用大多是自限性的，可以使用苯海拉明、止吐剂和（或）低剂量纳洛酮治疗，如果这些副作用持续存在或患者难以忍受，则应考虑改用其他阿片类药物。Anderson 和 Burchiel 的一篇综述中阐述了这些副作用，一些患者在测试期间经历了严重吗啡相关的不良反应，包括恶心、呕吐和瘙痒，不得不改用鞘内氢吗啡酮（Anderson et al. 2003）。

齐考诺肽（ziconotide）是一种非阿片类镇痛药，有其特有的副作用。包括恶心、腹痛、焦虑、健忘、言语障碍、神经错乱、妄想、幻觉、步态不稳、眼球震颤和偏执狂（Mayo clinic drugs and supplements 2020）。鞘内齐考诺肽的副作用主要与大剂量给药或持续输注药物的快速增量有关，而不是最终剂量。如果鞘内注射齐考诺肽的患者出现了不良反应，建议减缓药物输注速度或停止后调整（Rauck et al. A. Bux 和 P. Chopra 2006），从而解决这些不良反应（Rauck et al. 2006）。在 Hayek 等的一项鞘内注射齐考诺肽的研究中，有 6 名患者出现了认知障碍和晕厥的情况，以至于他们无法参与测试（Hayek et al. 2015）。Deer 和 Pope 在鞘内齐考诺肽大剂量测试中也经历了同样的情况，有 3 名患者出现尿潴留，1 名患者出现精神异常（Pope and Deer 2015）。

其他非阿片类药物（如布比卡因）的副作用包括低血压、晕厥、颤抖和感觉神经改变、尿潴留以及心动过缓。同样，这些不良反应与剂量有关，通常情况下，单次注射比持续输注的副作用严重。可乐定相关的副作用包括低血压、心动过缓、头痛、嗜睡、疲劳、头晕和便秘（WebMD n.d.）。这些不良反应也与剂量有关，随着药物剂量的增加而变得严重。Anderson 等通过比较单次快速注射和持续输注的测试发现，单次鞘内注射吗啡的患者出现的副作用较多，包括恶心、呕吐、出汗和尿潴留（Anderson et al. 2003）。总的来说，副作用的出现与所测试的药物以及输注给药的方式有关。药物的副作用和给药方法决定了测试在哪种方式下进行。

7　测试环境

进行药物测试的三种环境：诊所、门诊日间手术中心（ambulatory surgery center, ASC）或医院病房（表 4.9）。许多因素决定了测试的环境，这些因素包括测试方式、患者特点和合并症、使用药物和患者的保险情况。如前所述，有四种测试方法：单次鞘内注射、多次鞘内注射、鞘内持续输注和硬膜外持续输注。单次快速注射和多次鞘内快速注射通常不需要导管，在诊所或者门诊日间手术中心都可以安全进行。美国三大医疗保险机构要求在泵植入之前必须进行药物导管测试，所以大多数的测试都需要放置临时导管（Deer et al. 2017a）。PACC 指南建议需要持续鞘内输注或持续硬膜外输注的患者在住院条件下进行测试（Deer et al. 2017a）。更重要的是，患者的风险因素和患者的合并症将决定测试的环境，如肥胖、睡眠呼吸暂停、老年人、严重的肺部或心脏疾病，同时使用包括苯二氮䓬类在内的镇静药物和阿片类药物的患者需要住院进行测试，在 48~72 小时内进行严格监测（Deer et al. 2017a）。此外，鞘内注射困难或有麻醉需求的患者也应考虑在住院环境下进行测试。

表 4.9　进行测试的环境（Deer et al. 2017a）

测试环境	测试方法
诊所	单次或多次注射
门诊日间手术中心	单次或多次注射
医院病房	持续鞘内或硬膜外测试

对阿片类药物耐受程度高且风险因素低的患者可以在门诊进行药物测试，并进行 4~8 小时的充分监测（Deer et al. 2017a）。根据最新的 PACC 指南，在门诊可以进行测试的药物有鞘内芬太尼、齐考诺肽、布比卡因和可乐定（Deer et al. 2017a）。然而，在门诊使用这些药物需要考虑到患者的风险因素、基础疾病以及测试后对患者的充分监测能力。但对于癌症终末期的患者，可以在家庭环境中进行，有医护人员在场，并可以对患者进行充分监测（Deer et al. 2017a）。最终，决定在哪种环境下测试取决于患者的风险因素、测试方法、使用的药物和设备条件。

8　合并症及药物作用

如前所述，有严重合并症或风险因素的患者需住院进行测试。此外，在测试前也需要调整一些特殊药物的使用。特别是对于阿片类药物耐受或阿片类药物诱发痛感过敏的患者，在接受阿片类药物测试时，他们可能会受益于测试前将阿片类药物减量。PACC 指南建议，在开始鞘内治疗之前，应减少或停止系统性阿片类药物的治疗，特别是对于阿片类药物引起呼吸抑制高风险的患者（Deer et al. 2017a）。研究人员发现，鞘内测试期间减少或停止阿片类药物使用，并给予小剂量的吗啡，可有效改善鞘内药物输注系统植入后患者的预后情况（Deer et al. 2017a）。Hamza 等证明了减少阿片类药物方案的可行性，他们将阿片类药物剂量减半，然后进行了鞘内药物测试，并使用吗啡一次性给药（Hamza et al. 2012）。测试成功后，患者停用了另一半全身性阿片类药物超过 3~5 周。停用阿片类药物 7~10 天后，这些患者被植入鞘内药物输送系统（Hamza et al. 2012）。研究发现，这些患者在手术植入后情况良好，鞘内吗啡的剂量稳定在 1.5 mg/d 的情况下，不需要同时口服阿片类药物（Hamza et al. 2012）。Grider 等在进行鞘内测试前也让患者停用口服阿片类药物。在他的病例回顾研究中，Grider 追踪了在鞘内测试前 6 周完全停用全身性阿片类药物的患者（Grider et al. 2011），植入后 12 个月，这些患者的鞘内吗啡剂量稳定在 0.36 mg/d，且不用口服阿片类药物（Grider et al. 2011）。正如研究所证明的，患者在鞘内测试前减少或停用口服阿片类药物，在植入鞘内给药系统后，长期来看，以较低剂量输注药物也展现出良好的效果。

除了口服阿片类药物，患者还需要停用所有苯二氮䓬类药物和其他镇静药物。苯二氮䓬类药物和其他镇静药物可能会加重阿片类药物的副作用，如呼吸抑制。此外，抗抑郁药或抗惊厥药物与鞘内齐考诺肽联合使用可能会增加不良反应的风险（Deer et al. 2017a）。

最后，与其他有创性手术一样，在鞘内测试前，需要适时暂时停用抗凝药。最好遵循美国区域麻醉协会（ASRA）关于抗凝药使用时间的指南。

9 测试的并发症

鞘内用药测试最常见并发症包括出血、感染、过量用药、脑脊液漏、脊髓损伤和神经损伤。如前所述，根据 ASRA 指南，使用抗凝药的患者应适时停用抗凝药。没有证据表明在进行鞘内泵测试前需要停止使用抗生素。在鞘内泵测试前是否使用抗生素，取决于患者的感染风险、测试方法和测试时间。考虑到测试期间使用抗生素的证据不足，可以假设大多数医师在单次鞘内推注测试中不给予预防性抗生素，而在持续鞘内输注测试中给予抗生素。如果患者存在糖尿病、既往感染史或留置导尿管等风险因素，应考虑预防性使用抗生素。在测试期间发生感染的情况很少见，但也可能会发生，Ver Donck 等对鞘内持续输注齐考诺肽的研究显示，在测试的第 3 周，前 40 名入组患者中有 4 人发生脑膜炎（Ver Donck et al. 2008）。此外，14% 的患者出现脑脊液漏并伴有硬膜穿刺后头痛（Ver Donck et al. 2008）。如果患者出现硬膜穿刺后头痛，建议患者在硬膜内测试后采取适当的保守措施。临床医师还应注意患者出现脊髓性头痛的风险，如果患者对非侵入性治疗无反应，应给予腰椎硬膜外血补丁。虽然极少出现，但还应注意在测试后出现脑膜炎的风险。

为了减少过度药物治疗的风险，建议谨慎选择鞘内药物的测试剂量，医师应从最低合理剂量开始使用，并根据患者对疼痛缓解的程度、功能改善和副作用发生的反应逐步调整剂量（Deer et al. 2017a）。极少出现脊髓或神经损伤的并发症，但由于它们有可能发生和潜在的严重程度而需注意。为减少神经损伤（包括脊髓损伤）的可能性，应尽可能避免全身麻醉，使用透视和鞘内造影剂将有助于降低上述风险。

10　导管移位

导管并发症包括鞘内给药系统中大多数器械相关的并发症。Sterns 等的一份报告显示，器械相关的并发症年发生率约为 10.5%，其中导管出现的并发症（65%）高于泵相关并发症（35%）（Grider et al. 2011）。一般来说，并发症常发生在植入泵后，但持续导管输注测试时也会出现导管脱出的风险。患者通常住院进行药物测试，因此需要将导管固定在皮肤上，以防止它从鞘内脱出。有的医务人员将导管缝合到进入点的皮肤上，有的使用黏附装置来固定导管。只要能够确保导管固定在进入点的皮肤，哪种方法都可以。如果导管被拔出鞘内腔，该测试可以终止，也可以重新进行测试。导管与泵的连接处一般容易脱开。如果在鞘内给药测试时导管在这个位置脱开，可以用乙醇消毒后重新连接使用。测试时间越长，患者的活动可能导致导管脱出的风险越高。通过适当的操作确保鞘内导管的安全，并小心护理导管，可以显著降低导管脱出的风险。

11　总结

对非癌性疼痛的患者而言，临床测试非常重要，因为它为医师和患者提供了对永久植入的鞘内给药系统的预期反馈。正如本章开始所说，大多数需要鞘内给药系统治疗的患者都是慢性疼痛保守治疗失败者。无论使用哪种测试方法或药物，医师必须熟知其副作用、并发症及处理方法。对患者的合并症、疼痛类型和风险因素的了解决定了进行测试的环境。最终，由医师根据他们的知识、经验和患者的舒适度来决定用药、测试方法并进行鞘内测试。同时，鞘内测试的成功与患者有很大关系，该患者在测试前需要进行相应的心理评估，并参与鞘内给药过程和患者效果期望的全方面讨论。对不同的药物、测试环境、测试方法、副作用和并发症越熟悉，获得成功的机会就越大。

（Anjum Bux, Pooja Chopra 著　闫晓鹏　吴　超译　吴　超校）

参考文献

Anderson VC, Burchiel KJ, Cooke B (2003) A prospective, randomized trial of intrathecal injection vs epidural infusion in the selection of patients for continuous intrathecal opioid therapy. Neuromodulation 6:142–152

Ansari NN, Naghdi S, Arab TK, Jalaie S (2008) The interrater reliability of the modified Ashworth scale in the assessment of muscle spasticity: limb and muscle group effect. Neurorehabilitation 23(3):231–237

Bernards CM (2006) Cerebrospinal fluid and spinal cord distribution of baclofen and bupivacaine during slow intrathecal infusion in pigs. Anesthesiology 105:169–178

Bohannon RW, Smith MB (1987) Phys Ther 67(2):206–207

Chaney MA (1995) Side effects of intrathecal and epidural opioids. Can J Anaesth 42(10):891–903

Coffey R, Owens M, Broste S et al (2009) Mortality associated with implantation and management of intrathecal opioid drug infusion systems to treat noncancer pain. Anesthesiology 111:881–891

Deer TR, Smith HS, Cousins M et al (2010) Consensus guidelines for the selection and implantation of patients with noncancer pain for intrathecal drug delivery. Pain Physician 13:E175–E213

Deer TR, Smith HS et al (2011) Comprehensive consensus based guidelines on intrathecal drug delivery systems in the treatment of pain caused by cancer pain. Pain Physician 14:E283–E312

Deer TR, Prager J, Levy R et al (2012a) Polyanalgesic

consensus conference 2012: recommendations for the management of pain by intrathecal (intraspinal) drug delivery: report of an interdisciplinary expert panel. Neuromodulation 15:436–464

Deer TR, Prager J, Levy R, Burton A, Buchser E, Caraway D et al (2012b) 2012 polyanalgesic consensus conference-2012: recommendations on trialing for intrathecal (intraspinal) drug delivery: report of an interdisciplinary expert panel. Neuromodulation 1(Suppl):420–435

Deer TR, Hayek S, Pope JE et al (2017a) The polyanalgesic consensus conference (PACC) recommendations for trialing of intrathecal drug delivery infusion therapy. Neuromodulation 20(2):133–154. https://doi.org/10.1111/ner.12543

Deer TR, Pope J et al (2017b) The polyanalgesic consensus conference (PACC) recommendations on intrathecal drug infusion systems best practices and guidelines. Neuromodulation 20(2):96–132

Doleys DM, Kraus JK (2004) Psychological and addiction issues in intraspinal therapy. Semin Pain Med 2:46–52

Grider JS, Harned ME, Etscheidt MA (2011) Patient selection and outcomes using a low-dose intrathecal trialing method for chronic nonmalignant pain. Pain Physician 14:343–361

Hamza M, Doleys D, Wells M et al (2012) Prospective study of 3 year follow up of low dose intrathecal opioids in the management of chronic nonmalignant pain. Pain Med 13:1304–1313

Hamza M, Doleys DM, Saleh IA, Medvedovsky A, Verdolin MH, Hamza MA (2015) Prospective, randomized, single-blinded, head-to-head long-term outcome study comparing intrathecal boluses with continuous infusion trialing techniques prior to implantation of drug delivery systems for the treatment of severe intractable chronic nonmalignant pain. Neuromodulation 18:636–649

Harned ME, Salles SS, Grider JS (2011) An introduction to trialing intrathecal baclofen in patients with hemiparetic spasticity: a description of 3 cases. Pain Physician 14:483–489

Hassenbusch SJ, Gunes S, Wachsman S, Willis KD (2002) Intrathecal clonidine in the treatment of intractable pain: a phase I/II study. Pain Med 3:85–91

Hayek SM, Hanes MC, Wang C, Veizi IE (2015) Ziconotide combination intrathecal therapy for non-cancer pain is limited secondary to delayed adverse effects: a case series with a 24 month follow up. Neuromodulation 18:397–403

Hayek SM, Veizi E, Hanes M (2016) Intrathecal hydromorphone and bupivacaine combination therapy for post laminectomy syndrome optimized with patient-activated bolus device. Pain Med 17(3):561–571. Epub ahead of print

Krach LE (2001) Pharmacotherapy of spasticity: oral medications and intrathecal baclofen. J Child Neurol 16:31–36

Malhotra VT, Root J et al (2013) Intrathecal pain pump infusions for intractable cancer pain: an algorithm for dosing without a neuraxial trial. Anesth Analg 116(6):1364–1370

Mayo clinic drugs and supplements. Ziconotide (intrathecal route). 2020

Medicare Coverage Issues Manual (2009) Coverage issues—durable medical equipment. www.cms.hhs.gov/manuals/downloads/Pub06_PART_60.pdf. Accessed 19 Aug 2009

Mohamed SI, Eldabe S, Simpson KH et al (2013) Bolus intrathecal injection of Ziconotide to evaluate the option of continuous administration via implanted intrathecal drug delivery system: a pilot study. Neurostimulation 16:576; discussion 582

Penn RD, Kroin JS (1984) Intrathecal baclofen alleviates spinal cord spasticity. Lancet 1:1078

Pope JE, Deer TR (2015) Intrathecal pharmacology update: novel dosing strategy for intrathecal monotherapy ziconotide on efficacy and sustainability. Neuromodulation 18:414–420

Product Surveillance Registry (PSR) Database (2015) Medtronic plc, Minneapolis

Rainov NG, Heidecke V, Burkert W (2001) Long term intrathecal infusion of drug combinations for chronic back and leg pain. J Pain Symptom Manag 22:862–871

Rauck RL, Wallace MS, Leong MS et al (2006) A randomized, double-blind, placebo controlled study of intrathecal ziconotide in adults with severe chronic pain. J Pain Symptom Manag 31:393–406

Ruan X, Chen T, Bungardner GW, Hamilton J, Peavy A et al (2013) Novel epidural baclofen infusion trial for intractable spasticity with long-term follow-up observation and a focused review of the literature. J Pain Relief 2:121

Ver Donck A, Collins R, Rauck RL, Nitescu P (2008) An open-label, multicenter study of the safety and efficacy of intrathecal ziconotide for severe chronic pain when delivered via an external pump. Neuromodulation 11:103–111

WebMD (n.d.) Clonidine side effects by likelihood and severity

Yaksh TL, Fisher C, Hockman T, Wiese A (2017) Current and future issues in the development of spinal agents for the management of pain. Curr Neuropharmacol 15(2):232–259. Epub ahead of print

第 5 章 靶向药物输注围手术期计划和注意事项

本章内容

1. 鞘内药物输注......45
   1.1 适应证......45
   1.2 药物......47
   1.3 比重......48
2. 术前管理......48
   2.1 患者选择......48
   2.2 患者术前检查和注意事项......50
   2.3 合并症和高危患者......50
   2.4 鞘内药物输注的禁忌证......50
   2.5 癌症患者的其他注意事项......51
   2.6 测试......51
   2.7 植入前注意事项......52
3. 术中处理......54
   3.1 镇静与全身麻醉......54
   3.2 预防性药物......55
   3.3 患者体位......56
   3.4 鞘内针和导管的定位及放置......56
   3.5 置针......56
   3.6 导管长度选择......57
   3.7 经隧道置管的技术和注意事项......57
   3.8 锚定......57
   3.9 缝合切口......57
   3.10 伤口敷料......57
4. 术后管理......58
   4.1 术后注意事项......58
   4.2 输注系统的更换和翻修......59
5. 结论......60

参考文献......61

摘要

近 40 年来，鞘内药物输注系统（intrathecal drug delivery systems，IDDS）已成功用于治疗各类慢性疼痛和痉挛性疾病（Onofrio et al. 1981; Prager et al. 2014）。放置该系统的适应证包括弥漫性疼痛或局灶性疼痛。鞘内药物输注已经被证实对治疗癌性和非癌性疼痛都有良好的疗效，可以减少或消除对作用于全身的阿片类药物的使用剂量，并可显著减轻其相关的不良反应（Candid et al. 2017; Mitchell et al. 2015）。美国 FDA 批准吗啡、齐考诺肽和巴氯芬用于 IDDS，但超说明书用药也显示出疗效并广泛用于鞘内给药。一般来说，植入型 IDDS 的工作原理是通过导管将药物经皮下植入泵直接注入鞘内间隙。药物输注的靶点是脊髓背角，鞘内药物输注直接针对这个区域，避免了许多口服替代药物的严重副作用。药物的比重是指药物相对于脑脊液的密度，是 IDDS 的一个重要变量，因为在确定最佳导管尖端放置位置时必须考虑药物的比重。当放置 IDDS 时，导管的近端通过皮下隧道连接到泵上，泵被植入并固定在前腹壁上（Lynch 2014）。泵内有一个储药器，通过导管将药物泵入鞘内腔隙，储液器中的药物可通过灌注端口回抽和再填充。一般认为应在植入前进行测试，以确定初始药物剂量和患者对药物的反应。当电量耗尽或泵出现故障时，植入的泵需要更换。如果导管的完整性受到破坏或堵塞，导管也可能需要更换或翻修。本章将介绍 IDDS 的适应证，讨论说明书上的药物和其他新药，并将回顾患者选择、导管尖端放置、术前/术中/术后计划、并发症处理以及鞘内药物输注患者的临床管理注意事项。

1　鞘内药物输注

自 1981 年第一次储液器植入以来，鞘内药物输注系统（IDDS）已经有效地缓解了各种慢性疾病患者的疼痛和痉挛（Onofrio et al. 1981; Prager et al. 2014）。有助于减少或消除口服阿片类药物的剂量（Candido et al. 2017; Mitchell et al. 2015）。鞘内（intrathecal, IT）药物输注系统由导管和输药泵相连，输药泵可以外部给药或者内部存储药物。外部给药的情况下，导管植入然后与输药泵连接，而药物在体外通过输药泵给药。一般来说，经皮系统用于急性和暂时性疼痛治疗（Xing et al. 2018）。在植入系统中，导管被放置在穿刺点的鞘内空间，然后向上植入到达一定节段的脊髓背角。然后，导管通过皮下隧道与放置在囊袋里输药泵相连，然后固定在前腹壁上（Lynch 2014）。无论是哪种泵，储药器都通过导管将药物泵入鞘内腔。储存在植入的储药器中的药物是使用蝶形针经皮肤通过硅胶隔膜穿刺连接的方法灌注。这种获取泵的技术比经皮导管更持久，而且感染和（或）导管移动的风险也更低（Xing et al. 2018）。在本章，只介绍植入式鞘内药物输注系统。关于外泵的讨论可见本书第 3 章。

1.1　适应证

鞘内治疗已成功用于癌性疼痛和慢性非癌性疼痛的治疗（Shah and Padalia 2020a）。过去，IDDS 只应用于所有其他治疗失败的慢性疼痛患者，治疗失败的原因主要是疼痛控制欠佳，或是不能耐受口服药物导致的副作用（Shah and Padalia 2020a）。然而，慢性疼痛的鞘内治疗越来越多地被用作多模式疼痛控制策略的一部分，而不仅仅是用于其他治疗失败后的最后选择（Xing et al. 2018）。鞘内药物输注（intrathecal drug delivery, IDD）在神经性疼痛、内脏痛、去传入神经痛以及混合性疼痛的治疗中取得了良好的治疗效果。观察性研究表明，鞘内药物输注系统也可用于治疗局灶性肢体疼痛（Deer et al. 2017a）。鞘内巴氯芬治疗用于治疗各种疾病引起的肌肉痉挛，如脊髓损伤、卒中、多发性硬化和脑瘫，相关内容在第 1 章、第 4 章和第 8 章中有进一步的讨论。

癌性疼痛（癌痛）：由于癌痛通常难以控制和使用高剂量阿片类药物治疗，因此经常使用 IDD（不影响肿瘤治疗），研究表明与全身性使用阿片类药物相比，IDD 的疗效更好，可减轻毒性，成本效益更优（Xing et al. 2018）。适应证包括原发或转移性肿瘤产生的单一或多个疼痛源、术后慢性疼痛以及化疗和（或）放疗后的神经损伤或神经病变（Xing et al. 2018）。对于癌症的终末期患者姑息治疗的主要目标是较好地控制疼痛（Deer et al. 2017a）。

非癌性疼痛：适应证包括不再适合手术治疗的脊柱源性病变引起的慢性疼痛、躯干痛、难治性轴向背痛、腹痛、腰椎手术失败综合征、周围神经病变、复杂性区域疼痛综合征（complex regional pain syndrome, CRPS）、蛛网膜炎和结缔组织疾病。

在癌痛和非癌性疼痛中，应考虑其他介入性疼痛治疗手段，如热凝技术、化疗栓塞、椎体强化、神经刺激和许多其他技术。在多模式镇痛共识会议（Polyanalgesic Consensus Conferences, PACC）的最新建议中，对于病情稳定的神经性疼痛的治疗，鞘内治疗的推荐等级与神经刺激相同（图5.1），但通常建议如果神经调控技术能有效治疗患者的疼痛，那么应该作为首选治疗方法（Deer et al. 2017a）。然而，还有人指出，神经刺激疗法可能会失去疗效，治疗方案可能被更改或者应联合使用（Deer et al. 2017a）。鞘内泵植入的程序应该是阶梯治疗计划的一部分，其中包括与患者和及其照顾者讨论风险和获益（Shah and Padalia 2020a）。

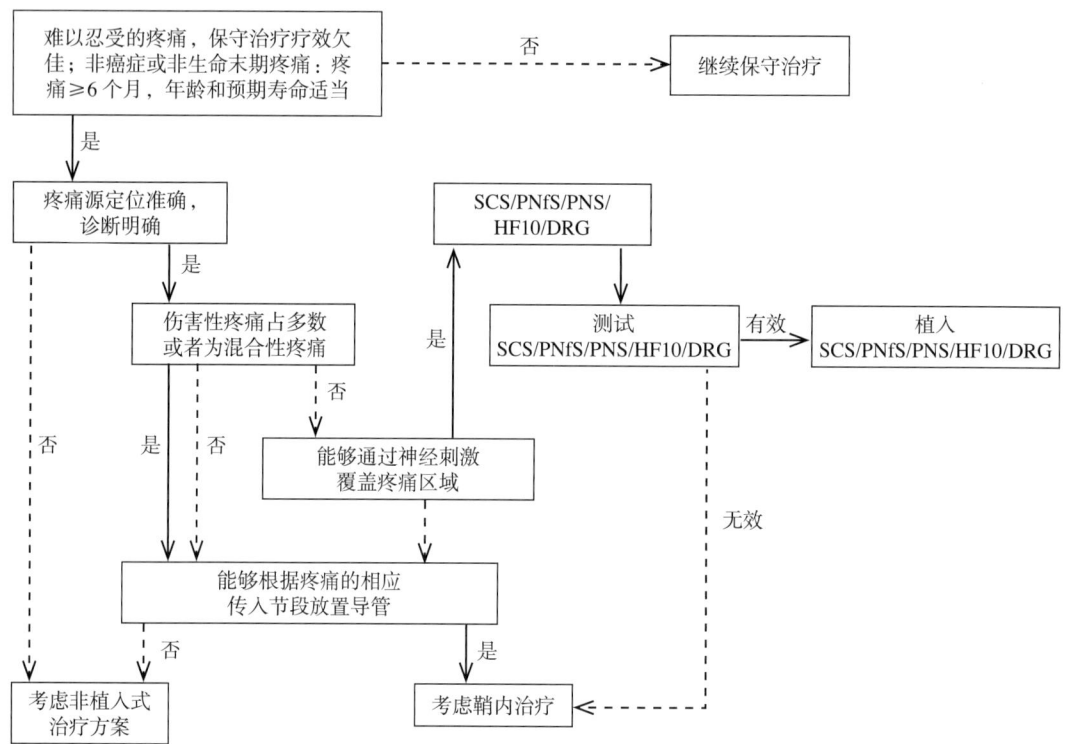

图 5.1　用于非癌症患者或非生命末期疼痛患者的疼痛治疗策略。DRG，背根神经节；HF10，高频刺激；PNfS，周围神经电场刺激；PNS，周围神经刺激；SCS，脊髓电刺激。[Adapted from: Deer TR, Pope JE, Hayek SM, Bux A, Buchser E, Eldabe S et al. The Polyanalgesic Consensus Conference (PACC): Recommendations on Intrathecal Drug Infusion Systems Best Practices and Guidelines. Neuromodulation. 2017; 20(2): 96–132. https://doi.org/10.1111/ner.12538]

痉挛：痉挛患者拟行鞘内巴氯芬输注治疗需要多学科的评估。对于口服药物、肉毒杆菌毒素注射或者两者联合使用均未达到良好的功能改善或痉挛改善的患者，可以考虑鞘内巴氯芬输注（intrathecal baclofen, ITB）（Lake and Shah 2019）。患有痉挛、肢体畸形、关节脱位、运动功能差、肌张力高和进行性神经系统疾病的儿童较为适合ITB联合康复治疗，这可以在合适的鞘内巴氯芬测试后开始（Saulino et al. 2016）。

1.2 药物

鞘内治疗药物的选择应考虑诊断、患者预期寿命、治疗可能持续的时间、疼痛类型和部位、所选药物的性质、导管类型和放置靶点以及给药类型。例如，与持续输注相比，多次给予单次剂量的鞘内疼痛治疗效果更好，而痉挛治疗剂量策略可能因严重程度、解剖位置和痉挛最严重的时间不同而差异化（Deer et al. 2017a）。此外，改变药物以影响药物的理化性质、溶解度、渗透性、药代动力学和代谢可以影响药物在脑脊液中的扩散情况，并有助于指导药物选择（Deer et al. 2017a）。

硫酸吗啡、齐考诺肽和巴氯芬是美国FDA批准的鞘内用药（Xing et al. 2018; Deer et al. 2017a; Grider et al. 2008）。与口服治疗相比，鞘内阿片类药物治疗更安全，风险更小。然而，阿片类药物浓度越高，肉芽肿形成的风险越高（Deer et al. 2017a）。可乐定和布比卡因等超说明书使用已被证明有效，下文将详细讨论（Candido et al. 2017）。

神经性疼痛：通常单一药物如齐考诺肽、局部麻醉药或可乐定对神经性疼痛有一定的治疗效果，但可乐定联合阿片类药物或阿片类联合局部麻醉药对神经性疼痛的治疗效果更为明显。有时需要联合用药来提高疗效，并应在单一的药物疗效欠佳时考虑联合用药。

伤害性疼痛：阿片类药物、齐考诺肽或局部麻醉药对伤害性疼痛有一定的治疗作用，但对联合用药效果更为明显，最常见的联合药物为阿片类药物联合布比卡因。

癌痛：当治疗癌痛患者时，临床医师应考虑将联合用药作为一线治疗选择。然而，如果吗啡或齐考诺肽疗效可接受，则建议初始使用单一的药物（Deer et al. 2017a）。

1.2.1 吗啡

吗啡是一种μ受体激动剂，如果注入脑脊液，它可通过与位于背髓背侧的胶质受体结合来影响神经元。吗啡激活突触前和突触后受体控制了上行传导系统的激活。一项针对癌性疼痛的随机对照研究显示，吗啡在疼痛控制方面的优势在于减少毒副作用，而随后的一项研究显示，吗啡在疼痛缓解方面没有差异，但毒性持续降低（Xing et al. 2018）。

1.2.2 齐考诺肽

齐考诺肽是一种来自芋螺的神经毒素的强效非阿片类药物衍生物，高等级的临床证据证明其疗效。齐考诺肽作为突触前N型电压门控钙通道的可逆拮抗剂作用于背角的痛觉神经元。它不易导致导管尖端肉芽肿形成，没有严重损伤心肺功能的副作用。有效剂量从低剂量开始，并缓慢增加，因为研究表明，通过缓慢滴定，其安全性得到改善，耐受性更好（Xing et al. 2018; Padfield 2012）。

1.2.3 巴氯芬

通过绕过血脑屏障，鞘内巴氯芬输注对于认知功能障碍的患者，可更好地控制痉挛，同时减少了口服该药导致的认知功能损害的副作用（Saulino et al. 2016）。巴氯芬有助于减轻疼痛，但较少用于慢性疼痛的控制，因为其效果有限（Deer et al. 2017a）。巴氯芬的轻比重特性使它能有效地漂浮在脑脊液中，而吗啡浓度较高时则会下沉。因此，如果患者仰卧位，并将鞘内导管置于后方，高比重的吗啡很可能会向蛛网膜下移并被吸收，从而失去对脊髓的作用。

1.2.4 鞘内超说明书使用药物和药物的联用

如果使用 FDA 批准的药物有禁忌证，或使用其中一种获批的药物治疗无效，建议考虑超说明书使用药物治疗疼痛（Deer et al. 2017a）。虽然支持鞘内使用的研究有限，但可以考虑超说明书鞘内使用的药物包括：奥曲肽、新斯的明、巴氯芬、可乐定、布比卡因、芬太尼、舒芬太尼、氢吗啡酮、咪达唑仑和氯胺酮（Xing et al. 2018）。癌痛的患者使用芬太尼作为主要的鞘内药物已被广泛接受。氢吗啡酮、吗啡、芬太尼联合布比卡因、齐考诺肽或可乐定可用于一线药物无效的病例（表 5.1）（Xing et al. 2018; Deer et al. 2017a）。

除了鞘内给药外，也有证据表明联合用药能更好地控制疼痛。研究表明，齐考诺肽和吗啡以及吗啡与布比卡因、左布比卡因、罗哌卡因、巴氯芬、可乐定和右美托咪定联合使用可改善顽固性癌性疼痛患者的疼痛水平（Candido et al. 2017; Xing et al. 2018）。

1.2.5 新药

目前正在研究的在鞘内注射治疗疼痛的新型药物包括转录因子抑制剂、芋螺多肽以及作用于参与疼痛信号传递的热传感器受体的辣椒素类似物（Xing et al. 2018）。

1.3 比重

药物的比重是药物相对于脑脊液的密度。由于高比重药物溶液比脑脊液密度大，它们会随着重力下降，而低比重药物溶液会上升至脑脊液腔的顶部。药物的比重有助于预测其在鞘内间隙的运动。例如，在站立位的患者中，当药物或药物混合物通过鞘内导管注入时，高比重药物会下降至尾端而低比重药物会向头侧上升。因此，导管尖端的放置应同时考虑注入药物的比重和患者平时的体位，以获得最佳治疗效果（Boster et al. 2016b）。

吗啡和布比卡因的浓度和密度之间的关系是线性的，因此在较高的浓度下，它们是高比重的，在仰卧位患者中可能向背侧下沉（Boster et al. 2016b）。相反，可乐定和巴氯芬的浓度和密度之间的关系是对数关系，因此是低比重的（Boster et al. 2016b）。齐考诺肽的鞘内配方是用生理盐水高度稀释的，因为生理盐水是低比重的，因此使用的配方是低比重的（Boster et al. 2016b）。氢吗啡酮的比重随浓度的变化而变化，在低浓度时与 CSF 相似，在高浓度时则为高比重溶液。

2 术前管理

2.1 患者选择

选择合适的患者对于实现鞘内治疗的最佳临床疗效至关重要，在鞘内泵植入之前，患者除了应满足适当的身体状况外，还应满足适应证和纳入标准（Shah and Padalia 2020a）。适合鞘内治疗的患者应该有清晰、准确的诊断，这个诊断来源于详细的病史和体格检查，以及可能对鞘内药物输注疗效反应良好的预判（Prager et al. 2014; Deer et al. 2017a）（表5.1）。可能需要多学科的专家团队合作进行综合评估，以确定哪些患者可能通过鞘内治疗取得良好的治疗效果（Xing et al. 2018）。这将有助于术前确定合适的患者，并有助于在泵

表 5.1 对于非癌痛的伤害性或神经性疼痛以及癌痛患者鞘内止痛的一线、二线和三线用药建议

	一线	二线	三线
非癌性局灶性痛	*高度证据*：齐考诺肽或吗啡 *中度证据*：单独使用芬太尼或芬太尼 + 布比卡因	芬太尼 + 可乐定 ± 布比卡因 氢吗啡酮或吗啡 + 布比卡因 布比卡因	芬太尼或齐考诺肽 + 布比卡因 吗啡或氢吗啡酮 + 可乐定 齐考诺肽 + 可乐定或布比卡因或两者 布比卡因 + 可乐定
非癌性弥散痛	*高度证据*：齐考诺肽或吗啡 *中度证据*：氢吗啡酮 + 吗啡或氢吗啡酮 + 布比卡因		吗啡或氢吗啡酮 + 可乐定或齐考诺肽 芬太尼 + 布比卡因
癌症相关局部痛	*高度证据*：齐考诺肽或吗啡 *中度证据*：芬太尼 + 吗啡或芬太尼 + 布比卡因	氢吗啡酮 + 布比卡因 氢吗啡酮或芬太尼或吗啡 + 可乐定或齐考诺肽	氢吗啡酮或芬太尼或吗啡 + 布比卡因 + 可乐定或齐考诺肽 齐考诺肽 + 布比卡因或可乐定 舒芬太尼
癌症相关弥散痛	*高度证据*：齐考诺肽或吗啡 *中度证据*：氢吗啡酮 + 吗啡或氢吗啡酮 + 布比卡因	氢吗啡酮或吗啡 + 齐考诺肽或可乐定	氢吗啡酮或芬太尼或吗啡 + 布比卡因 + 可乐定或齐考诺肽 齐考诺肽 + 布比卡因或可乐定 舒芬太尼

Adapted from: Deer TR, Pope JE, Hayek SM, Bux A, Buchser E, Eldabe S et al. The Polyanalgesic Consensus Conference (PACC): Recommendations on Intrathecal Drug Infusion Systems Best Practices and Guidelines. Neuromodulation. 2017; 20(2): 96–132. https://doi.org/10.1111/ner.12538

植入术前优化患者的健康、身体状态和家庭支持（Xing et al. 2018）。除了上述问题，环境和社会心理因素也应进行评估（Prager et al. 2014）。临床医师还应查阅既往的医疗记录，进行综合的评估，以及对可能的风险进行预判（Prager et al. 2014）。合适的患者包括预计生存期至少 3 个月，在植入前测试中疼痛缓解超过 50%，以及解剖结构允许导管放置在最佳位置。虽然鞘内治疗广泛适用于各种疾病，但一些疾病如头痛、纤维肌痛、非典型面部疼痛和非恶性头颈疼痛鞘内药物输注效果并不佳（Prager et al. 2014）。任何慢性疼痛也可能因不良的心理问题而复杂化，这可能会使疼痛对任何形式的治疗（包括鞘内药物治疗）的疗效欠佳。建议所有患者在鞘内药物测试前，除了进行身体评估外，还应进行心理评估。心理评估旨在评估患者对该治疗的预期，对该治疗方法的局限性的了解情况，对疼痛的应对能力。评估还旨在排除可能干扰 IDD 的潜在精神障碍。在心理学专业人员缺席的情况下，心理筛查可以由受过训练的中等水平的咨询师来进行。

泵植入后，患者还可能出现新的心理症状，通常需要心理健康专业人员进行随访和治疗（Prager et al. 2014; Lynch 2014; Shah and Padalia 2020a; Deer et al. 2017a）。对于癌性疼痛患者，在鞘内药物治疗测试或泵植入之前，心理评估可能是可选的，但对疼痛持续的心理治疗是必要的辅助手段（Deer et al. 2017a）。**癌性疼痛**：在癌性疼痛患者中，更推荐植入鞘内输注系统，而且建议尽早实施该手术（Xing et al. 2018; Lynch 2014）。**痉挛**：脊髓或大脑源性严重的慢性痉挛患者口服药物无效是鞘内巴氯芬输注的最佳适应证。在评估患者的诊断、病情和治疗方案的过程中，治疗计划应包括一个疼痛治疗缓解的方案，治疗方案需要综合考虑整个治疗步骤，从最小侵入性治疗方案开始，到最小侵入性治疗方案结束，以提供充分的疼痛缓解和充分的功能改善（Deer et al. 2016）。

2.2 患者术前检查和注意事项

综合评估：在术前检查中，应评估患者的综合医疗状况。医师应该发现引起疼痛的直接原因并进行治疗。手术前要考虑的因素包括评估患者是否存在持续性感染，确保糖化血红蛋白低于 7.5%，以及患者的营养状况，因为如果患者的营养状况较差，会导致愈合缓慢和囊袋完整性受损（Prager et al. 2014）。

2.3 合并症和高危患者

许多适合鞘内治疗的患者被认为是高危患者，通常有显著的合并症，并且明显虚弱。一般来说，引起鞘内治疗期间并发症风险增高的因素包括阻塞性睡眠呼吸暂停、慢性心肺问题、吸烟、静脉功能不全、代谢综合征、高血压、糖尿病和免疫抑制（Xing et al. 2018）。对于心肺功能障碍患者以及药物清除能力降低的患者（如老年患者或肝肾功能障碍患者），用阿片类药物治疗时应高度警惕，因为阿片类药物可抑制呼吸（Deer et al. 2017a）。由于鞘内给药与中枢神经系统活性药物之间存在潜在的相互作用，指南建议对苯二氮䓬类药物、抗抑郁药、抗惊厥药、肌肉松弛药和乙醇摄入进行监测，以了解它们的作用以及任何潜在的不良相互作用（Deer et al. 2017a）。此外，在开始鞘内注射齐考诺肽之前，应测定肌酸激酶（creatinine kinase, CK）的基线水平，因为已知齐考诺肽可使 CK 水平升高 2~3 倍，但这种升高的原因和 CK 增高的影响尚不清楚（Deer et al. 2017a）。

疼痛治疗的考虑：为了尽量减少包括死亡在内的不良后果，并优化鞘内治疗的患者获益，建议尽可能停用全身性阿片类药物（Deer et al. 2017a）。呼吸抑制是全身性阿片类药物治疗的一个常见问题，其影响包括从轻微的心率变化到呼吸停止。为了降低风险，医师应该努力协调护理，完全了解患者目前使用的所用药物，并进行定期的处方监测程序（PMP）监督检查。谨慎的做法是在测试前进行药物筛查，记录术前用药的基本情况，了解可能存在使用违禁药物的情况（Prager et al. 2014; Deer et al. 2017a）。长期阿片类药物治疗对下丘脑-垂体-肾上腺和性腺轴有潜在的不良影响，并可能影响神经内分泌功能（Prager et al. 2014）。因此，建议患者在开始鞘内阿片类药物治疗前进行内分泌评估，并根据需要对抑制情况进行间歇持续监测（Prager et al. 2014; Deer et al. 2017a）。

2.4 鞘内药物输注的禁忌证

IDD 的绝对禁忌证包括持续的全身或局部感染、出血性凝血功能障碍、对鞘内系统药物或材料过敏、败血症、泵植入部位附近的局部感染、CSF 流通不畅、不稳定的精神障碍、精神药物滥用和植入手术期间正接受抗凝治疗（Lynch 2014; Lakeand Shah 2019; Awaad et al. 2012; Smyth et al. 2015）。

相对禁忌证包括鞘内测试失败、免疫抑制、精神疾患、硬膜外转移、患者依从性差、脊柱解剖困难、患者期望值过高、影响依从性的社会心理因素，以及不能担负手术及后续的泵再注药相关医疗费用（Lynch 2014; Smyth et al. 2015）。既往进行过脑室腹腔分流治疗脑积水的手术可能会影响脑脊液流量，在开始 IDD 治疗前应考虑到这一点。需要关注患者有无惊厥和癫痫发作史、腹部或盆腔手术史，甚至在进行鞘内测试之前就要确定患者是否能够进行鞘内药物输注系统的植入（Saulino et al. 2016）。此外，在进行任何类型的植入手术之前，应鼓励戒烟，停止抗凝（Prager et al. 2014）。对于癌症患者在放置鞘内泵之前有一些特殊的考虑，建议了解原发癌症的诊断、转移扩散的程度和患者的预后，并回顾所有最近的影像学检查，以确定肿瘤的确切位置和疼痛扩散到其他部位的可能性。所有这些评估都应在患者进行鞘内药物测试之前进行（Deer et al. 2017a）。

2.5　癌症患者的其他注意事项

文献表明，对于接受化疗和（或）放疗的患者，鞘内治疗是一种合理的治疗选择。初始的鞘内治疗或长期维持的鞘内治疗都不应该干扰患者所进行的化疗或放疗，泵植入应该在癌症治疗周期之间进行（Deer et al. 2011b）。对于接受放疗的患者来说，辐射场可能会耗尽电池或导致设备电子故障，因此应使用铅屏保护泵，以减少设备的辐射暴露。如若不能，则可以考虑重新安置泵（Deer et al. 2011b）。

鞘内治疗的禁忌证包括白细胞计数（WBC）$\leq 2 \times 10^9$/L 和（或）中性粒细胞绝对数（ANC）≤ 1000/μl，但接受集落刺激因子（colony-stimulating factors, CFS）或其他生长因子治疗的患者仍可进行鞘内治疗。此外，这些患者的血小板计数应超过 50 000/μl，理想情况下，血小板计数维持在 70 000~100 000/μl，因为这些患者将需要接受多次有创操作，包括泵再注药，或者导管和转子检查。当患者的白细胞计数较高时，泵的植入可以在两次治疗之间进行。这应该与肿瘤医师和参与患者治疗的其他临床医师沟通协调（Deer et al. 2011b）。

2.6　测试

鞘内药物测试包括药物滴定，持续数天至数周，或单次药物注射的测试，患者需要留院观察。无论测试的方法是哪种，都需要在患者住院的情况下进行，以便监测患者的生命体征和呼吸。在永久性植入前进行的鞘内测试可以了解个体对 IDD 的反应，对于终末期患者或患有极端顽固性疼痛的患者，可以跳过测试环节（Prager et al. 2014; Deer et al. 2017a）。如前所述，测试包括单次注射或持续输注。鞘内药物测试在第 4 章有进一步讨论。每种测试方法都有其优点和缺点，具体方法应根据具体情况选择（Lynch 2014）。理论上，鞘内测试应包括拟定的药物，并模拟剂量、输液速度和导管放置水平（Prager et al. 2014）。阿片类药物测试必须在夜间监测，使用正压呼吸设备治疗睡眠呼吸暂停的患者应在整个测试过程中继续使用（Prager et al. 2014）。测试期间疼痛缓解只是 IDD 成功的一个指标，可能需要额外的评估。对于适合进行鞘内测试的患者，如果没有禁忌证，则强烈建议进行鞘内测试，以确定药物的有效性，并评估患者对药物的耐受能力。

评估患者对鞘内巴氯芬输注反应的巴氯芬测试通常在放置泵前进行，这对于确定候选药物、确定最佳起始剂量和完善患者治疗目标非常重要。该测试的禁忌证与疼痛的鞘内测试禁忌证相同（Boster et al. 2016a）。有部分行走能力的患者可以考虑进行鞘内测试，这样他们可以评估下肢肌张力降低对行走的影响。通常，在低剂量的鞘内巴氯芬输注测试中，单次给药剂量为 50 μg。在特殊情况下，包括非常小的儿童和利用痉挛进行活动的患者，单次剂量测试可减少到 25 μg（Boster et al. 2016a）。相反，一些患者可能需要更大的剂量（75~100 μg）。无论鞘内给药多少剂量，两次大剂量之间必须间隔 24 小时，以便清除药物，使患者的痉挛恢复原态。在鞘内巴氯芬输注测试试验的第一阶段，应监测患者的心肺功能，同时测量患者的改良 Ashworth 评分，并监测患者痉挛恢复的时间点（Boster et al. 2016a）。此外，应观察不良事件的发生，如头痛、恶心、呕吐、尿潴留、低血压、惊厥、镇静、呼吸抑制，甚至昏迷（Boster et al. 2016a）。

2.7 植入前注意事项

植入前，需要考虑的一些重要问题包括起始剂量和药物浓度、给药方式、泵的大小和位置，以及导管尖端放置的位置（Boster et al. 2016a）。

植入时机：如果疼痛定位良好且不太可能扩散，可以考虑采用神经刺激来治疗非癌性疼痛。如果疼痛是多灶性的，与癌症有关，或可能扩散，鞘内治疗应作为首要治疗，而不是神经刺激。多模式镇痛共识会议（PACC）指南引用文献表明，当疼痛可能扩散或严重程度增加时，鞘内治疗可能比神经刺激提供更大的灵活性（Deer et al. 2017a）。在癌症相关的疼痛中，泵植入的时间取决于疾病的阶段和患者的预期寿命（Deer et al. 2017a）。

导管尖端位置：患者对鞘内药物的反应取决于许多不同的因素，包括导管尖端位置、药物的亲水性和比重以及疼痛部位相关的皮节、骨节和内脏疼痛投射的节段（表 5.2）。关于导管尖端位置，一些关于药物在导管尖端附近的浸润研究结果表明，药物在导管周围的扩散非常有限，仅在导管尖端很近的位置发挥作用（Xing et al. 2018; Deer et al. 2017a）。最近的 PACC 指南强调，关于最佳尖端放置的研究数据有限（Deer et al.2017c）。理想情况下，导管尖端应瞄准产生疼痛区域相关的脊髓皮节区中心（表 5.2）（Shah and Padalia 2020a; Deer et al. 2017a）。在某些情况下，如患有脑瘫（cerebral palsy, CP）的儿童，导管尖端可放置在脑干前区，以对抗肌张力障碍和痉挛（Saenz et al. 2021）(s)（Deer et al. 2017d）。

表 5.2 导管尖端位置由患者疼痛的位置决定

疼痛产生部位	节段
头部、颈部和手臂	T3-T6[a]
背部和腿	T8-T10
腹部	T8-T11
直肠/骨盆	T11-L2

[a] 一些文献建议放置在颈部以覆盖头颈部疼痛区域；然而，这应该谨慎进行，因为更多的头侧植入会使药物传播更广，并可能产生更多的中枢神经系统副作用（Deer et al. 2016；Chan et al. n.d.）。

术前需要对蛛网膜下腔情况以及脑脊液通畅情况进行评估以便于穿刺和植入导管。对于可能有神经肌肉源性脊柱侧弯和脊柱扭转的严重痉挛患者，以及既往进行过脊柱融合手术的患者，导管植入和准确的尖端放置可能存在困难（Robinson et al.2017）。脊柱畸形的存在不仅会使腰椎穿刺困难，还会使导管尖端放入正确位置变得困难（Robinson et al. 2017）。包含脑脊液的鞘内腔室将药物输送至脊髓，由于脊柱畸形或既往手术史，该腔室可能存在分隔，因此有时需要评估脑脊液循环的阻力或限制（Deer et al. 2017a）。这可以通过磁共振（MR）成像脑脊液流动研究或计算机断层扫描（CT）脊髓造影来完成。此外，某些异常解剖变异可能会影响鞘内导管的使用。因此，在对 IDD 患者进行初步评估时，应评估脊柱畸形，评估既往脊柱或腹部手术，并考虑其他相关合并症（Prager et al. 2014）。

可选择的植入技术包括手术植入，通过磨钻进行椎板开窗或切开到达硬膜外水平，形成导管植入通道。导管也可从其他脊柱节段，包括胸椎、颈椎或枕骨大孔穿刺植入（表5.3）（Robinson et al. 2017）。一些影像引导方式也可用于引导导管植入，包括使用传统CT或锥形束CT（在许多C臂透视设备上广泛使用）（Robinson et al. 2017）。放置导管的首要考虑因素是有无椎管狭窄及其严重程度。如果导管放置在椎管狭窄部位的上方，包括在脊髓圆锥的上方，只要患者神经系统稳定且影像学引导可行，就可以植入于椎管狭窄的患者（Lake and Shah 2019; Albright et al. 2006）。

表5.3 导管穿刺点由病变的位置决定（Chan et al. n.d.）

穿刺点	
颈	伴有上颈部C1-5皮区顽固性疼痛的头颈部癌
胸	乳腺、肺、纵隔肿瘤伴胸椎皮节肋间疼痛
腰	腹部肿瘤（如食管癌、胰腺癌、胃癌、直肠癌）引起的上胸椎和腰痛

泵放置：选择泵的尺寸和制定放置计划。术前应评估放置泵位置的皮肤完整性，并确定囊袋的位置，并与患者讨论（Awaad et al. 2012）。泵制造商通常推荐将泵植入于前腹部，并与Scarpa筋膜连接，而绝大多数泵都是皮下植入到右下腹或左下腹（Prager et al. 2014; Deer et al. 2017a; Teodorczyk et al. 2013）。没有明显的证据表明一种泵植入方法优于另一种，因此我们建议根据患者的身体习惯、植入部位的情况、治疗目标和患者的个人偏好来做出决定。在腹部放置时，患者的腹部和侧面组织需要能够承受设备放置在前腹壁上，并有足够的皮下组织和完整的覆盖皮肤，以承受横跨侧面的隧道（Knight et al. 2007b）。在评估过程中，临床医师可能会发现腹壁不适合植入，原因包括体型异常，解剖异常，缺乏足够的皮下脂肪，以前手术留下的瘢痕组织及先前曾经放疗、感染或炎症导致的皮肤质量差，或上腹部皮肤张力增加。在这些情况下，可能需要选择另一个植入点。

对于体重指数（body mass index, BMI）很低的患者，放置在筋膜下或肌肉下是稳定的，并能将泵感染和移位的危险降至最低。在腹部，将泵置于筋膜下平面或腹直肌鞘的袋内（Deer et al. 2016; Bogue et al.2020; Fiaschi et al. 2018; Follett et al. 2004）。将泵放置在更深层有一个好处，即可以防止泵表面的皮肤伤口裂开，但更深的设备放置会使再填充药物更困难（Follett et al. 2004）。对于过度肥胖的患者，将泵放在腹部筋膜上可能不实用，因为这个位置可能太深。可选择的方法包括将泵放置在比锁骨中线更靠外的位置，该位置往往脂肪组织较少，或者将泵放置在腹部下半部分的中层脂肪平面（Knight et al. 2007a, b）。如果可能，应避免将泵放置在脂肪组织中，因为设备无法安全固定，并且会增加设备翻转和导管扭折的风险。泵可以放置在腰部后方的上腰椎（Grynfeltt-Lesshaft）三角或臀部上方的臀区。可选择的位置包括胸大肌表面、大腿上方前侧和腹部中部（Narang et al. 2016; Devine et al. 2016）。这些可选择的区域可以根据患者的身体状况和治疗需求来选择。对于不能忍受传统的侧卧位手术体位而需要俯卧位的患者，应考虑放置在身体背后。目前，可用的植入式泵配有 20 ml 或 40 ml 的储药器。小储药器用于体型较小的患者、鞘内治疗剂量较低的患者或者希望植入设备较小的患者。当泵放置在腰三角位置时，泵应位于髂嵴上方约 10 cm 处，以获得最佳的舒适度，并尽量减少腐蚀的可能性（Padfield 2012; Deer et al. 2016）。

抗凝指南：何时停用，何时重新使用。根据最新的 PACC 指南，抗凝药物应在测试前 24 小时到 14 天暂停，具体取决于药物类型、适应证和患者的合并症。此外，可能引起抗凝的中草药，如银杏叶或生姜，也建议在进行测试前暂停。所有抗凝剂应在测试期间暂停，一般可在拔管后 24 小时重新开始使用。在永久性植入的情况下，抗凝可在术后 24 小时恢复（Deer et al. 2017a）。PACC 指南指出，关于皮下和静脉使用肝素的停用时间需要根据具体情况而定。

根据美国区域麻醉和疼痛医学协会（ASRA）提出的最新抗凝指南，在进行椎管内手术时，可在手术前 6 小时停用皮下肝素。表 5.4 显示了 2019 年发布的指南。他们强调在手术前识别风险的重要性，掌握准确的药物清单，并与其他患者的治疗医师协商对风险进行分层（American Society of Regional Anesthesia and Pain Medicine，2010）。

风险评估：应识别可能导致呼吸抑制的药物，并在测试和植入前尽可能停用（Deer et al. 2017a）。许多拟行鞘内阿片类药物治疗的患者已经对阿片类药物有耐受性，并且这些药物导致呼吸抑制的风险相对较低（Deer et al. 2017a）。此外，隐匿性高颅压会增加脑脊液漏的风险，因此有高颅压风险的患者可能需要在泵和导管植入前进行影像学和鞘内压力测量筛查。

术前实验室检查：术前要对感染、凝血功能障碍、内分泌功能、手术伤口愈合能力进行评估，并对患者病情可能发生变化要充分考虑，进行全面的实验室评估。建议进行全血细胞计数（complete blood count, CBC）、综合代谢检查（comprehensive metabolic panel, CMP）、凝血检查和内分泌评估。如前所述，如果怀疑患有糖尿病，可检查糖化血红蛋白值。

影像学：术前影像学应重点评估患者的解剖结构，并确定鞘内药物测试及泵和导管植入手术的最佳方法。影像学评估包括对患者进行胸椎和腰椎的 MRI 检查，对无法进行 MRI 检查的患者进行 CT 脊髓造影（Deer et al. 2017a）。除了横断面成像，脊柱 X 线片也可用于评估解剖结构和可能存在的术后改变（Deer et al. 2017a）。

3 术中处理

3.1 镇静与全身麻醉

在全身麻醉下进行穿刺和植入导管需要更谨慎以避免脊髓损伤，因为患者不能像中度镇静下那样提供反馈监测（Prager et al. 2014）。一些学者建议，"经皮放置鞘内导管，应避免全身麻醉，除非在特殊情况下（例如因为痉挛或震颤相关的情况），这些患者在放置过程中尽管有中度镇静，但仍无法保持静止（Prager et al. 2014）。"对导管放置有信心的临床医师在对儿童实施该手术时首选全身麻醉（Awaad et al. 2012）。临床经验表明，对于接受手术的患者来说，清醒但给予了镇静处理的情况患者是可以接受的，因为临床医师可以在手术中根据患者的疼痛和感觉异常的反馈做出相应的调整，但鞘内泵放置的侵入程度以及放置泵和导管所需的时间长度，可能更适合采用椎管内麻醉或全身麻醉。多模式镇痛共识会议（PACC）建议，应让临床医师根据患者的实际病情和最佳获益，制定相应的麻醉

表 5.4 基于 2019 年美国区域麻醉和疼痛医学协会指南的抗凝建议（ASRA，2010）

药物	手术前何时停止			
	高风险	中风险	低风险	
华法林	5 天	5 天	a	手术前应检查 INR，手术时 INR 应在正常范围内。华法林和香豆素可分别在术后 6 小时和 24 小时重新使用
香豆素	3 天	3 天	a	
P2Y12 受体抑制剂				氯吡格雷可在 12~24 小时后重新使用，普拉格雷、噻氯匹定、坎格雷洛 24 小时后重新使用
氯吡格雷	7 天	7 天	a	
普拉格雷	7~10 天	7~10 天	a	
噻氯匹定	5 天	5 天	a	
坎格雷洛	3 天	3 天	a	
GP Ⅱb/Ⅲa 抑制剂				
阿昔单抗	2~5 天	2~5 天	2~5 天	
替罗非班/依替巴肽	8~24 小时	8~24 小时	8~24 小时	术后 8~12 小时重新使用
低分子量肝素				低风险手术 4 小时后重新使用。中/高风险手术 12~24 小时后重新使用
预防	12 小时	12 小时	12 小时	
治疗剂量	24 小时	24 小时	24 小时	
依诺肝素				
皮下注射	24 小时	6 小时	6 小时	低风险手术后 2 小时、中风险和高风险手术后 6~8 小时可以重新皮下注射肝素
静脉注射	6 小时	6 小时	6 小时	术后 2 小时重新静脉注射肝素
纤溶剂：磺达肝癸钠	4 天	4 天	a	低风险手术 6 小时后重新使用，否则 24 小时后重新使用
达比加群酯	4 天	4 天	a	术后 24 小时重新使用
利伐沙班/阿哌沙班/依度沙班	3 天	3 天	a	术后 24 小时重新使用
阿司匹林和阿司匹林复方制剂				术后 24 小时重新使用
一级预防	6 天	a	a	
二级预防	a	a	a	
非甾体抗炎药	5 个半衰期	a	a	术后 24 小时重新使用

非甾体抗炎药可继续用于中、低风险手术。
考虑在一些中风险的手术中停用阿司匹林和非甾体抗炎药。
a 建议共同评估和风险分层；关于延续的具体建议请参阅 ASRA 指南

方式（Deer et al. 2017c）。

3.2 预防性药物

建议术前、测试前和系统植入前 1 小时使用抗生素，以预防手术部位感染（Awaad et al. 2012）。对于免疫抑制的患者，可能需要额外的术前措施来预防感染（Saulino et al.

2016）。关于感染预防，最近的 PACC 指南建议如下。
- **术前**：植入术前 1 小时使用抗生素，根据患者体重选择抗生素剂量；进入手术室后，剃除或清除计划切口部位的毛发；在测试前，患者应基于体重给予预防性术前抗生素剂量；术前应进行鼻腔分泌物的培养，如果葡萄球菌阳性，应给予鼻用杆菌肽。
- **术中**：患者皮肤应使用洗必泰擦洗；进行手术的医师应该戴双层手套。
- **术后**：如果使用引流管，应在测试后使用封闭敷料；临床医师应意识到植入后 1 年内手术部位深部感染的可能性；导管测试的患者、泵植入和导管植入后 24 小时内均应给予术后抗生素。

3.3 患者体位

患者麻醉完成后，在手术台上使用垫子等妥善地固定患者于侧卧位，拟植入输药泵的一侧向上，将患者放置在外科沙袋固定器或类似的装置上以保持稳定的位置（图 5.2）。在某些情况下，一些不常用的泵放置位置将决定患者选择的体位，如俯卧或仰卧。然后对患者进行无菌准备和铺单，放置 C 臂，引导针头进入鞘内位置并定位导管尖端（图 5.2）。

3.4 鞘内针和导管的定位及放置

导管相关的并发症是造成长期鞘内给药失败的最常见原因。因此，穿刺针和导管的放置是植入过程中的关键步骤。

3.5 置针

在透视引导下，穿刺针应定位在 L2-3 或 L3-4 处（比硬脑膜穿刺点低 1~2 个节段），以避免损伤脊髓圆锥，并采用与泵放置位置同侧斜浅角度的旁正中入路。该方法旨在防止导管穿过中线，从而降低了导管断裂或脱出的风险（Prager et al. 2014; Padfield 2012）。为了减小针头的进入角度，可能需要较长的穿刺针，对于体型较大的患者，应该使用更长的穿刺针（Padfield 2012）。

3.6 导管长度选择

导管长度取决于泵选择的植入部位。传统的导管长度足以满足所有情况，除了最极端的情况，通常导管较长，需要修剪到适当的长度。在切除多余的导管时，应留出足够的导管长度，以便在泵的后正中放置一个减压环，减少导管的张力。需要注意的是，不要留下太多的导管，因为太长可能会增加导管打结缠绕的风险（Shah and Padalia 2020a）。

3.7 经隧道置管的技术和注意事项

手术前应确定隧道路径和位置，并对隧道路径进行标记，以确定局部麻醉的范围。该隧道路径应考虑患者的骨结构，包括肋骨缘和髂骨，以及其他因素，如皮下软组织的情况、既往的腹部和脊柱手术病史，以及躯干畸形情况。一旦导管尖端放置在合适的位置，用锚固定导管，并沿着标记的隧道路径注射局部麻醉剂（Padfield 2012）。使用一个导管导引器，穿过皮下软组织，将导管锚定到泵袋。通过触诊确认皮下组织中导管导引器的正确放置，必要时可以使用影像学指导。当导管成功地穿过隧道后，修剪多余的部分，添加连

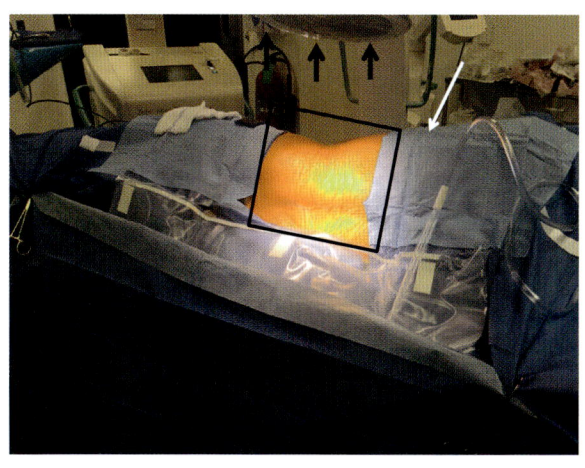

图 5.2 通常患者在手术台上的体位应为侧卧位，泵植入侧朝上（白色箭头），手术部位已准备好（黑色矩形内区域）。手术用沙袋固定器置于患者下方，因其被覆盖的手术单所阻挡而无法看到。C 臂位于患者上方（黑色箭头）

接器到导管的近端，然后将导管连接到泵上。

3.8 锚定

应使用永久性缝线将泵固定在 Scarpa 腹部筋膜袋的位置（Knight et al. 2007b）。在将泵固定到位时，我们建议使用牢固的不可吸收缝线，如 2-0 纤维丝缝线或 2-0 丝线。涤纶袋的使用已经不再推荐，因为软组织对这种袋产生反应，导致广泛的瘢痕，使得翻修变得更加困难，通常需要更长时间的分离来取出。

3.9 缝合切口

在缝合之前，应充分止血，之后应分层缝合伤口，以稳定植入泵并防止术后感染的风险（Knight et al. 2007b; Follett et al. 2004）。关于伤口闭合技术，研究结果不一。尽管一些证据表明，使用皮肤缝合器可以显著降低伤口裂开和感染的风险，但最近的文献综述显示，就这些并发症的发生率而言，缝合方法总体上没有差异（Kim et al. 2017; Newman et al. 2011; Mitigation of Infection Risk n.d.; Cochetti et al. 2020; Krishnan et al. 2019）。一项研究指出，感染率和闭合方法的并发症差异可能是由于临床医师的技术不同以及不同机构对术后护理的差异所致（Luo et al. 2020）。此外，可以在缝合处使用吻合钉以加强缝合和减少张力（Shah and Padalia 2020b）。总的来说，考虑到伤口缝合技术的多样化，以及缝合质量和伤口敷料的进步，我们认为缝合方法应该由外科医师进行选择。

3.10 伤口敷料

术中伤口闭合后应立即使用无菌敷料，将切口完全覆盖，以减少感染风险。这也将作为设备编程的保护屏障。术后第一次换药根据外科医师的偏好而有所不同，但疾病控制中心（Centers for Disease Control, CDC）和 NICE 都建议使用无菌封闭敷料 24~48 小时后更换（Follettet al. 2004; Deer et al. 2017b）。然而，现有证据仍建议 24 小时内要更换敷料（Follettet al. 2004; Deer et al. 2017b）。

4 术后管理

4.1 术后注意事项

术后应使用医用组织胶水，以减少血肿形成的风险，并促进鞘内泵到前腹壁的愈合。这不仅有利于改善患者术后的不适，而且可以防止泵从腹壁脱落、翻转到袋内。术后应监测并发症的情况，如发热和提示血肿或脑脊液漏的局部肿胀。鞘内镇痛药物的滴定可在手术后 24 小时开始，巴氯芬可立即开始（Deer et al. 2011a）。手术记录应包括泵的具体放置解剖位置，以便将来进行再充填的从业人员参考。患者的抗凝治疗可以在术后 24 小时内开始。

4.1.1 术后伤口护理与注意事项

不建议将外用抗菌药物用于可愈合的手术伤口（Deer et al. 2017c）。通常建议术后 1 天停用抗生素。事实上，大多数证据表明，使用抗生素超过 48 小时会增加住院时间，并可能延缓创口愈合（Deer et al. 2017b）。对于特殊情况包括免疫功能受损的患者、住院患者或进行翻修植入的患者，在植入后抗生素可持续使用 2 周，以最大限度预防感染。术后随访应在手术后 10~14 天进行，以确保伤口正常愈合，确保患者从手术中恢复正常，并在必要时调整鞘内用药（Deer et al. 2017b）。术后 6 周应进行额外的随访，检查手术部位感染（surgical site infection, SSI）的迹象，检查患者的恢复情况，并对所需的药物进行额外的剂量调整。如果怀疑感染，可检查 C 反应蛋白（C-reactive protein, CRP），因为 C 反应蛋白会随着感染持续升高或逐渐升高。在任何手术之后，CRP 会因应急压力而升高，但随后会逐渐下降，如果未能恢复正常或检测到异常上升，由于这些指标对感染高度敏感，提示有感染的可能（Deer et al. 2017b）。

应对患者进行术后指导，在术后 6~8 周内，建议不要举起超过 10 磅（约 4.5 kg）的重物，避免剧烈活动、弯腰、扭转或处于极热或极冷的环境中（About Your Intrathecal Pump 2010）。

4.1.2 并发症及其处理

并发症可能包括呼吸抑制、药物输液相关问题、囊袋感染、血清肿、血肿、脑脊液漏、脑脊液穿刺后疼痛、脑膜炎、泵或导管功能障碍以及导管尖端肉芽肿相关的问题（Xing et al. 2018）。

- **药物输注不足或过量：** 在评估时，要考虑药物的作用机制、剂量过多或过少的症状、之前对输注药物的耐药性或耐受性、泵或导管系统故障的可能性、当前导管位置或导管尖端肉芽肿形成的可能性（Teodorczyk et al. 2013）。如果怀疑药物戒断，应强烈考虑住院治疗。药物或鞘内治疗系统并发症的检查应包括血液和（或）尿液药物水平的实验室检查、泵检查、通过导管接入端口的导管抽吸、通过泵的推注试验和储药器抽吸以确认泵内的药物量（Lake and Shah 2019）。沿导管进行 MRI 或 CT 扫描可能有助于了解一些诊断较为困难的并发症，如导管尖端肉芽肿形成，这种情况在除芬太尼、舒芬太尼和齐考诺肽之外的大多数药物中都有报道（Lynch 2014）。
- **体位性头痛**：这可能是由于导管周围的脑脊液漏、导管移位脑脊液流出、导管和连接器破裂引起的低颅压所致。这种情况的治疗需要修复导致脑脊液漏的因素，包括给患者用 0 号腹带捆绑，卧床休息，静脉补液或药物治疗，放置硬膜外血补丁，或翻修更换导管。
- **疑似脑脊液漏**：如前文所述，如果怀疑脑脊液漏，应结合查体、影像学检查和导管抽吸及注入试验进行诊断。在确诊脑脊液漏后，就可以进行处理。如果导管周围有泄漏，硬膜外血补丁是一个合适的治疗方法。如果单一的硬膜外血补丁无效，可以重复使用两次以上，如果渗漏持续，可以探查腰椎伤口，在渗漏处缝合硬膜，或使用脑硬膜防渗医用涂敷系统（如 Duraseal® Spine Sealant）(Integra LifeSciences Corporation, Princeton, NJ, USA）进行修补。如果这仍然不能有效地减少脑脊液漏，可以移除该系统或通过脑室造瘘。
- **感染**：放置 IDD 系统后的感染包括浅表皮肤感染、导管植入部位感染、囊袋感染或脑膜炎。如果 IDD 系统的各组件受到感染，必须清除系统的所有部件，培养查找病原菌，并静脉注射适当的抗生素进行治疗（Lake and Shah 2019）。在儿科人群中，一项研究表明总感染率为 9.8%，感染的危险因素包括患者年龄较小、身高较矮、体重较低、存在伤口裂开或脑脊液漏，以及在泵植入后 6 个月内对伤口或泵进行过翻修（Spader et al. 2016）。感染并不罕见，一项研究显示感染率高达 16%（Bolash et al. 2015）。
- **导管移位**：有很多因素会导致导管移位，包括锚定或缝合不当、在鞘内间隙放置的导管长度不够以及泵的翻转导致的导管扭曲或回缩。虽然导管故障的发生率较低，但它可导致药物失效、停药和脑脊液漏，从而导致局部积液，需要进行翻修（Padfield 2012）。正确的锚定始于良好的进针部位、适宜的进针角度，以及在脑脊液内的最佳置管位置，这有助于降低移位的风险。导管插入后，可以在导管进入部位使用荷包线缝合技术，以在短期内防止脑脊液漏，长期可促进导管周围的组织纤维化（Padfield 2012）。如前所述，在导管中线和泵周围留下一个称为应变环或缓解环的导管冗余环，以便在愈合期间移动，并防止导管紧张（Padfield 2012）。
- **鞘内巴氯芬输注并发症**：与鞘内镇痛药物输注相关的并发症类似，鞘内巴氯芬输注并发症通常与前面提到的并发症的情况是一样的。手术部位感染（surgical site infections, SSIs）通常出现在植入后 4 周及以上，通常在放置泵后约 6 周（Woolf and Baum 2017）。与导管相关的并发症通常出现在 SSI 之后，通常在植入术后 3~6 个月出现（Woolf and Baum 2017）。

4.2 输注系统的更换和翻修

如鞘内镇痛泵发出警报，提示设备故障、药物储量不足或电量不足。正如在第 3 章提到的，鞘内泵电池的寿命是不同的，部分取决于使用情况，并且在不同制造商之间有所不同。一家制造商称泵的寿命为 10 年，而另一家制造商称泵的电池寿命一般为 4~7 年（Bolash et al. 2015; Prometra® Pump 2020）。关于导致鞘内泵需要翻修的原因，研究显示感染占比为 16%，治疗无效占比为 11%，因手术并发症导致翻修的占比为 3%，肉芽肿形成占比为 1%（Bolash et al. 2015）。择期更换指征（elective replacement indicator, ERI）用于提示泵上的电池寿命进入更换状态，当检查泵时可以看到。巴氯芬泵应在 ERI 发生前 3~6 个月安排手术更换，以确保及时更换（Boster et al. 2016b）。如果需要更换导管，在更换前入院并监测患者是比较稳妥的。在怀疑但未经证实的巴氯芬导管功能障碍的情况下，手术前应停止 ITB 给药，并观察患者的不良反应。如果出现巴氯芬停药症状和 / 痉挛加重，则可能是给药系统故障（Boster et al. 2016b）。由于患者通过有故障的泵或导管接受的 ITB 实际剂量未知，建议减少术后剂量或初始试用剂量。这应在术中开始，并建议住院监测有无给药过多或不足的情况（Boster et al. 2016b）。

5 结论

IDDS 自诞生以来适用于各种类型的疼痛和痉挛相关的慢性疾病的治疗，已成为一种广泛使用和有效的治疗选择。本章概述了目前鞘内治疗药物及其在治疗神经性疼痛、伤害性疼痛和痉挛中的特性和适应证。鞘内药物输注的研究和发展不断产生新的药物、设备和治疗建议。本章作者建议医师从现行的 PACC 指南中寻求 IDDS 治疗的指导，以帮助指导患者鞘内药物治疗的最佳应用。在植入前，我们建议医师关注全面的患者评估和计划，包括准确的诊断、正确的患者选择、细化植入时机、选择合适的药物和确保正确的导管尖端植入。优化这些因素对于产生最好的疗效和最长的治疗时间至关重要。我们还讨论了 IDDS 测试和测试前管理的应用，以确定适合植入泵的患者，并确保所选药物有效且患者可耐受。本章还介绍了 IDDS 手术植入的注意事项，包括麻醉、镇静、药物预防、合适的泵尺寸选择、囊袋位置和患者体位。

我们建议使用表 5.4 中列出的最新抗凝指南，并进行适当的患者风险评估。风险评估应伴随术前实验室检查和横断面影像学检查，以充分计划做好鞘内药物输注系统的植入以及长期的鞘内治疗。此外，我们还讨论了穿刺点位置、皮下隧道的建立、导管长度和尖端位置、泵锚定、缝合创口、无菌敷料应用和减少手术部位感染的一些要点。我们建议，理想的导管放置位置部分取决于疼痛产生的位置，以及鞘内药物的选择和药物的比重。本章还讨论了术后管理，包括伤口护理、患者的一些注意事项和术后并发症的管理，以及泵和（或）导管翻修的适应证。在鞘内药物治疗中，需要熟练的患者评估和术前详细的计划以获得最佳疗效。

本章希望提供实质性的内容帮助医师对需要鞘内药物输注系统植入的患者进行筛选、治疗和管理，这类患者是没有替代方案可选择的慢性疼痛及痉挛患者。我们提供了客观的循证证据、医学文献和专家建议，以帮助有兴趣的从业者优化他们的靶向药物输注实践。

（Lisa Hewan-Lowe, Corey W. Hunter 著　周　渊　吴　超译　吴　超校）

参考文献

About Your Intrathecal Pump. Memorial Sloan Kettering. https://www.mskcc.org/cancer-care/patient-education/intrathecal-pump-treatment-pain. Accessed 10 Sept 2010

Albright AL, Turner M, Pattisapu JV (2006) Best-practice surgical techniques for intrathecal baclofen therapy. J Neurosurg 104(4 Suppl):233–239. https://doi.org/10.3171/ped.2006.104.4.233

American Society of Regional Anesthesia and Pain Medicine. https://www.asra.com/asra-news/article/199/updates-to-the-asra-guidelines-for-inter. Accessed 10 Sept 2010

Awaad Y, Rizk T, Siddiqui I, Roosen N, McIntosh K, Waines GM (2012) Complications of intrathecal baclofen pump: prevention and cure. ISRN Neurol 2012:575168. https://doi.org/10.5402/2012/575168

Bogue JT, Wald G, Iosim S, Greenfield JP, Otterburn DM (2020) Submuscular placement of baclofen infusion pumps: case series and technique. Ann Plast Surg 85(S1 Suppl 1):S8–S11. https://doi.org/10.1097/SAP.0000000000002347

Bolash R, Udeh B, Saweris Y et al (2015) Longevity and cost of implantable intrathecal drug delivery systems for chronic pain management: a retrospective analysis of 365 patients. Neuromodulation 18(2):150–156. https://doi.org/10.1111/ner.12235

Boster AL, Bennett SE, Bilsky GS et al (2016a) Best practices for intrathecal baclofen therapy: screening test. Neuromodulation 19(6):616–622. https://doi.org/10.1111/ner.12437

Boster AL, Adair RL, Gooch JL et al (2016b) Best practices for intrathecal baclofen therapy: dosing and long-term management. Neuromodulation 19(6):623–631. https://doi.org/10.1111/ner.12388

Candido KD, Kusper TM, Knezevic NN (2017) New cancer pain treatment options. Curr Pain Headache Rep 21(2):12. https://doi.org/10.1007/s11916-017-0613-0

Chan XH, Li L, Tan KH Intrathecal catheter insertion and analgesia is a safe and effective method of pain control in patients with advanced and intractable cancer pain. J Pain Relief 6:289

Cochetti G, Abraha I, Randolph J et al (2020) Surgical wound closure by staples or sutures?: systematic review. Medicine (Baltimore) 99(25):e20573. https://doi.org/10.1097/MD.0000000000020573

Deer T, Buvanendran A, Diwan S (2011a) Intrathecal drug delivery for pain and spasticity, vol 2. Saunders

Deer TR, Smith HS, Burton AW et al (2011b) Comprehensive consensus based guidelines on intrathecal drug delivery systems in the treatment of pain caused by cancer pain. Pain Physician 14(3):E283–E312

Deer TR, Verdolin MH, Pope JE (2016) Placement of intrathecal needle and catheter for chronic infusion. In: Deer T, Pope J (eds) Atlas of implantable therapies for pain management. Springer, New York. https://doi.org/10.1007/978-1-4939-2110-2_37

Deer TR, Pope JE, Hayek SM et al (2017a) The polyanalgesic consensus conference (PACC): recommendations on intrathecal drug infusion systems best practices and guidelines [published correction appears in neuromodulation. 2017 Jun;20(4):405–406]. Neuromodulation 20(2):96–132. https://doi.org/10.1111/ner.12538

Deer TR, Provenzano DA, Hanes M et al (2017b) The neurostimulation appropriateness consensus committee (NACC) recommendations for infection prevention and management [published correction appears in neuromodulation. 2017 Jul;20(5):516]. Neuromodulation 20(1):31–50. https://doi.org/10.1111/ner.12565

Deer TR, Pope JE, Hayek SM et al (2017c) The polyanalgesic consensus conference (PACC): recommendations for intrathecal drug delivery: guidance for improving safety and mitigating risks. Neuromodulation 20(2):155–176. https://doi.org/10.1111/ner.12579

Deer TR, Pope JE, Hayek SM et al (2017d) The polyanalgesic consensus conference (PACC): recommendations on intrathecal drug infusion systems best practices and guidelines [published correction appears in neuromodulation. 2017 Jun;20(4):405-406]. Neuromodulation 20(2):96–132. https://doi.org/10.1111/ner.12538

Devine O, Harborne A, Lo WB, Weinberg D, Ciras M, Price R (2016) Unusual placement of intrathecal baclofen pumps: report of two cases. Acta Neurochir 158(1):167–170. https://doi.org/10.1007/s00701-015-2636-9

Fiaschi P, Cama A, Piatelli G, Moretti P, Pavanello M (2018) A novel skin and fascia opening for subfascial inserting of intrathecal baclofen pump. World Neurosurg 110:244–248. https://doi.org/10.1016/j.wneu.2017.11.086

Follett KA, Boortz-Marx RL, Drake JM et al (2004) Prevention and management of intrathecal drug delivery and spinal cord stimulation system infections. Anesthesiology 100(6):1582–1594. https://doi.org/10.1097/00000542-200406000-00034

Grider JS, Brown RE, Colclough GW (2008) Perioperative management of patients with an intrathecal drug delivery system for chronic pain. Anesth Analg 107(4):1393–1396. https://doi.org/10.1213/ane.0b013e318181b818

Kim KY, Anoushiravani AA, Long WJ, Vigdorchik JM, Fernandez-Madrid I, Schwarzkopf R (2017) A meta-analysis and systematic review evaluating skin closure after total knee arthroplasty—what is the best method? J Arthroplast 32(9):2920–2927. https://doi.org/10.1016/j.arth.2017.04.004

Knight KH, Brand FM, Mchaourab AS, Veneziano G (2007a) Implantable intrathecal pumps for chronic pain: highlights and updates. Croat Med J 48(1):22–34

Knight KH, Brand FM, Mchaourab AS, Veneziano G (2007b) Implantable intrathecal pumps for chronic pain: highlights and updates. Croat Med J 48(1):22–34

Krishnan RJ, Crawford EJ, Syed I, Kim P, Rampersaud YR, Martin J (2019) Is the risk of infection lower with sutures than with staples for skin closure after orthopaedic surgery? A meta-analysis of randomized trials. Clin Orthop Relat Res 477(5):922–937. https://doi.org/10.1097/CORR.0000000000000690

Lake W, Shah H (2019) Intrathecal baclofen infusion for the treatment of movement disorders. Neurosurg Clin N Am 30(2):203–209. https://doi.org/10.1016/j.nec.2018.12.002

Luo X, Zhang W, Yan P et al (2020) Skin closure tape and surgical staples in primary total knee arthroplasty: a systematic review and meta-analysis. Biomed Res Int 2020:4827617. Published 2020 Jan 10. https://doi.org/10.1155/2020/4827617

Lynch L (2014) Intrathecal drug delivery systems. Contin Educ Anaesth Crit Care Pain 14(1):27–31

Mitchell A, McGhie J, Owen M, McGinn G (2015) Audit of intrathecal drug delivery for patients with difficult-to-control cancer pain shows a sustained reduction in pain severity scores over a 6-month period. Palliat Med 29(6):554–563. https://doi.org/10.1177/0269216315570514

Mitigation of Infection Risk. American Society of Regional Anesthesia and Pain Medicine (n.d.)

Narang S, Srinivasan SK, Zinboonyahgoon N, Sampson CE (2016) Upper antero-medial thigh as an alternative site for implantation of intrathecal pumps: a case series. Neuromodulation 19(6):655–663. https://doi.org/10.1111/ner.12469

Newman JT, Morgan SJ, Resende GV, Williams AE, Hammerberg EM, Dayton MR (2011) Modality of wound closure after total knee replacement: are staples as safe as sutures? A retrospective study of 181 patients. Patient Saf Surg 5(1):26. Published 2011 Oct 19. https://doi.org/10.1186/1754-9493-5-26

Onofrio BM, Yaksh TL, Arnold PG (1981) Continuous low-dose intrathecal morphine administration in the treatment of chronic pain of malignant origin. Mayo Clin Proc 56(8):516–520

Padfield N (2012) Atlas of implantable therapies for pain management. Br J Clin Pharmacol 73(2):311. https://doi.org/10.1111/j.1365-2125.2011.04057.x

Prager J, Deer T, Levy R et al (2014) Best practices for intrathecal drug delivery for pain. Neuromodulation 17(4):354–372. https://doi.org/10.1111/ner.12146

Prometra®Pump (2020) Flowonix Medical Inc. website. https://flowonix.com/healthcare-provider/products/prometra-pump. Accessed 15 Aug 2020

Robinson S, Robertson FC, Dasenbrock HH, O'Brien CP, Berde C, Padua H (2017) Image-guided intrathecal baclofen pump catheter implantation: a technical note and case series. J Neurosurg Spine 26(5):621–627. https://doi.org/10.3171/2016.8.SPINE16263

Saenz A, Grijalba M, Mengide JP, Argañaraz R, Ford F, Mantese B (2021) Baclofen pump with pre-brainstem catheter tip placement: technical note and case series. Childs Nerv Syst 37(1):203–210. https://doi.org/10.1007/s00381-020-04679-3

Saulino M, Ivanhoe CB, McGuire JR, Ridley B, Shilt JS, Boster AL (2016) Best practices for intrathecal baclofen therapy: patient selection. Neuromodulation 19(6):607–615. https://doi.org/10.1111/ner.12447

Shah N, Padalia D (2020a) Intrathecal delivery system. [Updated 2020 Apr 27]. In: StatPearls [Internet]. StatPearls Publishing, Treasure Island. https://www.ncbi.nlm.nih.gov/books/NBK538237/

Shah N, Padalia D (2020b) Intrathecal delivery system. [Updated 2020 Apr 27]. In: StatPearls [Internet]. StatPearls Publishing, Treasure Island. https://www.ncbi.nlm.nih.gov/books/NBK538237/

Smyth C, Ahmadzai N, Wentzell J et al (2015) Intrathecal analgesia for chronic refractory pain: current and future prospects. Drugs 75(17):1957–1980. https://doi.org/10.1007/s40265-015-0471-1

Spader HS, Bollo RJ, Bowers CA, Riva-Cambrin J (2016) Risk factors for baclofen pump infection in children: a multivariate analysis. J Neurosurg Pediatr 17(6):756–762. https://doi.org/10.3171/2015.11.PEDS15421

Teodorczyk J, Szmuda T, Siemiński M, Lass P, Słoniewski P (2013) Evaluation of usefulness of scintigraphic imaging in diagnosis of intrathecal drug delivery system malfunction—a preliminary report. Pol J Radiol 78(3):21–27. https://doi.org/10.12659/PJR.889130

Woolf SM, Baum CR (2017) Baclofen pumps: uses and complications. Pediatr Emerg Care 33(4):271–275. https://doi.org/10.1097/PEC.0000000000001090

Xing F, Yong RJ, Kaye AD, Urman RD (2018) Intrathecal drug delivery and spinal cord stimulation for the treatment of cancer pain. Curr Pain Headache Rep 22(2):11. Published 2018 Feb 5. https://doi.org/10.1007/s11916-018-0662-z

第 6 章　鞘内药物输注系统植入手术要点

本章内容

1	手术体位..........................65	6	预防感染..........................72
2	穿刺/导管植入..................65	7	创口缝合..........................72
3	制备泵袋..........................69	8	泵植入的可选位置..............73
4	建立皮下隧道..................70	9	总结..................................74
5	导管与输药泵的连接及输药泵的固定...71		参考文献..........................75

摘要

鞘内药物输注技术自 20 世纪 80 年代开始应用于临床，经过不断发展，目前主要用于疼痛管理和痉挛控制。与其他疼痛治疗介入技术相比，鞘内药物输注系统的应用并不常见，但对于难治性疼痛、癌痛、多发性疼痛、严重痉挛以及不适合手术治疗的患者来说，它是不可或缺的。本章主要介绍了鞘内输注系统植入手术的关键要点，包括患者体位的选择、穿刺和导管植入、泵体囊袋的制作、皮下隧道的建立、导管与泵的连接以及输药泵的固定。同时，还讨论了减少感染风险和优化密封的方法，以及在腹部放置输药泵时的备选位置调整。

鞘内药物输注系统中的药物可以直接作用于脑脊液（CSF），相较于口服等传统给药途径，只需使用极少量的药物剂量就能有效控制疼痛。这在口服或经皮等常规给药方式无效，或患者不能耐受全身用药的大剂量副作用时具有显著的优势。

接受鞘内药物输注系统植入手术的患者需要经过严格的筛选，包括围手术期病史和体格检查的评估。医师和患者需要共同权衡手术的利弊。此外，患者在长期植入前需要进行植入前测试。鞘内药物输注系统植入手术的关键步骤包括鞘内导管的植入和导管与输药泵的连接。输药泵通常的放置位置是在腹外斜肌腱膜上，选择腹部位于腹壁浅筋膜下较为平坦的位置。鞘内药物输注系统植入手术需要使用一些特殊的器械，这些器械在其他介入手术中使用较少。有关这些器械的详细信息，请参考表 6.1。

表 6.1 鞘内药物输注系统植入术器械清单

1.	Synchromed II 鞘内泵，Ascenda 导管，SynchroMed II 程控仪以及导管植入装置
2.	电刀电凝系统
	（a）PEAK® 手术系统包括 PEAK PlasmaBlade® 软组织分离装置和 PULSAR® II 等离子手术系统——美敦力
3	美敦力 Tyrx 可吸收抗菌袋
	（b）http://www.tyrx.com/index.htm
4.	Amniovo 羊膜移植物
	（c）3.0 cm × 3.0 cm 大小
5.	缝合材料
	（d）2-0 Vicryl 缝线（2 根）
	• 深层组织和皮下、皮肤缝合导管切口

缝线方式	缝线颜色	可用规格	缝线随时间张力支撑变化情况		完全吸收时间
编织式	紫色/白色（未染色）	5/0~2	第 2 周	75%	56~70 天
			第 3 周	50%	
			第 4 周	25%	

（e）2-0 Ethibond 缝线（1 根）

• 缝合固定导管

规格	2-0
品牌	ETHIBON
颜色	绿色
长度	45 cm/18"
倒刺形式	单向倒刺
材料类型	聚酯
缝线方式	编织缝线
是否可吸收	不可吸收
吸收率	无
缝线的张力支撑情况	未标明
缝合方向	单向缝合
是否是控释包装	否

（f）0 FiberWire 缝线（2 根）

• 使用 0 FiberWire 缝线将输药泵缝合在腹部筋膜上，该缝线规格为 38"（蓝色），角针，缝针长 22.2 mm，1/2 圆弧，AR-7250 型号

（g）Stratafix 缝线（1 根）

• 2-0 MONOCRYL® Plus 抗菌（聚甲哌酮 25）缝线

（续表）

6.	外科手术器械
	（h）手术刀柄和 11 号手术刀片
	（i）自保持牵引器：
	• Blunt Weitlaner 牵开器 -5.5~6.5 英寸
	• Spread Gelpi 牵开器 -5.5~ 7.0 英寸
	（j）手术剪
7.	无菌生理盐水以用于冲洗
8.	万古霉素针剂（3.0 g）
9.	Dermabond Prineo 伤口闭合系统
	（k）它由两部分组成，一个涂敷器和液体黏合剂——氰基丙烯酸酯外用皮肤黏合剂（Dermabond），当涂在网状胶带上时，大约 60 秒就会凝固
	（l）患者使用该伤口闭合系统，术后可以淋浴
10.	腹带
	（m）患者术后使用腹带 4 周

1　手术体位

在鞘内药物输注系统植入手术中，患者通常采用侧卧位。选择这种体位有以下几个原因：首先，侧卧位避免了在手术过程中重新摆放患者，降低了手术部位感染的风险。其次，手术涉及到下位脊柱的穿刺以及下腹部的泵袋，因此侧卧位是更为适合的体位。此外，为了确保患者的舒适和避免神经受压导致并发症，手术中受力部位需要垫上合适的体位垫（Jones 2011）。在术前，需要对手术部位进行标记。这一标记是在患者处于坐位下进行的，而不是在术中的侧卧位。如果在侧卧位进行标记，可能会导致手术位置不正确。此外，术后当患者从侧卧位变成坐位或站立位时，软组织可能会受到牵拉，进而导致输药泵抵住肋骨或骨盆等结构。对于肥胖或存在其他解剖结构异常的患者，这一问题显得尤为重要（Furnish and Wallace 2014）。

由于鞘内药物输注系统植入手术需要在下腰椎旁切口植入导管，以及在下腹部切口植入输药泵，因此需要将患者置于侧卧位，以同时暴露上述两个手术区域。手术中，C 臂放置在腰椎的穿刺入点的水平，以确认导管的位置。一旦导管被植入，导管尖端可能会达到胸椎水平，因此需要动态调整 C 臂的位置。在手术过程中，正位和侧位的 C 臂图像需要同时获得，以确保对穿刺针的深度和位置有清晰的了解。特别是在定位导管尖端位置时，侧位 C 臂图像非常重要（Jones 2011）。

2　穿刺/导管植入

为了准确确定针/导管的放置位置，可以通过腰部触诊找到预计的入点，其通常位于下一个椎体的棘突下方。穿刺入路通常采用旁正中入路，以避开坚韧的棘上韧带并进入椎板间隙。为了最大程度地减少损伤脊髓的风险，最佳的穿刺针入点应位于脊髓圆锥的下方，而脊髓圆锥的位置通常在 T12-L2 之间，其中在 L1-L2 水平最常见。具体入点的选择还要结合患者的解剖特点，一般在 L2-L5 之间。

指南建议在进行穿刺和导管植入时，避免对患者进行深度镇静或全麻，以确保患者保持清醒状态。这样可以使患者能够实时向术者反馈穿刺过程中的感觉，从而降低神经系统损伤的风险（Deer et al. 2017）。尽管如此，为了确保患者的舒适度，我们应当在皮肤和皮下提供充分的局麻，以减少手术时的疼痛感（Belverud et al. 2008）。

在手术中，有两种常见的顺序：先穿刺再切开，或者先切开再穿刺。如果选择先切开，必须提前仔细规划好解剖入路和入点位置，确定穿刺针从椎板间穿透硬膜的位置，并确保穿刺针的角度适当，以确保导管能够顺利插入蛛网膜下腔的预定位置。使用旁正中入路，并在侧位 X 线片上监测穿刺针的深度，以确保穿刺针准确地进入蛛网膜下腔。在放置导管之前，需要回抽脑脊液（CSF）进行确认，并确保导管能够轻松地进入。考虑到多种因素，首次切开的位置通常位于硬膜入针点的稍下方，紧邻棘突的旁中央位置（图 6.1）。切口与穿刺针穿透硬膜处的距离可能会受到患者体重指数（BMI）的影响。对于皮下脂肪较厚的患者，可能需要选择更低的穿刺针入点位置，以确保适当的倾斜角度。这一切口有助于深入分离到腰背筋膜，这是导管固定缝合的最佳锚定点。然后，可以根据穿刺针的入路灵活地调整表层软组织（图 6.2）。使用正侧位 X 线片来规划从旁中央皮肤入口到靶点（选定椎板间隙的硬膜穿刺点）的路径。

一旦确定了筋膜位置并选择了锚定点，就可以使用 16 号 Tuohy 导引针采用旁正中入路穿过筋膜。从正面观察，导引针与中线呈 10°~15°，朝头部方向推进（图 6.3 所示）。如

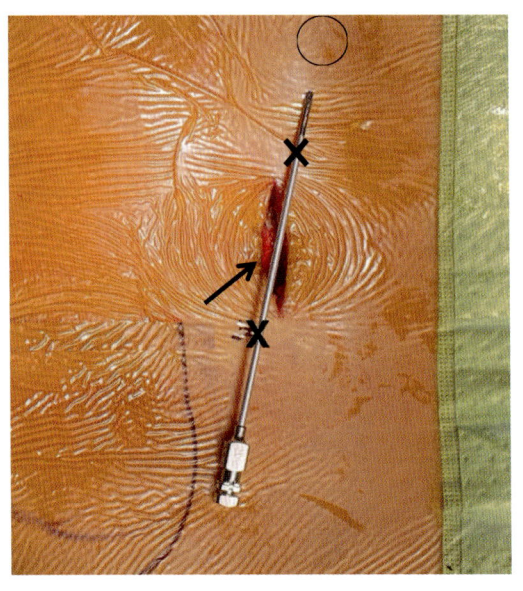

图 6.1 穿刺针从左侧棘突旁以适当的角度斜穿（如黑色 X 所示），针尖指向中线和硬膜入点位置（如黑色圆圈所示），导管入口切口（如黑色箭头所示）位于穿刺点下方约一个椎体的位置

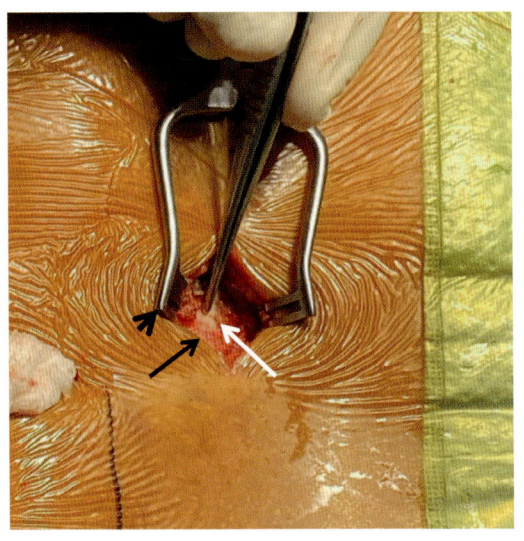

图 6.2 导管入点的切口位置（黑箭所示），切口被 Weitlaner 牵开器（也可以选择其他牵开器）牵开（黑箭头所示），显露腰背筋膜（白箭头所示），使用电刀电凝（没有显示），最后插入导管并锚定

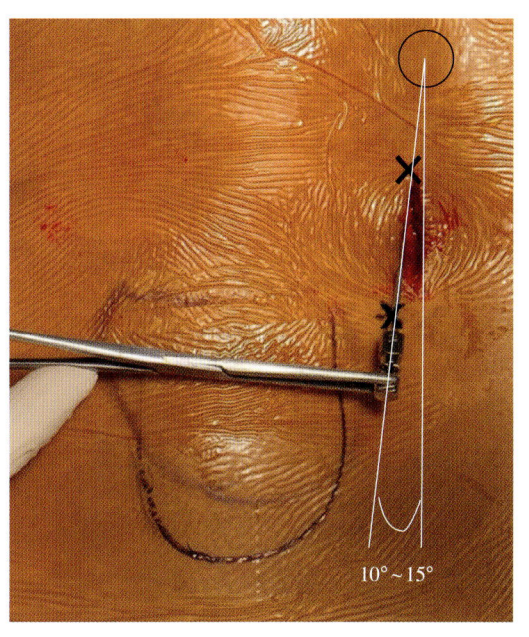
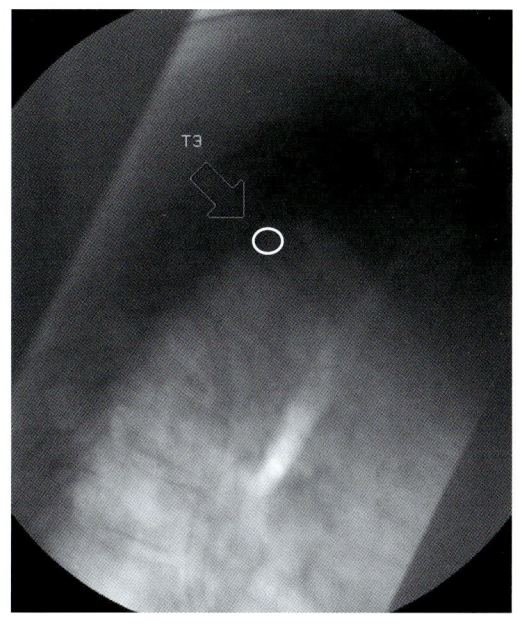

图 6.3　图片显示穿刺针与中线呈 10°~15°（白色标线显示角度），朝头端及腹侧向硬膜穿刺（黑色圆圈所示）。黑色 X 显示穿刺针的穿刺轨迹

图 6.4　胸椎上段侧位 X 线片显示鞘内导管和能够显影的导管尖端（白色圆圈所示），导管尖端位于胸 2/3 椎间盘后方水平。导管计划在影像引导下到达胸 3 椎体上缘水平

果导引针碰到椎板，应使用"后撤"技巧重新调整针尖，确保其指向正确的椎板间隙，然后继续向上推进，直至进入硬膜外腔。与中央入路相比，这种方法能够更直接地穿透黄韧带，避开棘上和棘间韧带。

推进穿刺针时，当穿刺针通过硬膜外腔，会感到空气或液体（具体取决于所采用的方法）的阻力突然消失（Furnish and Wallace 2014）。接着，应旋转调整针尖的斜面，使其朝向中线，直至与硬膜纤维方向平行。这个细节有助于减少因硬膜穿刺引发的头痛（Furnish and Wallace 2014）。

利用侧位 X 线片观察穿刺深度，将穿刺针推进到蛛网膜下腔（Jones 2011）。在穿刺过程中，可以短暂地取出针芯来观察是否有脑脊液流出，如果看到脑脊液流出，表明穿刺针已经正确进入到蛛网膜下腔。如果没有看到脑脊液流出，应及时调整穿刺针的方向，确保其斜面与硬膜纤维平行。如果对针尖位置感到不确定或者脑脊液流出不足，可以注入 1~2 ml 非离子性造影剂。如果注入到脑脊液中，造影剂会清晰显示马尾和蛛网膜下腔的轮廓。在穿刺时，应避免大量脑脊液的流失，以免影响对蛛网膜下腔位置的正确判断。当导管的末端超出针的尖端时，应注意不要在遇到阻力时退针，以免造成导管损伤（Furnishand Wallace 2014）。如果在植入导管的过程中遇到较大的阻力，需要小心地退出导管并调整其位置。如果多次调整后仍无法将导管植入到靶点位置，需要将导管和导引针全部退出，然后重新进行穿刺（Jones 2011）。

通过透视确认穿刺针到位后，连接导管和内导丝，将其植入选定的脊髓节段（图 6.4）（Jones 2011）。目标节段的选取应综合考虑患者的主诉、体检结果、术前疾病和治疗状况、解剖定位以及用药物史。当鞘内药物输注系统使用巴氯芬控制痉挛时，向头侧调整位置可以更好地控制上肢痉挛。特别是对于脂溶性药物，如芬太尼，导管的尖端需放在与疼痛区域对应的脊髓节段 (Belverud et al. 2008)。导管的位置和鞘内药物输注系统药物性质之间的关系仍需进一步研究。

虽然一些学者提出在穿刺之前作切口，但在穿刺到位后再从穿刺点开始向下做一个切口（图 6.5a 和图 6.5b），可以选择最优的穿刺路径，以确保穿刺点在切口内：

（a）：皮肤切口可以选择在 Tuohy 穿刺针进针点的上方或下方，但为了避免导管锚定时出现缠绕问题，建议将切口定位于穿刺针的下方。在进行切口时，从穿刺点向内侧切开和分离软组织，直至达到白色的腰背筋膜，以供导管固定使用（Jones 2011）。在分离软组织时，务必小心，以免损伤导管。有些医师习惯将 Tuohy 穿刺针保留在原位以保护导管。但由此产生的问题是，使用电刀时可能导致穿刺针温度增高，从而导致导管损伤。此外，切口的大小应根据患者的体重指数而定，同时需要注意的是，手术过程中不应留下过多的组织腔隙，因为过多的组织腔隙可能会影响患者的康复时间，并且可能导致局部血肿和脑脊液积聚的问题。

（b）：切口也可以选择在穿刺点的内侧，位于棘突的后正中线位置，并延伸至棘上韧带（Furnish and Wallace 2014）。与前述方法不同，这种方法需要在穿刺针的入口处进行内侧切口，并逐层分离软组织，以显露至筋膜层（Jones 2011）。这种技术要求在进行软组织分离时将导管暂时退出。如果选择这种手术方式，建议将穿刺针保持在原位，直到分离工

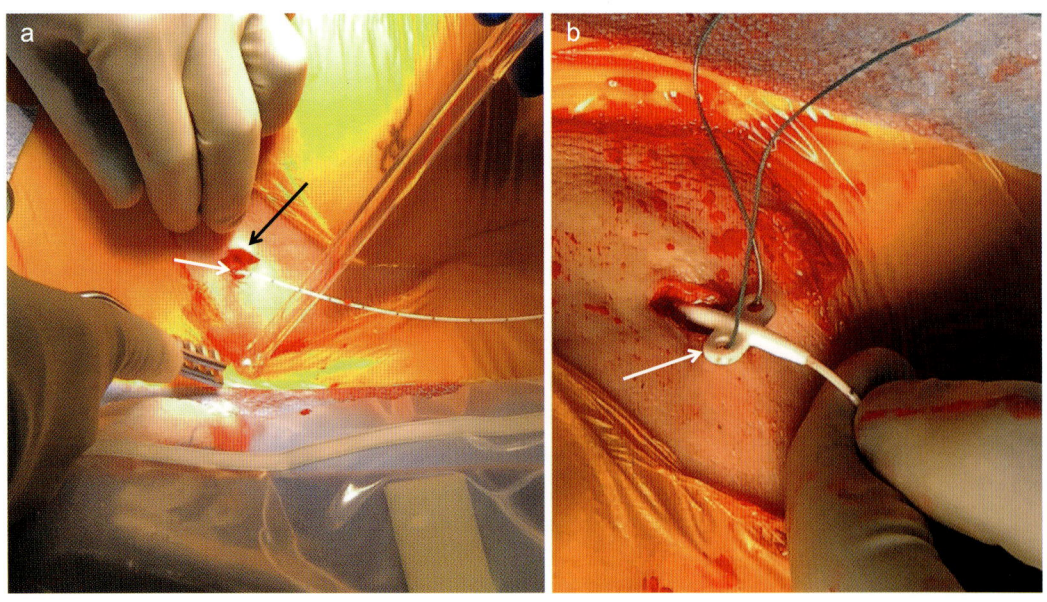

图 6.5 （a 和 b）：在导管周围（图 a 白箭头所示）切开（图 a 黑箭头所示），然后将导管固定锚（图 b 白箭所示）固定在导管上，并通过缝合将其固定在腰背筋膜上 [Adapted from: Beall D.P. et al.(2021) Intrathecal Pain Pumps: Placement and Management. In: Munk P.L., Babu S.B. (eds) Interventional Radiology in Palliative Care. Medical Radiology. Springer, Cham]

作完成并准备好固定导管时再将穿刺针退出。如果过早将穿刺针退出，导管可能会过早暴露在皮肤表面，从而增加感染的风险。

在固定导管之前，可以在将 Tuohy 针取出之前，在 Tuohy 针周围的肌肉筋膜上放置一根不可吸收的缝线，并进行一根荷包线缝合。这是为了帮助固定导管，防止脑脊液渗漏到皮下组织（Brand et al. 2007）。缝线放置后，随后将针头取出，并将导丝从导管中拔出。

在固定导管或建立皮下隧道之前，需要在导管末端放置一个止血夹防止脑脊液流失。导管的末端夹闭后，要将它放置在手术区域上方保护好，以避免污染。在退出穿刺针后，收紧荷包缝合的缝线，固定好导管。要注意观察导管有没有打结，以及脑脊液流出是否通畅。接下来，放置一个固定锚，将导管固定缝合在筋膜上（见图 6.5b）（Jones 2011）。使用较粗的 0 号或 2-0 丝线，或者 Ethibond 缝线将固定锚与导管固定好，并将其固定在腰背筋膜上。完成固定后，还要在固定锚的一端与筋膜下层缝合固定好，妥善固定导管，以防止其移动和滑动。导管安全固定后，要在制作皮下泵袋之前用无菌纱布盖好切口以保护它。在放置输药泵后，在缝合创口之前必须仔细检查导管通畅情况，因为在整个固定和输药泵放置过程中可能会导致导管堵塞或损伤（Brand et al. 2007）。

3　制备泵袋

在植入输药泵之前，首先需要制备专门的泵袋。这个操作可选择使用蛛网膜下腔麻醉，并通过事先植入的导管注入利多卡因以达到麻醉效果。选择此种麻醉方法的关键在于确保导管尖端给药能够准确地在预定的手术区域产生麻醉效果（Furnish and Wallace 2014）。经典的泵袋位置通常位于左下或右下腹部，纵向定位于锁骨中线，横向定位于髂嵴与肋弓连线的中点。一旦定位完成，切开约 7 cm 的皮肤切口，并用电刀的电凝处理皮下组织（图 6.6）。在制备泵袋时，需要露出 Scarpa 筋膜，这一筋膜位于腹外斜肌筋膜的浅层，具有膜状结构，其表面相对平坦。对于体型较瘦的患者，需要格外小心，以避免损伤腹外斜肌。如果发生损伤，应立即进行缝合，以预防腹壁疝的发生。泵袋的大小应适中，既能容纳输药泵，又能确保在放入输药泵后没有过大的张力。泵袋的切口位置可以选择在输药泵的头部或尾部，关键是避免正对输药泵，以减少后续给药时的不便和风险（Furnish and Wallace 2014）。为了确保泵袋与皮肤之间的深度不超过 2.5 cm，如果超过了这个深度，或者存在过多的软组织位于输药泵与皮肤之间，可能会导致后续注药困难。在某些脂肪较多的患者中，为了避免泵袋过深，制作和固定过程都应在 Scarpa 筋膜的表面进行，以防止输药泵移位，从而导致给药困难和程序控制不便（Jones 2011）。

在做切口时，应特别注意止血，尤其是腹部切口，因为这个切口通常涉及更多的血管，容易出血。通常使用单极或双极电凝来止血。在制备好泵袋后，需要在覆盖腹外斜肌的筋膜组织中放置 4 根永久性缝线（0 号或 2-0 号丝线、Ethibond 或 FiberWire），作为泵的锚定点（图 6.7）。这些缝线要穿过腹外斜肌的纤维覆盖，以水平方向穿过软组织，以避免穿透腹膜并损伤下方的肠道（见图 6.7）。在放置泵之前放置这些缝线可以使泵的插入和缝合锚定变得更加方便。

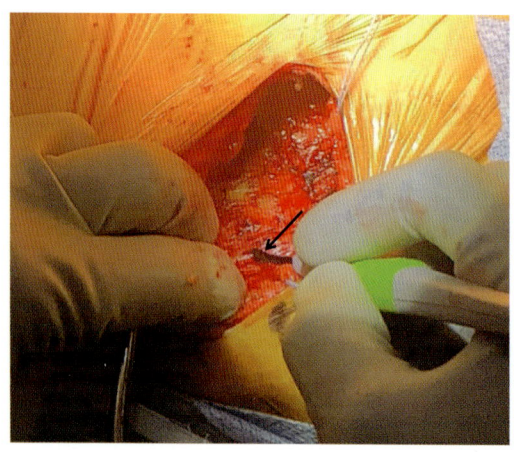 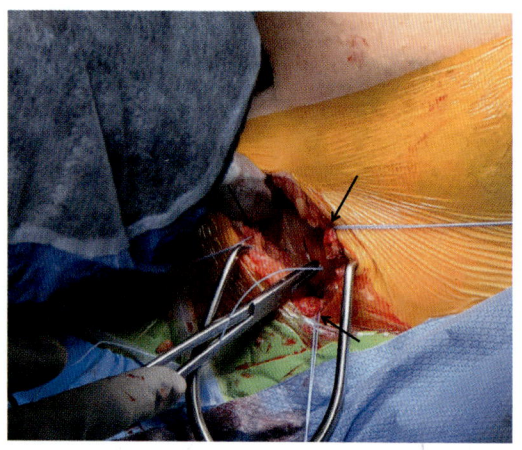

图 6.6　在下腹部切开，从皮肤切到皮下脂肪层，通常使用电刀（黑色箭头）[Adapted from: Beall D.P. et al. (2021) Intrathecal Pain Pumps:Placement and Management. In: Munk P.L, Babu S.B.(eds) Interventional Radiology in Palliative Care. Medical Radiology. Springer, Cham]

图 6.7　永久性缝线穿过腹壁前方（黑色箭头），然后将输药泵缝合在腹壁上[Adapted from: Beall D.P. et al. (2021) Intrathecal Pain Pumps: Placement and Management. In: Munk P.L., Babu S.B.(eds) Interventional Radiology in Palliative Care. Medical Radiology. Springer, Cham]

4　建立皮下隧道

制备泵袋后，需使用导管导引器从背部切口向泵袋方向创建皮下隧道；当然，也可以选择从泵袋方向向背部切口创建隧道（图 6.8）。导管导引器可根据需要进行弯曲或塑形，以便于其在皮下组织中穿行，从而完成隧道的创建。

导管的类型将决定皮下隧道的建立方式以及导管如何与输药泵连接。使用一体式连接导管时，导管导引器应从泵袋位置穿向背部切口，然后将导管与导引器连接，以帮助导管顺利通过隧道并定位到泵位置（Jones 2011）。在连接导管之前，需要修剪导管的尖端，但建议预留额外的 5~10 cm 长度，以降低连接处的张力。

此外，还有分为两段的导管：脊柱段和输药泵段。在植入此类导管时，导管的导引方向是反向的，即导引器应从背部切口朝输药泵方向进入，将连接输药泵的导管端引导至背部切口处（Jones 2011）。与一体式导管类似，连接时需要在泵袋位置预留出适当的导管长度。

鉴于患者身高和体重的差异，皮下隧道的建立方法和位置需因人而异。主要目标是满足以下要求：导管在皮下隧道中不应打结或缠绕；应能与输药泵顺畅连接；并且在连接部位之外，应预留适当的多余的导管长度。至于从背部到腹部或反向的导管导引，取决于所使用的套件。导引器设计灵活，其手柄可在两端切换，因此导引器能双向使用。

第 6 章 鞘内药物输注系统植入手术要点　71

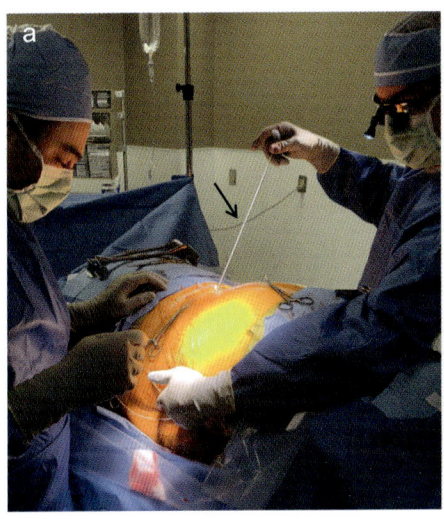
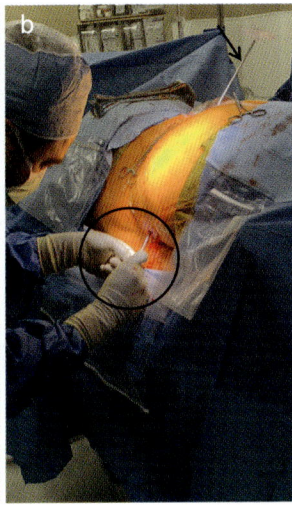
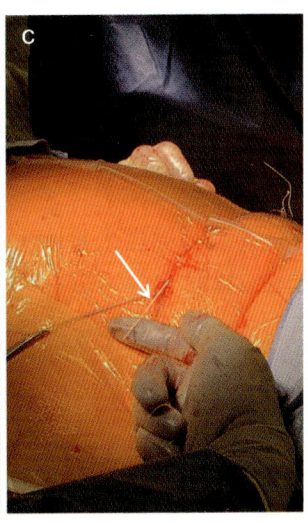

图 6.8 （a~c）导管穿刺固定后，使用皮下隧道导引器（图 a 和图 b 黑箭头所示）从腹部囊袋切口处穿到背部切口处。导管与皮下隧道导引器远端相连（图 b 黑色圆圈所示），将导管远端与导管导引器稳定地连接。将导管一端牵引出泵袋切口，移除导引器（图 C 白箭头所示）。再次检查导管远端是否有脑脊液流出，确定导管通畅性（Adapted from: Beall DP, Wagoner DD, Yoon E,Koenig BM, Witherby J, Flamm ME, Knoll AS, FarveA. Intrathecal Pain Pumps: Placement and Management. In: Munk PL, Babu S, editors. Interventional Radiology in Palliative Care. New York, NY: Springer, 2020）

5　导管与输药泵的连接及输药泵的固定

在完成皮下隧道的构建并放置导管后，需再次核实导管尖端的脑脊液流通情况，以排除导管是否堵塞或打结（Furnish and Wallace 2014）。一体式导管在其近端通过一个夹头和近端连接器与输药泵固定，如图 6.9 所示（Furnish and Wallace 2014）。与输药泵的连接应反复检查，确保其可无阻力地旋转并稳固连接。先前预留的额外导管部分应卷成环状放置于输药泵后方（Jones 2011）。导管在接近泵连接的部分应留有适当多余的长度。

对于两段式连接套件，脊柱段与泵的连接可使用钛钉固定，其外部则采用缓压套筒以增强稳定性并防止滑脱。该连接器放置于腰部切口，而缓压套筒通过此切口固定于腰背筋膜（Belverud et al. 2008）。

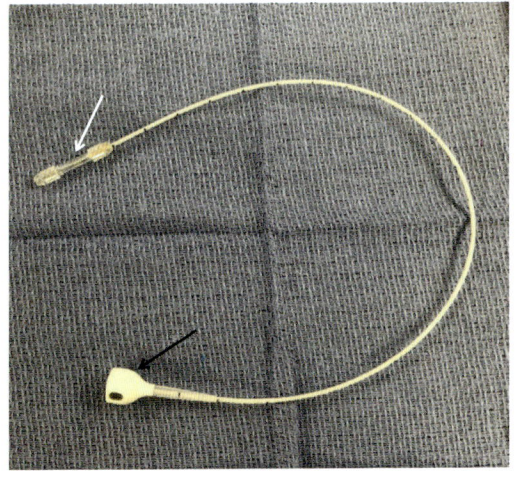

图 6.9　导管的近端采用夹头连接（白箭头所示），而远端采用连接装置将导管与输药泵连接（黑箭头所示）（Adapted from: Beall DP, Wagoner DD, Yoon E, Koenig BM, Witherby J, Flamm ME, Knoll AS, Farve A. Intrathecal Pain Pumps: Placement and Management.In: Munk PL, Babu S, editors. Interventional Radiology in Palliative Care. New York, NY: Springer, 2020.）

无论使用一体式还是两段式套件，都应确保在输药泵后方留有足够的导管长度。准确测量整个导管的长度至关重要，因为这会影响到程序控制参数和药物输送的精确性。因此，应仔细测量和记录整个导管的长度，包括已剪切的部分，以便计算实际植入的导管长度。

当放置输药泵时，应确保其中心的储药器朝上，且泵应位于导管的内侧。泵袋造好后，将输药泵放入并用永久性缝线进行固定(Furnish and Wallace 2014)。应在泵的侧面固定孔处进行缝合，牢固缝线，以确保输药泵不会旋转或移动。多余的导管应卷绕在输药泵的后方。在放置输药泵时，要格外小心，避免导管打结。在进行缝合时，务必确保不损伤或堵塞导管（Jones 2011）。导管不应位于输药泵的前方，以防在后续注药时损伤导管。通常，导管应从外侧连接至泵的内侧，因为皮下软组织从外向内的厚度逐渐增加，将泵放置在内侧可以减少皮肤与泵之间的摩擦，这对于较瘦弱的患者尤为重要。无论是腰椎切口还是泵袋制造的切口，在进行缝合之前都应使用无菌生理盐水和聚维酮碘溶液进行清洁，或者选择使用抗生素溶液进行清洗。

6 预防感染

为了降低感染的风险，可以采取额外的措施，包括手术前 3 天每天使用洗必泰进行术前清洗。此外，除了使用抗生素粉剂，如万古霉素，还可以考虑在伤口处加入可吸收抗生素囊，如 Tyrx™ 抗生囊。Tyrx™ 囊最初是为植入式心脏设备设计的，其材料由含有两种抗生素（利福平和米诺环素）的外科网状物制成，并会随时间逐渐吸收（Kolek et al. 2013）。已有研究表明，它能减少植入式心脏设备的感染率（Kolek et al. 2013; Krahn et al. 2011a）。但尚未有客观数据证明在鞘内泵植入后的患者中，使用此抗生素囊可以降低感染率。尽管如此，医师仍可根据自己的判断进行使用，以尽可能地降低感染率。

在鞘内药物输注系统植入手术中，除了常规冲洗，加用 1~2 g 的万古霉素溶液做创口的冲洗能够预防革兰氏阳性菌感染（Ghobrial et al. 2014）。除了使用标准抗生素预防方案，万古霉素粉剂局部用药已被证实能够减少外科手术部位感染，并且是安全的（Abdullah et al. 2016）。文献中证实了常规的静脉滴注万古霉素用于预防感染的作用，但也有一些少量文献报道局部使用万古霉素粉剂可能导致抗生素耐药性的问题。

围手术期的预防性抗生素应用与其他低感染风险手术一样。在手术前，推荐使用抗生素，常见的选择包括术前头孢唑林 1~2 g，或者庆大霉素 80~160 mg。庆大霉素的准确剂量应根据患者的年龄和肾小球滤过率进行计算。对于青霉素过敏的患者，可以考虑使用克林霉素，剂量为 600~900 mg。对于体重≥90 kg 的患者，可使用最高剂量为 900 mg。

7 创口缝合

对局部创口进行冲洗并采用上述的抗菌措施后，连接好导管，准备关闭缝合创口。两处切口通常采用分层技术进行缝合，从较深的软组织开始，使用如 0 号或 2-0 号 Vicryl 线这样的可吸收缝线。Vicryl 缝线能在 56~70 天内吸收，可以用于缝合深层皮下组织和皮肤，采用间断的皮下缝合法。导管插入的切口通常小到只需使用 Vicryl 线缝合。深层 Vicryl 线用于缝合深层筋膜，然后使用间断的 Vicryl 线采用皮下缝合法缝合皮肤。腹部伤口较大，间断的 Vicryl 线可用于缝合软组织的较深层（即 Campers 筋膜），皮肤的缝合采用 Vicryl 线或者 Stratafix™ 线或者 V-loc™ 线的倒刺单向缝合，这些单向倒刺缝线在穿过组织后会将组织固定在倒刺的背面，设计为连续缝合而不是间断缝合，可使伤口闭合更快速。如果皮肤的张力超过了最佳状态，或者皮肤的边缘没有紧密贴合，可以使用外科钉来加固皮肤缝合。可以在皮肤上添加如 2-辛基氰基丙烯酸酯（Dermabond）这样的外用黏合剂。它可以迅速凝固（约 60 秒）并为防止表面细菌提供物理屏障。还可以使用如 Prineo 网格胶带这样的额外物理屏障。Dermabond 和 Prineo 的联合使用可以允许患者在回家后立即淋浴。

8 泵植入的可选位置

泵植入的位置是综合患者的解剖结构、既往手术史、并发症和患者的偏好之后确定的。泵植入的最常见部位通常是右侧或左侧下腹部，因为这个位置既靠近腰椎导管插入部位，又有脂肪层保护泵不受磨损和外部损伤。当泵放置在这个位置时，通常患者的舒适性较高，他们在日常生活中几乎不会受到干扰。然而，对于那些由于先前手术造成的大面积腹部瘢痕、腹部转移性肿瘤，或者腹部周围脂肪组织过厚的患者，腹部可能不再适合作为泵的植入部位。有其他因素，如盆腔疾病、髋关节挛缩和恶病质等，也不能再腹部放置泵。在这些情况下，医师可能会选择其他替代部位，如腋下、锁骨下窝、大腿前内侧或髂窝。

根据 Narang 等的病例系列报道，大腿前内侧是一个较好的放置位置，因为大腿前内侧皮下脂肪组织具有较少的血管（Narang et al. 2016）。在他们报道的 9 例将输药泵放置在大腿前内侧的患者中，大多数都取得了成功的结果。只有 1 例由于该位置缺乏肌肉组织而导致创口裂开，在对该患者进行了再次手术将输药泵放置在另一侧大腿上后，随访显示没有发生并发症。选择大腿前内侧这个手术部位与常规的腹部位置没有什么区别，主要是要注意保留皮下组织并避免损伤邻近的神经血管，例如股静脉、股动脉和股神经，以及股浅动脉（Narang et al. 2016）。

另一个可能的输药泵植入部位是锁骨下窝（图 6.10）。这个部位距离腰椎导管插入部位相对较远，可能伴随其他潜在并发症，包括可能损伤乳腺组织、腋窝血管穿刺或损伤臂丛神经（Narang et al. 2016）。在这个部位植入的另一个挑战是，可能难以形成一个足够大的口袋来放置 40ml 的泵。如果遇到这种情况，20 ml 的泵可能是一个可接受的替代选项（Rocque and Leland Albright 2010）。在胸大肌筋膜旁准备泵袋的方式与传统的腹壁部位相似，使用电刀将软组织切开直至胸大肌筋膜，并在筋膜上制备泵袋（Rocque and Leland Albright 2010）。然后，通过在泵的侧面的环中穿过 4 条 0 号或 2-0 号永久缝线，将输药泵固定到胸大肌筋膜组织上（Rocque and Leland Albright 2010）。放置泵时应尽量考虑患者的舒适度，并确保在正常的手臂和肩关节活动中输药泵不会碰到相邻的锁骨（Rocque and Leland Albright 2010）。

一篇病例文献报道了 4 例输药泵放置在锁骨下的患者，显示了患者对手术良好的耐受性，术中及术后没有并发症发生（Rocque and Leland Albright 2010）。另一份报道中有 1 例患者在锁骨下制备泵袋后死亡，但该患者最终死因是因为呼吸衰竭，与鞘内药物输注系统手术和输药泵位置无关（Rocque and Leland Albright 2010）。

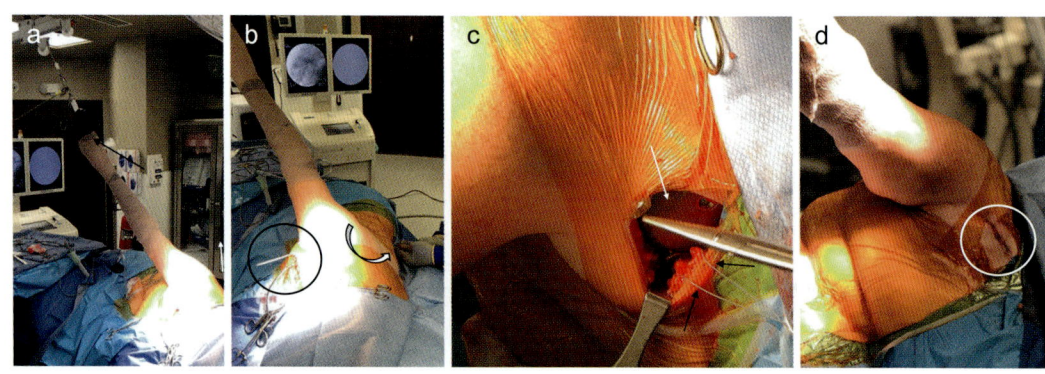

图 6.10 （a~d）图片显示将泵袋放置在锁骨下（胸部）的手术体位，使用牵拉固定器将患者右侧上臂向上拉伸并固定（图 a 中黑箭头所示）。通过使用较长的皮下隧道导引器从腰部穿刺点切口（图 b 弧形箭头所示）穿越到达右侧锁骨下位置（图 b 黑色圆圈所示），输药泵（图 c 白箭头所示）被放置在相邻胸肌筋膜的位置上，然后采用永久缝线进行固定（图 c 黑箭头所示）。缝合深部组织及皮下组织，然后采用 Dermabond 和 Prineo 生物组织胶黏合创口（图 d 白色圆圈所示）

在皮下脂肪较少的患者中，将输药泵放置在筋膜下间隙是一种选择。这个间隙位于覆盖腹直肌、腹斜肌和腹横肌的肌筋膜下方。相较于将泵放置在 Scarpa 筋膜与腹外斜肌之间的间隙，将泵放置在筋膜下间隙可以减少术后泵移动的风险（Rocque and Leland Albright 2010）。放置在筋膜下间隙的缺点是组织损伤较多，在再次注药时患者会感到不适。

9　总结

鞘内药物输注系统在治疗对系统性药物治疗产生耐受的难治性疼痛和全身性痉挛方面非常有效（Deer et al. 2017）。本章详细描述了鞘内泵植入的关键步骤，包括泵的最佳位置、患者的适当体位，并阐明了泵植入过程中的一些重要步骤。此外，还对鞘内药物输送系统手术植入的关键步骤进行了详细的讨论，包括导管放置、泵袋制备、连接泵导管以及缝合切口等。这些详细的讨论和建议旨在优化植入效果并确保系统的稳定性。这些建议可以与其他共识或指南结合，以指导适当的患者接受鞘内药物输送治疗。

除了基于客观的循证医学证据，本章还提供了一些专家主观的分析和建议，以分享临床实践经验，为读者提供更全面的信息。

（Annie Layno-Moses, Terry Nguyen, Afrida Sara, Timothy Davis 著
张忠杰　黄　鑫　刘凯茜 译　姚　旌 审校）

参考文献

Abdullah KG, Chen HI, Lucas TH (2016) Safety of topical vancomycin powder in neurosurgery. Surg Neurol Int 7(Suppl 39):S919–S926

Belverud S, Mogilner A, Schulder M (2008) Intrathecal pumps. Neurotherapeutics 5(1):114–122

Brand FM, Mchaourabiano AS, Veneziano G (2007) Implantable intrathecal pumps for chronic pain: highlights and updates. Croat Med J 48(1):22–34

Deer TR et al (2017) The polyanalgesic consensus conference (PACC): recommendations for intrathecal drug delivery: guidance for improving safety and mitigating risks. Neuromodulation 20(2):155–176

Furnish T, Wallace MS (2014) Intrathecal drug delivery: patient selection, trialing, and implantation. In: Practical management of pain. Mosby, Maryland Heights, pp 953–965

Ghobrial GM, Thakkar V, Singhal S, Oppenlander ME, Maulucci CM, Harrop JS et al (2014) Efficacy of intraoperative vancomycin powder use in intrathecal baclofen pump implantation procedures: single institutional series in a high risk population. J Clin Neurosci 21:1786–1789

Jones R (2011) Spinal cord stimulation and implanted intrathecal drug infusion. In: Pain procedures in clinical practice. Hanley & Belfus, Philadelphia, pp 483–506

Kolek MJ, Dresen WF, Wells QS, Ellis CR (2013) Use of an antibacterial envelope is associated with reduced cardiac implantable electronic device infections in high-risk patients. Pacing Clin Electrophysiol 36(3):354–361. https://doi.org/10.1111/pace.12063. Epub 2012 Dec 17

Krahn AD, Lee DS, Birnie D et al (2011a) Predictors of short-term complications after implantable cardioverter-defibrillator replacement: results from the Ontario ICD database. Circ Arrhythm Electrophysiol 4(2):136–142. https://doi.org/10.1161/CIRCEP.110.959791. Epub 2011 Feb 15

Narang S et al (2016) Upper antero-medial thigh as an alternative site for implantation of intrathecal pumps: a case series. Neuromodulation 19(6):655–663

Rocque BG, Leland Albright A (2010) Infraclavicular fossa as an alternate site for placement of intrathecal infusion pumps. Neurosurgery 66(2):E402–E403

第 7 章 鞘内药物输注系统的管理

> **本章内容**
>
> 1 手术患者的筛选..................76
> 2 鞘内药物的配置..................79
> 3 起始剂量..........................80
> 4 鞘内药物输注系统植入的教育和培训..85
> 5 鞘内治疗中阿片药物耐受及其影响......86
> 6 总结................................87
> 参考文献............................88

> **摘要**
>
> 鞘内药物输注系统从 20 世纪 80 年代开始应用于临床，经过不断发展，其在慢性疼痛管理、癌性疼痛管理以及痉挛的控制中表现出良好的治疗效果。对于保守治疗无效，以及难以忍受全身药物副作用的患者，可以选择鞘内药物输注治疗。由于鞘内药物输注系统中药物直接作用于蛛网膜下腔，可以提供强效的治疗作用，且药物用量的减少大幅降低了副作用。除了疼痛，鞘内药物输注系统同样可以应用于控制对口服药物效果欠佳的痉挛。本章主要介绍鞘内药物输注的患者筛选、鞘内用药剂量、药物的联合使用，以及对手术医师及术后管理医师的培训，并对术后阿片类药物的治疗提供优化的策略。

1 手术患者的筛选

在进行鞘内药物输注系统植入术前，对患者的筛选至关重要。医师和患者都希望实现最佳的治疗效果。因此，术前需要筛选出适宜接受手术的患者（Przybyl et al. 2003; Wallace et al. 2015; Mekhail 2014）。美国 FDA 已批准鞘内药物输注系统用于治疗常规保守治疗无效的中重度躯干和肢体难治性疼痛。因此，手术医师往往更倾向于选择对多种保守治疗反应不佳的严重疼痛患者（Befverud et al. 2008）。例如颈背部疼痛、退行性脊柱侧凸或由退行性病变引发的疼痛、肌肉痉挛患者，以及脊柱术后疼痛综合征（failed back surgery syndrome, FBSS）（Hagedorn and Atallah 2017）患者。对于复杂性区域疼痛综合征、蛛网膜炎、带状疱疹后神经痛和开胸术后疼痛综合征等患者，鞘内药物输注系统也显示出优异的治疗效果（Demartini et al. 2010; van der Plas et al. 2011）。其他如内脏痛、盆腔疼痛、神经根源性疼痛和由关节退行性病变引发的疼痛也可以考虑使用鞘内药物输注系统进行治疗。实际上，对于那些已经尝试了多种常规保守治疗但效果不佳的疼痛患者，鞘内药物输注系统可以提供一个有效的治疗选择（Deer et al. 2017）。

虽然某些患者可能适合进行鞘内药物输注系统的靶向给药（targeted drug delivery，TDD）治疗，但最终决定仍取决于临床医师的综合评估。评估的因素包括：患者的整体健康状态、药物治疗对术后的影响、伤口的愈合能力，以及是否存在凝血功能异常或需中断当前的抗凝治疗。特别需要关注患者的伤口愈合能力，例如在皮下放置钛植入物后的伤口愈合情况（Wang et al. 2018; Brown and Phillips 2010; Serrano et al. 2014; Horlocker 2011）。其他需要考虑的因素包括：患者是否能适应输药泵的放置、是否有足够的医疗保险或经济能力来确保术后的随访管理和药物再注入，以及患者是否存在可能影响伤口愈合或输药泵放置的营养问题。对于癌症疼痛患者，预计生存期超过3个月的患者更适合进行此手术（Hassenbusch et al. 1997）。对于不能满足上述条件的患者，不建议他们接受鞘内药物输注系统的植入治疗。

对于伴有转移的晚期癌症疼痛患者，特别是那些由胰腺癌和骨转移癌引发的严重疼痛患者，鞘内药物输注系统治疗显得尤为重要（Bruel and Burton 2016; Hayek et al. 2011a）。研究表明，该治疗方法不仅能够显著提高癌症疼痛的治疗效果，还有可能延长患者的生存时间（Smith et al. 2002）。良好的疼痛控制可以使患者更有意愿积极地接受癌症治疗。但需要注意，由于癌症疼痛患者所需的药物量较大，可能产生一些难以忍受的副作用，如由口服吗啡引起的恶心和便秘（Moryl et al. 2010; Gulati et al. 2014）。对于健康状况较差的患者，这些副作用可能进一步恶化他们的状况。鞘内药物治疗有可能大幅减少或完全消除由阿片类药物引起的这些全身性副作用。值得强调的是，由于药物的代谢和给药周期的波动，口服吗啡可能导致血药浓度不稳定，而鞘内药物治疗可以避免此类问题。Medtronic和FLOWONIX MEDICAL公司生产的输药泵都配备了单次追加剂量功能，允许患者在安全范围内自主追加药物，通常在15~30分钟内即可见效。癌痛患者的疼痛主要为神经病理性和伤害性疼痛，鞘内药物治疗能够有效地联合治疗这两种疼痛类型（Stearns et al. 2005）。此外，鞘内治疗允许多种药物的联合应用，从而提高治疗效果并减少全身副作用（Deer et al. 2017）。对于患有胆汁淤积的患者，鞘内治疗中可以加入氟哌利多来缓解恶心，但对于化疗引起的恶心，其效果可能受限（Gulati et al. 2014）。

在老年疼痛患者中，鞘内药物输注系统治疗也有可能带来良好的效果。这类患者常受到伤害性疼痛的困扰。尽管全身应用少量的阿片类药物可以有效地控制疼痛，但老年患者常常难以忍受其带来的副作用，特别是便秘和近期记忆能力下降（Chau et al. 2008）。这些显著的副作用可能导致患者的身体功能进一步下降，从而使他们不愿继续服用这类药物（Saunders et al. 2010）。在这种背景下，进行鞘内药物测试可以评估患者对这种治疗的反应，并且由于测试所用的药物量较小，因此相对安全。长期植入鞘内药物输注系统不仅能为患者提供持续的疼痛缓解效果，还能避免全身给药所带来的不良反应，从而帮助患者恢复到一个更为活跃的生活状态。

对于那些存在多个疼痛部位或由多种原因引起疼痛的患者，鞘内药物治疗可能提供良好的治疗效果（Wallace et al. 2015; Mekhail 2014）。例如，考虑1名之前接受过颈椎和腰椎手术的患者，而现在的疼痛是由邻近脊柱节段的退行性改变所引发的。如果这名患者在手术后的两个部位仅有一个地方出现疼痛，那么脊髓电刺激可能是一个有效的治疗选择。但是，如果患者的疼痛分布在多个部位，那么这种治疗方法可能无法全面涵盖所有的疼痛区域。此外，手术后的患者可能会出现其他并发症，如脊柱手术后在椎管内发生的粘连。对于那些疼痛来源分散、多重的患者，针对某一个特定部位的其他治疗方法可能效果并不明显。因此，在这种情境下，鞘内药物治疗作为一个全面的解决方案，可能更能满足患者的需求。

许多患者在尝试了其他治疗方法后因效果不佳而转向鞘内药物治疗。但由于阿片药物的耐受性，他们可能需要较大剂量的鞘内药物以取得同样的疗效（Chau et al. 2008）。因此，这些患者的鞘内药物剂量往往高于常规患者。在开始鞘内药物治疗之前，患者应停止使用全身麻醉性镇痛药物（更多细节请参考第 4 章）。在患者接受鞘内药物输注治疗之前，医师需要与患者进行充分的沟通，确保他们了解治疗的预期效果和可能的限制。每位患者的状况都是独特的，因此，面对如脊柱术后疼痛综合征、药物耐受或不切实际的治疗期望等情况时，医师需要适时调整患者的预期，以确保治疗过程的顺畅进行。在某些情况下，进行心理评估以确定患者是否适合此种治疗也是非常必要的（Deer et al. 2017; Doleys 2003; Doleys and Brown 2001）。医师还应明确地告知患者，鞘内药物治疗的主要目的是帮助改善其日常功能并提高生活质量。关于疼痛评分，尽管它是主观的，但治疗的目标并不仅仅是降低评分，重要的是患者能够在治疗帮助下过上更好的生活。

鞘内药物输注系统具有显著的优势，能够提供一些无法通过口服给药方式使用的药物，如布比卡因、齐考诺肽和芬太尼（Deer et al. 2017; Hassenbusch et al. 2002; Deer et al. 2002）。这些药物通过不同的作用机制和受体（例如，齐考诺肽通过抑制 N 型电压敏感性钙通道）能够更为精准地控制疼痛。再者，鞘内给药相对安全，与其相关的手术并没有明显的死亡率和发病率风险 [Centers for Disease Control (CDC), 2011]。对于由系统性红斑狼疮、克罗恩病或类风湿关节炎等疾病引起的难以控制的疼痛，鞘内给药可能展现出更好的效果。与需要调整全身给药的情况不同，对这些患者而言，鞘内给药的方法并无特别之处。在缺乏明确有效的治疗选择的情况下，鞘内药物治疗可能成为首选方法。然而，对于患有系统性疾病的患者，我们必须仔细权衡潜在的风险。这些患者常常伴随有免疫功能的异常，这可能增加了鞘内药物输注系统植入时的感染风险。此外，用于治疗自身免疫疾病的许多药物都具有免疫抑制的效果，这也可能增加那些正在接受化疗或使用免疫抑制药物的患者的手术感染风险。

除了治疗慢性和癌性疼痛，鞘内药物治疗也被认为是缓解重度肌肉痉挛的有效选择，特别是在全身用药无法缓解时（Schiess et al. 2020; Saulino et al. 2016）。美国 FDA 已批准鞘内使用巴氯芬来治疗 4~18 岁的痉挛患者，特别是在口服抗痉挛药物效果不佳时。这些患者因脊髓和大脑源性疾病导致严重慢性痉挛。虽然 FDA 没有明确规定什么情况下是严重痉挛，但如果痉挛导致显著不适，影响日常生活或需要他人援助，则可视为"严重"。如果痉挛症状未得到有效控制，患者可能面临长期的健康问题。例如，痉挛可能导致发育异常。这些患者由于肌肉和骨骼的异常生长可能加剧痉挛。有效的抗痉挛治疗不仅可以缓解痉挛，还可以保护患者的身体功能。考虑到许多患者可能存在认知功能障碍，长期使用系统性药物可能加剧认知症状。与此相反，鞘内给药使用较小剂量就能有效控制痉挛，并且对患者的认知功能没有影响。因此，尽早采用鞘内治疗处理痉挛患者，结合康复治疗，可获得最佳的治疗效果。此外，鞘内使用微量巴氯芬可以有效地降低肌肉张力，提高患者的日常生活能力。文献已报告（Smith et al. 2014），接受鞘内巴氯芬治疗的痉挛患者获得了非常满意的疗效，这种效果持续了 24 年。对于何时植入鞘内药物输注系统，目前仍存在争议。通常的方法是在受伤后延迟 1 年再开始使用鞘内巴氯芬治疗。然而，研究显示，鞘内巴氯芬治疗能够降低由创伤性脑损伤导致的痉挛的严重程度。有多个研究建议，更早地进行干预会更有益。这表明可能需要重新评估当前的指南，并考虑在创伤性脑损伤导致的痉挛中更早使用鞘内巴氯芬治疗（Saulino et al. 2016）。早期使用鞘内巴氯芬不仅可以减轻痉挛，还可以预防与肌肉痉挛相关的并发症，如关节挛缩和皮肤损伤。

2 鞘内药物的配置

鞘内配置药物在医疗领域已得到广泛应用（Deer et al. 2017）。为精确满足患者的特定需求，鞘内药物配置专家需要对各类联合药物的作用机制有深入理解（Kienle 2020）。依据医师的指导和处方，可以结合、混合或调整药物，从而制订出符合患者需要的治疗方案。这些配置药物并不直接受到 FDA 的约束，而是由各州的独立药事委员会进行监管。在美国，约有 4000 种此类配置药物，但只有大约 1/3 提交了官方认证申请。该认证由两大权威机构进行，即美国制药认证委员会和美国药房理事会。它们依据《美国药典》制定的准则进行配置药房的认证。按照《联邦食品、药品和化妆品法案》第 503A 条的规定，这两大委员会参考药典无菌配置药物的标准，为基于合法处方的患者制备个性化配置药物。如果希望了解已经获得认证的配置药物，可以直接联系这两大机构或访问其官方网站：

1 Accreditation Commission for Health Care, Cary, NC, USA. http://www.achc.org。
2 National Association of Boards of Pharmacy, Mount Prospect, IL, USA. http://nabp.pharmacy/programs/accreditations-inspections/compounding-pharmacy/.

尽管使用配置药物属于超说明书用药，但多数医师在临床实践中还是会在鞘内使用配置药物（FDA 2018）。超说明书使用药物或设备虽然不少见，但是在使用前需要告知患者用药方法及其原因。单独使用吗啡或者是巴氯芬是完全合规的，但是在鞘内联合使用其他药物或者更改单一药物用量，甚至包括稀释，都属于超说明书用药。

配置药物的设计是为了让药物成分之间产生协同效应，旨在在减少副作用的同时，提供更为出色的治疗效果。对于复杂的、多种性质的疼痛，仅依靠单一药物治疗可能效果不佳。尽管配置药物有明显的优点，但也可能增加患者的副作用和不良反应的风险。Medtronic 公司生产的 SynchroMed II 植入式输药泵仅建议使用单一药物，因为使用配置药物可能对输药泵的寿命造成损害，甚至可能对其造成潜在的伤害（Deer et al. 2017; Rezai et al. 2013; Medtronic 2012; Kim 2011）。根据 Medtronic 的报告，使用官方批准的药物，该设备在 5 年内的故障率为 2.4%，而使用未经批准的药物，该设备的 5 年故障率则为 4.5%。多模式镇痛共识会议（polyanalgesic consensus corference, PACC）指南已经确认了配置药物在鞘内药物治疗中的重要作用。经过同行评议的研究表明，鞘内药物治疗可以是按照药物说明书规定使用，也可以是超出说明书推荐的使用方法（Deer et al. 2017）。此指南还强调了配置药物在鞘内输注系统中的广泛应用。

Flowonix 公司的 Prometra Ⅱ 输药泵同样建议使用单一药物，但不同于其他产品，混合配置药物并不会影响其设备的使用寿命（Deer et al. 2017）。当考虑采用配置药物治疗时，选择经认证、具备专业生产资质的制药厂家至关重要。此外，医师应与患者紧密沟通，确保在药物配制完成后，能够及时进行药物再灌注，以确保治疗的连续性和有效性。

3　起始剂量

对于患者来说，如果选择鞘内药物输注系统治疗，就需要停用全身性的阿片类药物。然而，关于如何停用这类药物，不同的临床医师采纳了不同的策略。部分医师在植入鞘内药物输注系统后会立刻停止阿片类药物的使用，而另一些医师则选择逐步减少全身性阿片类药物的剂量，直至在较短时间内完全停用。目前，这两种方法在临床上均取得了成功的应用效果，还没有统一的定论。

在鞘内药物治疗中，无论是选择单一药物还是联合多种药物，医师总是从最小的剂量开始，并随着时间逐渐增加到有效的剂量。最初的选择一般是单一的药物，如齐考诺肽或吗啡。为了规范这种用药方法，PACC 指南提供了关于初次和之后药物选择的建议，并对每种药物的使用提供了相应的推荐等级（表 7.1～表 7.4）。PACC 指南不仅为非癌痛患者提供了关于药物选择的建议，还对癌症患者的药物选择进行了说明。建议在计算初始剂量时，医师应采用缓慢而持续的输注方式。此时鞘内药物的效能是口服药物的 300 倍。这意味着，对于没有药物耐受症状的患者，其之前口服药物的剂量可以根据这个比例转换为鞘内给药的剂量（表 7.5）。这个算法的依据来自过去的经验和数据：静脉给药的效能是口服的 3 倍，硬膜外给药是静脉给药的 10 倍，而鞘内给药是硬膜外给药的 10 倍。因此，得出的最终效能比例是 300∶1。尽管如此，目前认为鞘内给药的效能远超过口服。考虑到阿片类药物可能带来的副作用和当前对其的严格控制，鞘内剂量过量的情况相对较少。对于每日需要大量阿片类药物的患者（如数百毫克的等效吗啡），采用 300∶1 的比例可能更为合适。对于某些癌症患者，例如生存期长的骨转移癌患者，他们可能首先口服较高剂量的吗啡，然后再转为鞘内给药。具体的转换剂量需要医师根据个体情况和经验进行判断。为了方便临床医师的选择，PACC 指南还列出了各种药物的推荐起始剂量和每日最大剂量（表 7.6、表 7.7）。这些建议旨在为临床医师提供一个明确、可靠的参考，以确保患者得到最佳的治疗效果。

采用鞘内给药并遵循推荐的安全剂量，同时停止全身性阿片类药物的应用，可以显著提高治疗的安全性。根据 Coffey 等利用设备注册数据和社会保障系统资料进行的研究显示，植入鞘内药物输注系统后 3 天内的死亡率为 0.088%，1 个月内的死亡率为 0.39%，而 1 年内的死亡率为 3.89%（Coffey et al. 2009）。这些统计数据涉及的患者平均每天鞘内给药吗啡的剂量超过 0.5 mg。

在永久性植入鞘内药物输注系统之前，许多保险公司都要求进行测试，不过针对与肿瘤相关的疼痛患者，某些公司可能会豁免这一测试要求（Malhotra et al. 2013）。尽管一些研究倾向于在门诊环境下进行测试，但多数医师更倾向于在能进行住院观察的条件下进行测试（Deer et al. 2017）。目前，关于测试的方法、所用药物以及药物剂量之间尚未达成一致意见。测试的核心目标是观察和评估患者对疼痛的缓解以及对特定测试药物的反应。在这个阶段，医师主要希望验证患者对治疗的反应。如果在测试期间，患者的疼痛减轻了 80% 或以上，并且未出现明显的副作用，如恶心、呕吐、尿潴留或严重的瘙痒，那么这一测试可以被视为是成功的。但如果患者在测试期间疼痛完全消失，医师应确保告诉患者，植入鞘内药物输注系统后，可能仍然存在某种程度的疼痛。在系统植入后，医师通常会从低剂量开始，并根据需要逐步增加药量，直到达到最佳的镇痛效果。如果患者植入系统后的初始剂量较低，那么在门诊中进行调整可能更为安全。但是，多数专家以及 PACC 指南建议从测试期间使用的剂量的一半开始进行调整。如果初始剂量超过了推荐的量，则应该在医院内对患者进行观察。需要注意的是，患者在植入鞘内药物输注系统后对药物的反应可能与测试期间存在差异。

除了每日持续输注，临床医师还会为患者设置带有固定时间间隔的单次给药剂量，Medtronic 和 Flowonix 两家公司的产品都支持这种间隔给药方式。PACC 指南推荐的单次剂量为每日总剂量的 5%~20%，而根据克里夫兰医疗中心的研究，使用 24 小时总量的 30% 作为单次剂量，并每日使用 4 次是安全的（Bolash and Mikail 2015）。

在开始鞘内药物治疗之前，若患者已经停止口服阿片类药物，该治疗的成功率通常更高。然而，如果患者在接受鞘内药物治疗的同时仍继续大剂量使用全身性阿片类药物，当其停用口服药物并转为单纯的鞘内治疗时，可能会发现效果不尽如人意（Hayek et al. 2011b; Pope and Deer 2015; Kim et al. 2011; Kroin 1992）。对于那些口服大量阿片类药物但效果不明显的患者，仅依据等效换算得到的鞘内应用剂量可能效果欠佳。尽管这样的剂量下药物的副作用较为轻微，但通过减少或停用全身药物，并在鞘内治疗中加入如布比卡因和可乐定这样的非阿片类药物，可以有效地帮助缓解患者的疼痛。

药物在靶向给药系统中的分布和作用受其在水性和脂性环境中的化学特性影响。根据药物的亲水性、疏水性或亲脂性，我们可以更有针对性地选择和应用它们以最大化治疗效果。在鞘内药物达到稳态后，它会在脊髓内维持一定的浓度，并根据浓度梯度向软脊膜及脊髓白质进行扩散（Campos and Pope 2018）。由于软脊膜是一个由单层细胞构成且无细胞间连接的薄膜，其渗透性较强，使药物能够顺利地通过（Kroin 1992）。脊髓的背角，特别是灰质的 II 板层，通常是大多数鞘内药物的主要作用区域，这里被称为脊髓背角的胶状物。而脊髓白质主要由被髓鞘覆盖的轴突组成，其脂性特点使其表现出疏水性。与此相反，由于脊髓灰质主要由神经元细胞胞体组成，其结构则呈现亲水性。因此，尽管亲水性药物的半衰期比亲脂性药物长，亲脂性药物却能够更深入地穿透脊髓并直接作用于被髓鞘包裹的神经组织上。

在 2016 版的 PACC 指南中，为了帮助临床医师选择最合适的剂量，提供了关于长期鞘内治疗的起始剂量推荐，详见表 7.6。此外，该指南也为单次给药的测试剂量提供了明确的建议，详见表 7.8。这些建议为临床医师提供了一个标准化的参考，使他们能够更安全地为患者选择合适的剂量，特别是在考虑使用那些较为罕见的药物时。对于那些首次选择靶向给药治疗的患者，建议从较小的剂量开始，并逐渐调整，这不仅可以有效地缓解患者的疼痛，还可以确保在治疗中使用的药物剂量保持在一个相对较低的水平。

表 7.1　非癌症相关的疼痛，表现为广泛的伤害性或神经病理性疼痛

一线 A	吗啡		齐考诺肽	
一线 B	氢吗啡酮		吗啡或氢吗啡酮 + 布比卡因	
三线	吗啡或氢吗啡酮 + 可乐定		芬太尼 + 布比卡因	齐考诺肽 + 吗啡或氢吗啡酮
四线	吗啡或氢吗啡酮 + 布比卡因 + 可乐定	芬太尼 + 齐考诺肽	舒芬太尼 + 布比卡因或可乐定	齐考诺肽 + 可乐定或布比卡因或同时加用
五线	芬太尼或舒芬太尼 + 布比卡因 + 可乐定		舒芬太尼 + 布比卡因 + 齐考诺肽	巴氯芬
六线	阿片类 + 齐考诺肽 + 布比卡因或可乐定			

Adapted from: Deer T, Pope J, Hayek S, et al. The polyanalgesic consensus conference (PACC): recommendations on intrathecal drug infusion systems best practices and guidelines. Neuromodulation 2017; 20(2): 96–132
ª 当患者全身性使用的吗啡当量每日超过 120 mg，或当其全身用药量迅速上升，而患者之前并无精神疾病史时，建议首选齐考诺肽作为治疗方案。

表 7.2　非癌症相关的疼痛，表现为局部的伤害性或神经病理性疼痛

一线 A	齐考诺肽		吗啡	
一线 B	芬太尼		芬太尼 + 布比卡因	
二线	芬太尼 + 可乐定	吗啡或氢吗啡酮 + 布比卡因	芬太尼 + 布比卡因 + 可乐定	布比卡因
三线	芬太尼 + 齐考诺肽 + 布比卡因	吗啡或氢吗啡酮 + 可乐定	齐考诺肽 + 可乐定或布比卡因或同时加用	布比卡因 + 可乐定
四线	舒芬太尼 + 布比卡因或可乐定	巴氯芬	布比卡因 + 可乐定 + 齐考诺肽	
五线	舒芬太尼 + 布比卡因 + 可乐定		舒芬太尼 + 齐考诺肽	

Adapted from: Deer T, Pope J, Hayek S, et al. The polyanalgesic consensus conference (PACC): recommendations on intrathecal drug infusion systems best practices and guide-lines. Neuromodulation 2017; 20(2): 96-132.

表 7.3 癌症或其他终末期疾病相关的广泛性伤害性或神经病理性疼痛

一线 A	齐考诺肽			吗啡	
一线 BA	氢吗啡酮			吗啡或芬太尼 + 布比卡因	
二线	吗啡或氢吗啡酮 + 可乐定			齐考诺肽 + 吗啡或氢吗啡酮	
三线	氢吗啡酮或吗啡或芬太尼 + 布比卡因 + 可乐定	齐考诺肽 + 布比卡因	齐考诺肽 + 可乐定	氢吗啡酮或吗啡 + 布比卡因 + 齐考诺肽	舒芬太尼
四线	舒芬太尼 + 齐考诺肽	巴氯芬	舒芬太尼 + 布比卡因	舒芬太尼 + 可乐定	齐考诺肽 + 布比卡因 + 可乐定	布比卡因 + 可乐定
五线	舒芬太尼 + 布比卡因 + 可乐定		舒芬太尼 + 布比卡因 + 齐考诺肽		舒芬太尼 + 可乐定 + 齐考诺肽	
六线	阿片类[a] + 布比卡因 + 可乐定 + 辅助用药[b]					

Adapted from: Deer T, Pope J, Hayek S, et al. The polyanalgesic consensus conference (PACC): recommendations on intrathecal drug infusion systems best practices and guide-lines. Neuromodulation 2017; 20(2): 96-132.
[a] 阿片类（所有已知的鞘内阿片类药物）
[b] 辅助用药包括咪达唑仑、氯胺酮、奥曲肽

表 7.4 与癌症或其他终末期疾病相关的局部伤害感受性神经病理性疼痛

一线 A	齐考诺肽			吗啡	
一线 B	芬太尼			吗啡或芬太尼 + 布比卡因	
二线	氢吗啡酮	氢吗啡酮 + 布比卡因		氢吗啡酮或芬太尼或吗啡 + 可乐定	吗啡或氢吗啡酮 + 齐考诺肽
三线	氢吗啡酮或吗啡或芬太尼 + 布比卡因 + 可乐定	齐考诺肽 + 布比卡因		可乐定 + 齐考诺肽	吗啡或氢吗啡酮或芬太尼 + 齐考诺肽 + 布比卡因	舒芬太尼
四线	舒芬太尼 + 齐考诺肽	舒芬太尼 + 布比卡因	巴氯芬	舒芬太尼 + 可乐定	齐考诺肽 + 布比卡因 + 可乐定	布比卡因 + 可乐定
五线	舒芬太尼 + 布比卡因 + 可乐定					
六线	阿片类[a] + 布比卡因 + 可乐定 + 辅助用药[b]					

Adapted from: Deer T, Pope J, Hayek S, et al. The polyanalgesic consensus conference (PACC): recommendations on intrathecal drug infusion systems best practices and guide-lines. Neuromodulation 2017; 20(2): 96–132.
[a] 阿片类（所有已知的鞘内阿片类药物）
[b] 辅助用药包括咪达唑仑、氯胺酮、奥曲肽

表 7.5　等效镇痛剂量

药物	给药途径	等效剂量（mg）
吗啡	肌内注射 口服	10 30
氢吗啡酮	肌内注射 口服	1.5 7.5
哌替啶	肌内注射 口服	75 300
美沙酮	肌内注射 口服	10 20

肌内注射与口服的药物剂量之间按 1∶3 的比例进行换算，这是基于慢性疼痛治疗中的传统药物等效换算比例。
Adapted from: Foley KM. Treatment of cancer pain. N Engl J Med, 1985; 313: 84–95.

表 7.6　脑脊液内药物长期输注的推荐起始剂量范围

药物	推荐起始剂量
吗啡	0.1~0.5 mg/d
氢吗啡酮	0.01~0.15 mg/d
齐考诺肽	0.5~1.2 μg/d（可以使用到每个包装建议的一支剂量，即 2.4 μg/d）
芬太尼	25~75 μg/d
布比卡因	0.01~4 mg/d
可乐定	20~100 μg/d
舒芬太尼	10~20 μg/d

Adapted from: Deer T, Pope J, Hayek S, et al. The polyanalgesic consensus conference (PACC): recommendations on intrathecal drug infusion systems best practices and guidelines. Neuromodulation 2017; 20(2): 96–132.

表 7.7　PACC 2012 和 2016 推荐的脑脊液内药物的最大浓度和每日剂量

药物	最大浓度	每日最大剂量
吗啡	20 mg/mL	15 mg
氢吗啡酮	15 mg/mL	10 mg
芬太尼	10 mg/mL	1000 μg
舒芬太尼	5 mg/mL	500 μg
布比卡因	30 mg/mL	15~20 mg
可乐定	1000 μg/mL	600 μg
齐考诺肽	100 μg/mL	19.2 μg

Adapted from: Deer T, Pope J, Hayek S, et al. The polyanalgesic consensus conference (PACC): recommendations on intrathecal drug infusion systems best practices and guidelines. Neuromodulation 2017; 20(2): 96–132.
[a] 在临终患者或是一些存在合并症的患者中，根据情况可能需要超量使用

表 7.8　鞘内单次给药测试推荐剂量

药物	推荐剂量
吗啡	0.1~0.5 mg
氢吗啡酮	0.025~0.1 mg
齐考诺肽	1~5 μg
芬太尼	15~75 μg
布比卡因	0.5~2.5 mg
可乐定	5~20 μg
舒芬太尼	5~20 μg

Adapted from: Deer T, Pope J, Hayek S, et al. The polyanalgesic consensus conference (PACC): recommendations on intrathecal drug infusion systems best practices and guidelines. Neuromodulation 2017; 20(2): 96–132.

4　鞘内药物输注系统植入的教育和培训

自 20 世纪 80 年代鞘内药物输注技术诞生以来，它已经经历了许多技术和管理方面的革新。这些更新涵盖了各个方面，如设备技术的进步、医师对此技术的了解、不同药物的鞘内使用效果以及其药理机制和代谢。随着医学知识的进步和患者需求的变化，为专门从事鞘内药物输注系统植入和管理的医师提供持续和系统的培训变得至关重要。这样的培训不仅可以确保医师掌握最新的治疗方法，还可以使他们具备深厚的专业背景知识。对于从事鞘内药物输注系统植入和管理的医师来说，他们的培训需求会根据自己的专业深度和所服务的患者类型而异。满足这些需求的方法可能包括参加高级医学研讨会、参与公司提供的培训或参加专业讲座和尸体实验培训。至于鞘内药物输注系统治疗和管理人员的资格认证问题，则应由医疗机构或专业认证机构来决定。

进行鞘内药物输注系统手术的医师或管理者需对所用药物的药理机制有透彻的理解，并对可能并发症有敏锐的预感。具体的处理方法和策略可以参考本书第 9 章和第 10 章。若管理者同时还是手术植入者，那么他们必须拥有充足的经验和高超的技巧，确保手术顺利进行，并能迅速应对术中和术后可能出现的问题。他们需要能够对导管位置不佳、硬膜外的血肿或各种神经损伤有预见并能够做出正确判断。管理者还应具备处理外科手术部位感染的知识和技能，能对感染后是否需抗感染治疗或移除输药系统做出判断；能准确检测并处理导管和输药泵的故障，如需要，还要建议进行修复手术。并不是所有鞘内药物输注系统的管理者都能进行手术，反之亦然，所以术前沟通是至关重要的，内容包括：确定输药泵和导管的位置、确定开始治疗后的药物类型和浓度等。术前的沟通还需要明确由谁来处理可能出现的各种并发症。长期使用鞘内药物输注系统，可能会遇到如导管移位、打结、断裂或输药泵故障等问题。这些问题可能导致输药中断，患者可能会出现药物停用的反应。为了避免这种情况，患者需要暂时采用全身给药，并等待手术修复。其中导管尖端肉芽肿是一种特殊的并发症，如果有此疑虑，应迅速进行影像学检查，如造影和 CT、MRI 等。再灌注过程中可能会出现由于药物过量引起的问题，这是因为输药泵可能发生故障。因此，鞘内药物输注系统的管理者和其他医护人员都应经过专业培训，了解如何处理这些并发症，并知道如何为患者提供紧急救助。

据估测，刚开始从事鞘内药物输注系统的临床医师，通常需要完成至少10次手术和输注系统的全程管理，才能算是熟练掌握（Deer et al. 2017）。每一个医院的认证部门都应该根据其特定的需求和情况为从事鞘内药物输注的医师制定明确的专业标准。

在鞘内药物输注系统的手术和管理过程中，有专业管理团队的支持至关重要。团队应当接受持续的、时刻更新的培训，内容应该涵盖药物的输注、无菌操作技巧，以及及时发现和处理潜在的并发症。团队的工作人员应该在患者最初的就医阶段就介入进来，协助进行输注系统的测试、后续的药物再灌注、药物剂量的调整、导管的检测，以及帮助患者预约更换药物的时间等。一个对鞘内治疗流程深入了解的团队，能够为患者提供更精确和有针对性的帮助。值得注意的是，如果患者因为忘记再灌注或是因为输药泵的故障而导致药物中断，可能会出现严重的停药反应，所以团队的及时介入和反应是非常关键的。

5 鞘内治疗中阿片药物耐受及其影响

阿片类药物的代谢途径是明确的。在它们进入全身循环之前，会经历肝脏的代谢过程。肝脏有两个供血系统，一个是肝动脉，有时还包括副肝动脉；另一个是占肝脏供血的75%的门静脉系统。口服阿片类药物后，它们在小肠被吸收，然后在肝脏中代谢。肝脏的代谢主要目的是将亲脂性阿片类药物转化为亲水性形式，以便通过尿液排出体外。

阿片类药物在肝脏中的代谢过程分为两个阶段：Ⅰ相和Ⅱ相。在Ⅰ相代谢中，细胞色素P450酶（cytochrome P450, CYP）起主导作用，负责进行阿片类药物的初步代谢。随后，在Ⅱ相代谢中，这些初步代谢产物会进一步转化为亲水性化合物，然后通过尿液排出体外。当CYP酶的活性显著增强时，可能会加速阿片类药物的代谢，从而导致患者对这些药物的耐受性增加。这种酶活性的上调会引发一系列生物转化过程，影响其他代谢酶的表达，进一步加剧了患者对药物的耐受现象（Berkowitz 1976; Säwe 1986）。

上述过程描述了高浓度阿片类药物通过门静脉系统进入肝脏的分布和代谢现象。在肝脏内，CYP酶对这些药物进行代谢。CYP酶的活性增强与患者对药物的耐受性增加相关。

在对阿片类药物实施法定监管之前，临床上经常观察到患者需要每日摄入100 mg甚至更多的等效吗啡量。以往的经验中，医师按照1:100的比例来换算出鞘内给药量，然而这种转换方式往往导致计算出的鞘内剂量过高，使得需要反复进行剂量调整。对于全身麻醉药品耐受的患者，他们鞘内使用剂量可能高达每日8.0 mg吗啡等效量。

在鞘内治疗中，药物过量导致的风险显著增高。然而，根据作者的临床观察，更普遍的情况是某些患者在接受治疗后，疼痛显著减轻了80%或更多，但在3~6小时后，他们会经历疼痛的快速反弹。在初始阶段，通过增加药物剂量可暂时克服这一问题。此类快速的耐受现象主要见于那些已经长时间口服高剂量吗啡并产生耐受的患者。这些患者的体内CYP酶系统已明显上调，导致他们对全身吗啡治疗呈现严重耐受，因而鞘内给药的常规剂量对他们来说效果不佳。由于长期使用阿片类药物会导致CYP酶系统的明显上调并加剧耐受，作者建议在鞘内药物输注系统植入并启动后，应在可能的情况下，避免与全身口服药物联合使用超过2周。继续联合使用全身口服药物可能会产生逆效应。

除了酶活性的上调增加了药物耐受性，研究显示神经系统适应性也影响着长期使用阿片类药物的镇痛作用（Rivat and Ballantyne 2016）。过去几十年来，部分患者由于缺乏严格监管，过量使用了阿片类药物，其中的原因之一是临床医师误以为患者没有得到足够的阿片剂量，导致镇痛效果不佳（Smith 2020; Blendon and Benson 2018; King et al. 2005）。一些错误的观点认为增加剂量能够克服耐受，导致了部分患者每日使用了大剂量的阿片类药物。开具这类处方的医师并未意识到阿片诱导痛觉过敏（opioid-induced hyperalgesia, OIH）的问题，长时间大剂量口服阿片类药物无疑会引发阿片诱导痛敏（Fletcher and Martinez 2014）。一些新的长效阿片类药物可以在一天内保持较高的血药浓度，当这些长效药物浓度降低或完全被代谢时，患者会频繁使用短效药物进行补充。关于治疗"爆发痛"的理念推高了日常药物的消耗。爆发痛起源于姑息治疗，指的是在患者已经口服长效镇痛药物后，间断出现的严重疼痛（Portenoy et al. 2006）。以前的治疗方法是增加吗啡剂量，以便维持有效的镇痛效果。长时间这样处理会导致慢性的不良反应。显然，增加阿片类药物的剂量不仅增加了药物副反应，而且加大了药物过量和其他相关风险。

患者长时间使用阿片类药物可能会在相对较短的时间内出现药物耐受以及诱导痛觉过敏的问题（Angst et al. 2003）。阿片药物耐受意味着阿片药物镇痛效果减弱，初期可通过增加药物剂量来解决。OIH 是一个慢性的敏化过程，使患者对疼痛刺激更加敏感（Angst et al. 2003; Lee et al. 2011），如果出现了 OIH，单纯增加药物剂量并不能解决问题。OIH 常在使用如芬太尼、瑞芬太尼、丁丙诺啡等强效短效 μ- 受体激动剂后发生，但长效 μ- 受体激动剂如吗啡也可能导致 OIH（Roeckel et al. 2016）。阿片类药物主要通过激活 μ- 受体来抑制疼痛，但长期使用可能导致痛感增强，不仅因为受体的变化，还因为体内致痛系统的激活 (de Conno et al. 2001)。一些资料显示鞘内使用阿片类药物也会导致 OIH，但鞘内使用药物导致的痛敏程度要低一些（Loram et al. 2012）。然而，通过联合其他药物使用可进一步降低阿片类药物需求。预防 OIH 的策略主要针对 NMDA 受体和谷氨酸系统，包括药物如氯胺酮、美沙酮、加巴喷丁以及 α- 受体激动剂如可乐定（Cooper et al. 1997）。总之，预防药物耐受和 OIH 的最佳方法是从治疗初期就加以控制。

6 总结

鞘内药物输注系统为患者提供了一个更为舒适的治疗方式，有助于改善患者躯体功能并减少口服药物的副作用。然而，成功应用的关键在于精准选择合适的患者。在开展此治疗前，医师应进行严格的患者筛选。成功施行鞘内药物输注系统不仅依赖于熟练的临床医师，还需要一支跨学科的医疗团队。这些专家需要熟悉治疗的整个过程，从手术操作到术后管理，从识别并处理潜在并发症到灵活使用输注系统内的各类药物，以确保治疗的有效性和安全性。此外，鞘内药物输注的成功也取决于一支专业、训练有素的支持团队，其中包括护士、医疗助理、行政和协调人员。他们的合作将确保流程的顺畅进行。最后，为确保治疗效果最佳，临床医师还需考虑一些常被忽略但对治疗成功至关重要的因素，如患者的营养状况、其他合并症、医疗保险覆盖范围和家庭经济状况。这些细节因素在整个治疗过程中都起着至关重要的作用。

（Daniel R. Kloster 著　张忠杰　黄　鑫译　姚　旌审校）

参考文献

Angst M, Koppert W, Pahl I et al (2003) Short-term infusion of the mu-opioid agonist remifentanil in humans causes hyperalgesia during withdrawal. Pain 106:49–57

Befverud S, Mogilner A, Schulder M (2008) Review article intrathecal pumps. Neurotherapeutics 5(1):114–122

Berkowitz BA (1976) The relationship of pharmacokinetics to pharmacological activity: morphine, methadone and naloxone. Clin Pharmacokinet 1(3):219–230

Blendon R, Benson J (2018) The public and the opioid abuse epidemic. N Engl J Med 378:407–411

Bolash R, Mikail M (2015) Multi-center prospective analysis of on-demand intrathecal morphine bolus dosing among patients with targeted drug delivery systems. Poster presented at the North American Neuromodulation Society meeting; Las Vegas, NV

Brown K, Phillips T (2010) Nutrition and wound healing. Clin Dermatol 28(4):432–439

Bruel B, Burton A (2016) Intrathecal therapy for cancer related pain. Pain Med 17:2404–2421

Campos L, Pope J (2018) Chapter 66. Pharmacology of intrathecal therapy. In: Neuromodulation, 2nd edn. Comprehensive textbook of principles, technologies, and therapies, pp 819–828

Centers for Disease control (CDC) (2011) Vital signs: overdoses of prescription opioid pain relievers—United States, 1999–2008. Morb Mortal Wkly Rep 60:1–6

Chau D, Walker V, Pai L et al (2008) Opioids and elderly: use and side effects. Clin Interv Aging 3(2):273–278

Coffey R, Owens M, Broste S et al (2009) Mortality associated with implantation and management of intrathecal opioid drug infusion systems to treat non cancer pain. Anesthesiology 111:888–891

Cooper D, Lindsay S, Ryall D et al (1997) Does intrathecal fentanyl produce acute cross-tolerance to i.v. morphine? Br J Anaesth 78:311–313

de Conno F, Caraceni A, Martini C et al (2001) Hyperalgesia and myoclonus with intrathecal infusion of high dose morphine. Pain 47:337–339

Deer T, Caraway D, Kim C et al (2002) Clinical experience with intrathecal bupivacaine in combination with opioid for the treatment of chronic pain related to failed back surgery syndrome and metastatic cancer pain of the spine. Spine J 2(4):274–278

Deer T, Pope J, Hayek S et al (2017) The polyanalgesic consensus conference (PACC): recommendations on intrathecal drug infusion systems best practices and guidelines. Neuromodulation 20(2):96–132

Demartini L, Stocco E, Bonezzi C (2010) Failed back surgery syndrome and intrathecal drugs infusion. Eur J Pain Suppl 4(4):299–301

Doleys D (2003) Psychological evaluation for patients undergoing neuroaugmentative procedures. Neurosurg Clin N Am 14:409–417

Doleys D, Brown J (2001) MMPI profile as an outcome "predictor" in the treatment of noncancer pain patients utilizing intraspinal opioid therapy. Neuromodulation 4:93–97

Du Pen S, Du Pen A (2003) The dilemma of opioid conversion and intrathecal therapy. Semin Pain Med 1(4):260–264

FDA (2018) Understanding unapproved use of approved drugs "off label"

Fletcher D, Martinez V (2014) Opioid-induced hyperalgesia in patients after surgery: a systemic review and a metaanalysis. Br J Anaesth 112:991–1004

Foley KM (1985) Treatment of cancer pain. N Engl J Med 313:84–95

Gulati A, Puttanniah V, Hung J et al (2014) Considerations for evaluating the use of intrathecal drug delivery in the oncologic patient. Curr Pain Headache Rep 18(2):391

Hagedorn J, Atallah G (2017) Intrathecal management of complex regional pain syndrome: a case report and literature. Scand J Pain 14:110–102

Hassenbusch S, Paice J, Bedder M et al (1997) Clinical realities and economic considerations: economics of intrathecal therapy. J Pain Symptom Manag 14(3 Suppl):S36–S48

Hassenbusch S, Gunes S, Wachsman S et al (2002) Intrathecal clonidine in the treatment of intractable pain: a phase 1/2 study. Pain Med 3(2):85–91

Hayek S, Deer T, Pope J (2011a) Intrathecal therapy for cancer and non-cancer pain. Pain Physician 14(3):219–248

Hayek S, Veizi I, Narouze S et al (2011b) Age dependent intrathecal opioid escalation in chronic noncancer pain patients. Pain Med 12:1179–1189

Horlocker T (2011) Regional anesthesia in the patient receiving antithrombotic and antiplatelet therapy. Br J Anaesth 107(Suppl 1):i96–i106

Kienle R (2020) Sterile compounding safety: the pharmacist's responsibility. Am J Health Syst Pharm 77(11):811–813

Kim P (2011) Case series of distal catheter obstruction. Presented at: NANS annual meeting; Las Vegas, NV

Kim D, Sidov A, Mandhare V et al (2011) Role of pretrial systemic opioid requirements intrathecal trial dose and non-psychological factors as predictors of outcome of intrathecal pump therapy: one clinician's experience with lumbar postlaminectomy pain. Neuromodulation 14:165–175

King T, Ossipov M, Vanderah T et al (2005) Is paradoxical pain induced by sustained opioid exposure an underlying mechanism of opioid antinociceptive tolerance? Neursignals 14:194–205

Kroin J (1992) Intrathecal drug administration. Present use and future trends. Clin Pharmacokinet 22:319–326

Lee M, Silverman SM, Hansen H, Patel VB, Manchikanti L (2011) A comprehensive review of opioid-induced hyperalgesia. Pain Physician 14(2):145–161. PMID: 21412369

Loram L, Grace P, Strand K et al (2012) Prior exposure to repeated morphine potentiates mechanical allodynia induced by peripheral inflammation and neuropathy. Brain Behav Immun 26:1256–1264

Malhotra T, Root J, Kesselbrenner J et al (2013) Intrathecally pain pump infusions for intractable cancer pain and algorithm for dosing without a neuraxial trial. Anesth Analg 116(6):1364–1370

Mathur S, Chu S, McCormick Z et al (2014) Long-term intrathecal baclofen: outcomes after more than 10 years of treatment. PMR 6:506–513

Medtronic product bulletin: summary of approved drugs Medtronic's synchromed II infusion system. Medtronic plc, Minneapolis, 2012

Mekhail BR (2014) Intrathecal pain pumps: indications, patient selection, techniques, and outcomes. Neurosurg Clin N Am 25(4):735–742

Moryl N, Coyle N, Essandoh S et al (2010) Chronic pain management in cancer survivors. J Natl Compr Cancer Netw 8(9):1104–1110

Pope J, Deer T (2015) Intrathecal drug delivery for pain: a clinical guide and future directions. Pain Manag 5:175–183

Portenoy R, Bennett D, Rauck R et al (2006) Prevalence and characteristics of breakthrough pain and opioid-treated patients with chronic non cancer pain. J Pain 7:583–591

Przybyl J, Follet A, Caraway D (2003) Intrathecal drug therapy: general considerations. Semin Pain Med 1(4):228–233

Rezai A, Kloth D, Hansen H et al (2013) Physician response to Medtronic's position on the use of off label medications in the SynchroMed pump. Pain Physician 16:415–417

Rivat C, Ballantyne J (2016) The dark side of opioids in pain management: basic science explains clinical observation. Pain Rep 1(e570):1–9

Roeckel L, Le Coz G, Gaveriaus-Ruff C et al (2016) Opioid induced hyperalgesia: cellular and molecular mechanisms. Neuroscience 338:160–182

Saulino M, Ivanhoe C, McGuire J et al (2016) Best practices for intrathecal baclofen therapy: patient selection. Neuromodulation 19:607–615

Saunders K, Dunn K, Merrill J et al (2010) Relationship of opioid use and dosage levels to fractures in older chronic pain patients. J Genet Int Med 25:310–315

Säwe J (1986) High-dose morphine and methadone in cancer patients. Clinical pharmacokinetic considerations of oral treatment. Clin Pharmacokinet 11(2):87–106

Schiess M, Eldabe S, Konrad P et al (2020) Intrathecal baclofen for severe spasticity: longitudinal data from the product surveillance registry. Neuromodulation 23:996–1002

Serrano B, Cuenca E, Higuera E et al (2014) Anticoagulation and interventional pain management. Tech Reg Anesth Pain Manag 18(1–2):58–64

Smith H (2020) Ethics, public health, and addressing the opioid crisis. AMA J Ethics 22(8):E647–E650

Smith T, Staats P, Deer T et al (2002) Randomized clinical trial of an implantable drug delivery system compared with comprehensive medical management for refractory cancer pain: impact on pain, drug related toxicity, and survival. J Clin Oncol 20(19):4040–4049

Stearns L, Boortz-Marx R, Du P et al (2005) Intrathecal drug delivery for the management of cancer pain: a multidisciplinary consensus of best clinical practices. J Support Oncol 3(6):399–408

Sylvester R, Lindsay S, Schauer C (2004) The conversion challenge: from intrathecal to oral morphine. Am J Hosp Palliat Care 21(2):143–147

van der Plas A, Marinus J, Eldabe S et al (2011) The lack of efficacy of different infusion rates of intrathecal baclofen in complex regional pain syndrome: a randomized double blind crossover study. Pain Med 12:459–465

Wallace M, Lotz N, Pope J (2015) Perspectives in intrathecal therapy: patient selection, referral, and communication strategies. In: Medscape education neurology and neurosurgery

Wang P, Huang B, Horng H et al (2018) Review article wound healing. J Chin Med Assoc 81(2):94–101

第 8 章 鞘内泵管理：鞘内巴氯芬输注泵

本章内容

1. 简介 91
2. 痉挛定义：速度依赖 91
3. 痉挛评估：改良 Ashworth 量表 91
4. 设定目标：基线功能，预期管理，以患者为中心 92
5. 痉挛的治疗方案 93
6. 鞘内输注巴氯芬治疗：严重的、顽固的、疑难的痉挛 94
7. 鞘内输注巴氯芬的适应证：口服药物治疗欠佳 94
8. 鞘内输注巴氯芬的禁忌证 95
9. 鞘内输注巴氯芬的疗效 95
10. 巴氯芬的药理学和药物输注 95
11. 导管尖端的放置位置 96
12. 颈段 vs. 胸段放置 96
13. 鞘内输注巴氯芬的最佳时机 97
14. 鞘内输注巴氯芬的辅助治疗 97
15. 口服抗痉挛药：巴氯芬、替扎尼定、地西泮 97
16. 鞘内巴氯芬输注泵管理 100
17. 剂量方案 100
18. 初始剂量：常用剂量浓度为 500、1000 和 2000 µg/ml，起始浓度常为 500 µg/ml 101
19. 剂量调整 101
20. 剂量增加 101
21. 达到疗效的界定 101
22. 耐药性 102
23. 鞘内巴氯芬输注泵的并发症 102
24. 泵再灌注的门诊随访 102
25. 药物再灌注的最佳时间 103
26. 日常管理 103
27. 维持剂量：使用尽可能低的剂量 103
28. 基于经验的给药原则 103
29. 如何提供持续监测：评估新的不良反应 104
30. 终止护理 104
31. 总结 104
参考文献 105

摘要

30 多年来，鞘内输注巴氯芬（intrathecal baclofen，ITB）已被广泛用于治疗与脑瘫、多发性硬化症、脊髓损伤和卒中相关的重度痉挛。痉挛是指肌肉在被动牵拉时出现速度依赖性的阻力增加，严重时可导致剧痛和肌肉挛缩，显著降低生活质量。对于口服药物无效或无法耐受常见的镇静类药物副作用的患者，应考虑使用 ITB 疗法。ITB 疗法通过将导管植入蛛网膜下腔，从而实现将药物直接输送到脑脊液（CSF）中。这种方法仅需使用较低剂量的巴氯芬，并且绕过血脑屏障（BBB），避免了大剂量口服药物所造成的众多不良反应。鞘内导管尖端的放置位置在 ITB 疗法中尤为重要。由于流动性和比重的限制，脑脊液对巴氯芬扩散的影响有限，因此导管尖端的位置决定了巴氯芬在脑脊液中的富集区域。在开始 ITB 治疗之前，应评估患者的治疗目标和痉挛症状的严重程度。在输注泵植入之前，通常会进行测试以评估患者的反应并预估起始剂量。输注泵植入后，应以最少的次数完成起始剂量和稳态剂量的调整，该过程可在门诊完成或住院期间快速完成。本章将介绍和讨论鞘内泵在重度痉挛治疗中的注意事项，并探讨巴氯芬泵的短期和长期管理，包括剂量调整、不良事件和终止护理。

1 简介

鞘内输注巴氯芬（intrathecal baclofen，ITB）用于治疗重度痉挛已有 30 余年。因为鞘内给药可以绕过血脑屏障，直接作用于中枢神经系统，抑制神经递质活性，导致肌肉松弛，所以相较于口服给药，鞘内给药具有更佳的疗效，并且能够显著降低用药剂量。对于口服药物疗效欠佳或者不能耐受不良反应的患者，应考虑进行鞘内输注巴氯芬治疗。在开始治疗之前，需要评估患者的预期目标和痉挛的严重程度等因素。鞘内泵植入后，应以最少的次数完成起始剂量和稳态剂量的调整。剂量调整可以在门诊进行，但必要时，可以住院调整剂量以加快进程。以下将围绕上述主题进行阐述和讨论，同时探讨巴氯芬泵门诊随访和长期管理的注意事项，包括剂量调整、剂量不足或过量的警示体征和症状，以及鞘内药物输注系统的故障排除。

2 痉挛定义：速度依赖

痉挛是指速度依赖性的紧张性牵张反射亢进（Kim and Shin 2018; Lance 1980a）。痉挛可以是局灶性或弥漫性的，通常以反射亢进、肌阵挛、屈肌和伸肌痉挛、原始反射和肌张力障碍为特征。痉挛最常见于脊髓损伤（spinal cord injury, SCI）、卒中、多发性硬化症（multiple sclerosis, MS）、创伤性脑损伤（traumatic brain injury, TBI）和脑瘫（cerebral palsy, CP）（Lapeyre et al. 2010）。脊髓源性痉挛是由于脊髓上结构抑制的解除，导致脊髓运动神经元兴奋性和原始反射增强，从而对传入信号产生过度反应，且对屈肌群的影响要大于伸肌群。但是脑干的下行抑制仍然存在，因此兴奋性的增强并没有其他病理类型严重。脑源性痉挛是由于下行抑制消失或下行易化通路紊乱而导致脊髓上反射异常，因此出现神经活动增强，诱发肌肉收缩。

3 痉挛评估：改良 Ashworth 量表

临床上用于评估痉挛程度的工具已经存在多年，但几乎没有更新（Hugos and Cameron 2019）。Tardieu、Ashworth 和改良 Ashworth 量表（modified Ashworth scale, MAS）实际上评估的是被动运动的阻力（Lapeyre et al. 2010）。这些量表受限于评分者间信度，并且无法根据意向运动来评估痉挛程度。生物力学评价工具在运动评估方面更胜一筹，但缺乏实用性（Li and Francisco 2019）。脊髓源性痉挛和多发性硬化痉挛有特异性的评估工具，但对于各种形式的痉挛，最常用的量表是改良 Ashworth 量表（表 8.1）（Lapeyre et al. 2010;

Hugos and Cameron 2019; Li and Francisco 2019; Benz et al. 2005）。

表 8.1 改良 Ashworth 量表

改良 Ashworth 量表	肌张力分级
0	无肌张力增加
1	肌张力略微增加，受累部位被动屈伸时，在 ROM 之末出现突然卡住、释放，或者呈现最小的阻力
2	肌张力轻度增加，被动屈伸时，在 ROM 的后 50% 范围内突然卡住，当继续进行 ROM 检查时，均呈现最小的阻力
3	肌张力明显增加，通过 ROM 的大部分时，肌肉张力均明显地增加，但受累部分仍能较易地被移动
4	肌张力严重增加，被动运动困难
5	僵直，受累部分屈伸时呈僵直状态，不能活动

ROM（关节活动度，range of motion）

4 设定目标：基线功能，预期管理，以患者为中心

痉挛管理的指导原则包括预防软组织挛缩、维持或改善运动功能和独立活动能力，以及卫生维护。如果未得到有效治疗，过度的肌张力会导致疼痛、僵直、关节半脱位和关节活动度（range of motion, ROM）降低，并可能导致周围神经病变、压疮和畸形，从而严重影响生活质量。患者可能会丧失自理和日常生活活动能力（activities of daily life, ADL）（Lapeyre et al. 2010）。痉挛甚至会导致肌无力和不自主运动障碍。然而，在没有针对性或适当调整的情况下缓解痉挛，通常不会使患者受益（Chang et al. 2013a）。痉挛产生的肌张力可以帮助部分患者进行日常生活活动，如转移和行走（Tilton et al. 2010）。如果痉挛程度降低，则痉挛所带来的益处也可能消失，因此需要通过评估来制定合适的治疗目标。

在设定痉挛的管理目标时，通常以潜在病因作为指导，以痉挛中给患者造成困扰的部分作为管理对象。管理目标还分为短期目标，如改善活动能力、提高康复治疗的便利性和改善患者的卫生状况；以及长期目标，如预防或限制关节挛缩。缓解痉挛可以使肌肉运动趋于正常，从而节省护理人员的时间和精力。

同时应着重关注患者的病史、既往功能状态、护理人员和理疗师的建议及支持系统，特别是既往功能状态。应根据患者最初的基础功能状态来评估患者和护理人员的优先处理事项。临床医师应以患者为中心设定管理目标，且需要参考护理人员和其他相关人员的建议。患者可能对管理目标抱有不切实际的期望，即恢复正常的运动功能，因此在治疗开始前，需要就管理目标的设定与患者进行一次全面细致的沟通。

管理目标因患者的临床情况而有所不同。例如，卒中患者的目标主要集中在运动功能的恢复上。除此之外，还包括减少痛性痉挛、维护卫生、预防挛缩和褥疮、改善患者卧床姿态、减轻护理人员的负担、改善患者的日常生活活动能力，以及其他任何可能提高患者自主性的目标（Francisco et al. 2006; Sangari et al. 2019）。

5 痉挛的治疗方案

痉挛管理通常采用综合治疗，包括康复治疗和药物治疗，而且需要结合导致痉挛加重的因素，以及功能恢复目标（Thibaut et al. 2013; Bakheit 2012）。治疗目标为减少痉挛和相关疼痛、预防挛缩、改善运动功能和自主性。治疗方案包括康复治疗、药物治疗、外科手术和神经调控介入治疗。

总之，控制痉挛的阶梯式治疗应从侵入性最小的疗法开始。首先是去除有害刺激，其次是物理治疗、口服药物治疗，最后是化学去神经疗法和鞘内输注巴氯芬治疗。以上疗法具有协同效应，因此可以同时应用。

康复治疗旨在提高活动能力、预防畸形、并最大限度地恢复功能和耐力。住院和门诊患者均可通过拉伸、系列石膏固定、肌腱冷敷/热敷、振动疗法、贴扎、按摩和促进运动学习（卒中患者）来锻炼肌肉，保持关节对位，以及预防挛缩。

全身痉挛可通过口服或鞘内给药治疗。从短期来看，口服药物更加昂贵，但便于服用而且可能更适用于全身痉挛患者（Thibaut et al. 2013; Chang et al. 2013b）。治疗痉挛的药物中作用于中枢神经系统的包括巴氯芬、替扎尼丁、可乐定、苯二氮䓬类和加巴喷丁（图8.1）。巴氯芬是一种GABA类似物，属于一线药物，痉挛和继发性肌张力障碍是其最常见的适应证（Lance 1980b; Lake and Shah 2019）。可乐定和替扎尼定是α-2受体激动剂，通常用作痉挛的辅助治疗。低血压是这两种药物均可能出现的副作用。除此之外，替扎尼定还能够延长校正QT间期（corrected QT interval, QTc）。苯二氮䓬类和加巴喷丁都是具有镇静作用的抗惊厥药。苯二氮䓬类药物作用于GABA-A受体，特别是地西泮，对屈肌的抑制作用强于伸肌，与脊髓损伤的病理表现相匹配（图8.1）。加巴喷丁作用于钙离子通道，抑制钙离子内流，主要用于缓解神经病理性疼痛（Chang et al. 2013b）。丹曲林钠是唯一作用于外周的抗痉挛药物，其直接作用于肌肉，通过抑制肌质网中钙离子的释放而减弱肌肉收缩（图8.1）（Chang et al. 2013b）。

相比口服药物治疗，局部治疗可以避免全身乏力，而且具有更好的耐受性和疗效。局灶性痉挛通常采用A型肉毒神经毒素或肉毒毒素进行化学去神经治疗（图8.1）（Simpson et al. 2008; Esquenazi et al. 2013）。肉毒毒素通过减少神经肌肉接头处的乙酰胆碱释放而造成去神经支配。肉毒毒素效果非常显著，但持续时间短，不适合用于长期控制痉挛，以及多发性和重度痉挛。

控制痉挛的其他疗法包括采用乙醇和苯酚进行化学去神经支配。在神经周围注射乙醇和苯酚可导致轴突变性、神经源性肌萎缩和局部组织坏死，疗效可以持续数月至数年。副作用包括慢性疼痛和感觉异常。由于药物的刺激性，去神经支配过程中会造成难以忍受的疼痛，因此儿童和对疼痛敏感的成年人必须在全麻下进行注射（Tilton et al. 2010; Chang et al. 2013b）。研究表明，经皮神经电刺激（transcutaneous electrical nerve stimulation, TENS）和功能性电刺激（functional electrical stimulation, FES）能够缓解脊髓损伤后痉挛（Sivaramakrishnan et al. 2018）。重复经颅磁刺激可用于控制颈段和上胸段不完全性脊髓损伤患者的痉挛（Leszczyńska et al. 2020），但对于卒中后痉挛的治疗目前尚没有证据支持（Lake and Shah 2019; Fisicaro et al. 2019）。

脊髓电刺激可有效控制多种原因引起的痉挛（Simpson et al. 2008; Nagel et al. 2017）。

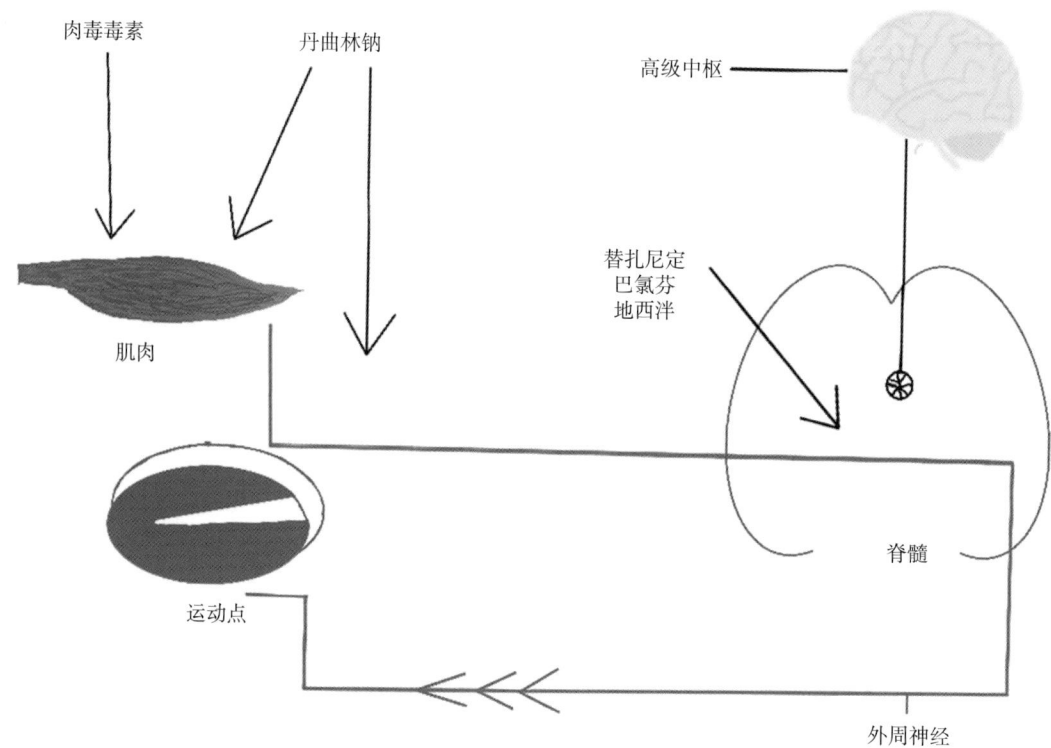

图 8.1　抗痉挛药及其作用部位 [Adapted from: Lapeyre, Eric, Kuks, Jan B.M., and Meijler, Willem J. 'Spasticity: Revisiting the Role and the Individual Value of Several Pharmacological Treatments'. 2010: 193–200. (Lapeyre et al. 2010)]

神经消融术、神经切断术和选择性神经根切断术可用于改善痉挛患者的运动功能。然而，神经根切断术主要用于疼痛综合征的治疗，而且切除神经可导致慢性疼痛综合征（Chang et al. 2013b; Lin and Chay 2018）。因此，只有对于 ITB 无法控制的难治性病例，并且对功能改善、自理能力、卫生状况或挛缩疼痛缓解有合理预期的情况下，才应考虑对痉挛进行手术干预（Gart and Adkinson 2018）。

6　鞘内输注巴氯芬治疗：严重的、顽固的、疑难的痉挛

巴氯芬是一种 GABA 类似物，通过作用于 GABA-B 受体，抑制兴奋性神经递质的释放，从而导致肌肉松弛。巴氯芬必须大剂量口服才能达到缓解痉挛的效果，但同时会产生镇静类药物的副作用（Ethans 2007）。鞘内输注巴氯芬则可以绕过血脑屏障（blood-brain barrier, BBB），将巴氯芬靶向输送到脑脊液中，直接作用于脊髓神经元（Fisicaro et al. 2019; Saulino 2018）。

7　鞘内输注巴氯芬的适应证：口服药物治疗欠佳

口服药物可有效缓解轻度甚至中度痉挛，其中以巴氯芬最为常见。然而，当控制重

度痉挛时，口服药物在治疗剂量下可能效果欠佳，或者产生不能耐受的副作用（Lance 1980b; Alexon 2005）。这种情况下，可采用鞘内输注巴氯芬疗法，其适用于脊髓源性或脑源性重度慢性痉挛的患者。

8 鞘内输注巴氯芬的禁忌证

ITB 治疗的绝对禁忌证包括巴氯芬过敏（罕见）、患者受体型限制不适合泵植入，以及存在活动性感染（Saulino et al. 2016）。相对禁忌证包括身体虚弱不适合全身麻醉以及无法定期复诊随访（Lake and Shah 2019）。此外，心理社会因素和心理健康问题也会影响患者的依从性（Saulino et al. 2016）。在进行泵植入或泵更换手术之前，需要考虑的其他注意事项包括：患者是否计划接受脑积水分流手术、盆腔或脊柱手术，以及是否有癫痫发作。以上因素会影响鞘内泵和导管植入的时机或方式。

9 鞘内输注巴氯芬的疗效

ITB 对痉挛的疗效已在针对脑瘫、多发性硬化、脊髓损伤和卒中患者的对照研究中得到证实（Ertzgaard et al. 2017）。在药物治疗过程中，应先进行全身用药，在全身用药疗效欠佳的情况下，再采用鞘内输注巴氯芬治疗。鞘内输注巴氯芬疗法可以单独应用，也可与上述控制痉挛的其他方法联合应用。

10 巴氯芬的药理学和药物输注

ITB 是将导管放置在脊髓蛛网膜和软脊膜之间的鞘内间隙，然后将巴氯芬经导管直接输送到 CSF 中。鞘内给药可以绕过血脑屏障，直接作用于神经系统，是口服给药的一种替代疗法。巴氯芬在脑脊液和血浆中的半衰期相似，均为 1~5 小时。巴氯芬是鞘内给药的最佳选择，因为其脂溶性较差且微溶于水，不易通过细胞膜，给药后可以在脑脊液中停留较长时间（Hsieh and Penn 2006a; Heetla et al. 2014）。因此与全身用药相比，鞘内用药达到相同疗效所需的巴氯芬剂量更低，而且中枢神经系统副作用（嗜睡、头痛或镇静等）更少（Meythaler et al. 2001a）。鞘内给药可以直接作用于神经系统，所需剂量为等效口服剂量的百分之一至千分之一（Barnes and Johnson 2008）。

10.1 比重

比重是指药物相较于 CSF 的密度比值，有助于预测其在鞘内空间的分布。高比重药物会随着重力下降，而低比重药物则会反重力上升。巴氯芬本身是低比重的，在输注到 CSF 后倾向于保持位置不变（Hejtmanek et al. 2011）。高比重药物，例如吗啡或布比卡因，在浓度较高的情况下会在 CSF 中沉降，无法持续作用于脊髓上的治疗靶点。当患者处于仰卧位时，高比重药物还可能透过蛛网膜沉降到硬膜外腔（Hejtmanek et al. 2011）。

巴氯芬相对于 CSF 比重较低，可以在 CSF 中反重力分布。巴氯芬进入 CSF 后，直接与背根神经节（dorsal root ganglion, DRG）和脊髓灰质中的 GABA-B 受体相结合，致使神经元突触前抑制和突触后超极化，从而抑制神经递质释放，导致肌肉松弛（Yang et al. 2001）。

在脑脊液中巴氯芬呈梯度分布，头端和尾端的浓度比为 1∶4，在脊髓和马尾区域的浓度高于大脑（Kroin and Penn 1991）。巴氯芬的梯度分布有助于减少副作用，并使其保持在靶点附近（Kroin and Penn 1991）。连续输注巴氯芬 48 小时后，巴氯芬在脑脊液流动的作用下形成浓度梯度。腰段与脑池的浓度比约为 4∶1，浓度以 0.9%~1.5%/cm 梯度降低。

脑脊液并非以单向循环模式流动，而是沿头尾轴往复式振荡。CSF 振荡主要由心动周期驱动（Bernards 2006a; Flack and Bernards 2010）。CSF 振荡在头端最为明显，距离枕骨大孔越远，则 CSF 的位移越小，因此经颈段输注的药物在鞘内的分布比胸段更广（Heetla et al. 2014; Bernards 2006a; Flack and Bernards 2010）。

11 导管尖端的放置位置

鉴于脑脊液流动对巴氯芬分布的影响有限，所以导管尖端的位置至关重要。药物作用靶点通常位于脊髓背角，所以需要将导管置于脊髓后方（Bernards 2006a）。将导管置于脑室内有助于缓解肌张力障碍和痉挛，但是会增加中枢神经系统副作用的风险。CSF 回流受阻时可能会发生局部毒性效应，需要格外留意（Heetla et al. 2014）。动物研究表明，在药物缓慢输注过程中，CSF 中巴氯芬的浓度会随着与导管尖端距离的增加而呈现梯度下降，因此大部分巴氯芬仍富集在导管尖端周围（图 8.2）（Heetla et al. 2014; Bernards 2006b）。这意味着导管尖端的位置对患者的临床疗效起到决定性作用。Grabb 等的研究证明了这一点，他们发现在相同剂量下，将导管尖端放置在 T6-T7 对上肢痉挛的缓解要明显优于放置在 T11-T12，而且对下肢痉挛依然有效（Grabb et al. 1999）。

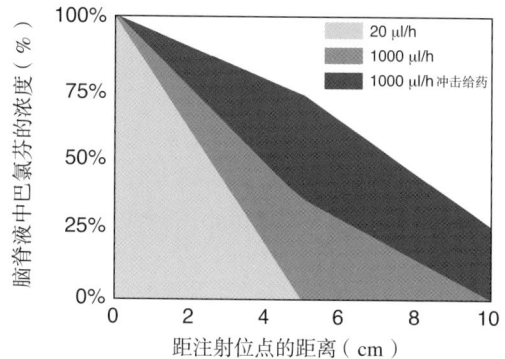

图 8.2 巴氯芬流速和距注射位点的距离对脑脊液中巴氯芬浓度的影响［摘自：Heetla HW, Staal MJ, Proost JH, van Laar T. Clinical relevance of pharmacological and physiological data in intrathecal baclofen therapy. Arch Phys Med Rehabil. 2014;95(11):2199–2206. https://doi.org/10.1016/j.apmr.2014.04.030］

同时应考虑解剖变异（如感染后或手术后改变）或者其他可能影响巴氯芬在 CSF 中分布和浓度梯度的因素。

12 颈段 vs. 胸段放置

导管尖端的位置决定了药物的富集中心。从理论上说，对于下肢痉挛，导管尖端应放置在腰膨大附近（T11-L1）；对于上肢痉挛，应放置在颈膨大附近（C3-T2）（Heetla et al. 2014）。对于同时患有上下肢痉挛的患者，如果将导管尖端放置在更靠近下肢的治疗靶点，并增加剂量以覆盖上肢的治疗靶点，则会导致下肢肌张力减退。有一种解决方案是采用双腔导管，可以兼顾颈椎和胸椎的治疗靶点，但目前这种导管尚未面市。

导管尖端通常放置在下胸段水平，但有研究表明，将导管尖端放置在颈段可以同时有效地控制上肢和下肢痉挛。放置在颈段的缺点是可能会造成更严重的中枢神经副作用。然而有一项研究表明，与胸段相比，将尖端放置在颈段不仅在技术上没有差别，而且不良反应和药物过量症状也是相似的（McCall and MacDonald 2006）。对于更靠近尾端放置的导管而言，通过加大剂量来增加对上肢的作用，则会导致保持姿势所需的躯干刚度下降，并且会增加泵再灌注的频率。也有研究表明，如果将导管尖端放置在 T6 水平，则对下肢的作用要强于上肢，相比之下，将导管尖端放置在颈段 C5-C7 水平，则上下肢痉挛的缓解更加均匀（McCall and MacDonald 2006）。

13 鞘内输注巴氯芬的最佳时机

有一项研究推测，泵植入的时机可能会影响其疗效（McCall and MacDonald 2006）。对于卒中患者，如果担心非侵入性治疗会导致严重的挛缩，那么早期行泵植入可以改善患者的不适感，并促进康复目标的达成。同时 ITB 必须与卒中后神经系统缓慢恢复（运动和认知）可能带来的影响相平衡。总之，泵植入的时机应该以功能目标为依据。鉴于严重的痉挛会导致残疾和疼痛/不适感，建议在卒中后 3~6 个月进行泵植入，特别是对于口服药物和（或）化学去神经/神经溶解治疗失败的患者（Francisco et al. 2006）。此外，与其他疗法相比，ITB 已被证明具有较好的成本效益（Tilton et al. 2010）。

14 鞘内输注巴氯芬的辅助治疗

ITB 治疗开始后，患者可以继续进行上述的辅助治疗。如果 ITB 对下肢痉挛的疗效更明显，则可使用肉毒毒素对上肢进行局部的痉挛控制。若肌张力经 ITB 治疗后得到改善，则应重新评估患者的功能目标。目标仍应侧重于患者的 ROM、功能、力量的改善和约束诱导运动治疗，方法包括功能性电刺激、跑步机和机器人疗法等。临床医师应根据治疗目标调整 ITB 治疗的初始剂量。初始治疗，包括肢体延伸、系列石膏固定和关节松动术、核心肌群强化、肌张力改善等，将有助于患者在肌肉痉挛减轻后进行功能性恢复训练。经验丰富的神经康复治疗师对于实现患者的目标和优化治疗非常重要。

15 口服抗痉挛药：巴氯芬、替扎尼定、地西泮

巴氯芬的半衰期为 2~6 小时。巴氯芬的常规口服剂量为每日 40~80 mg，但不能超过每日 80 mg（Ghanavatian and Derian 2020a）。当口服巴氯芬的副作用难以控制或者在推荐的最大剂量下仍效果不佳时，患者适合接受 ITB 治疗。

替扎尼定的半衰期为 2.5 小时。在治疗痉挛时，应每日服用 3 次，每日最大剂量为 36 mg。长期大剂量服用需要逐渐减少药物剂量，以降低心动过速和反跳性高血压的风险（Ghanavatian and Derian 2020b）。在进行巴氯芬测试之前，可将替扎尼定每日减量 2~4 mg，以降低由于每日用药剂量减少而对心脏造成影响的可能性。

地西泮有时也被用于痉挛的辅助治疗，剂量为 2~10 mg，每日 3~4 次。地西泮的半衰

期为 46 小时，有许多潜在的副作用（Montané et al. 2004）。地西泮也能够产生躯体依赖性，如果患者服用较大剂量的地西泮，应在 ITB 测试前逐渐减量（Joseph and Hack 2020）。

15.1 口服与鞘内输注巴氯芬的剂量换算

口服巴氯芬与 ITB 的剂量不能直接换算，通常 ITB 的剂量约为口服剂量的百分之一，而且疗效优于口服给药（Lim and Cunningham 2012；Ross et al. 2011；Boster et al. 2016a）。与 ITB 相比，口服巴氯芬的起效和达峰时间较慢，在数天的时间内仍不能达到峰值疗效，而 ITB 只需要数小时（Boster et al. 2016a）。

15.2 巴氯芬鞘内测试前口服药物管理

在进行鞘内巴氯芬测试之前，对于患者口服解痉药的管理目前尚没有具体的指南。ITB 治疗最佳实践专家共识小组（The ITB Therapy Best Practices Expert Consensus Panel）推荐在测试前可以考虑让患者停药，但同时指出应根据每位患者的具体情况而定。除巴氯芬之外，患者可能同时服用其他抗痉挛药。专家共识小组并未对抗痉挛药停药的优先顺序作出说明，但明确指出需要慎重考虑药物副作用和停药的危险性。

在确定巴氯芬术前停药时间时，应考虑潜在的戒断症状。部分患者可以服用抗痉挛药直至测试当天早晨，但是其他患者需要逐渐停药。测试完成后，随着痉挛症状再现，患者可以重新开始口服药物并逐渐增加剂量。如有必要，部分患者可以在测试当天恢复到日常用药剂量。此外，ITB 测试的同时不能进行其他痉挛相关的注射治疗，以免混淆测试结果。

当患者不能耐受口服药物的副作用或充分缓解痉挛所需的剂量时，则可以进行 ITB 测试。一般情况下，建议在 ITB 测试当天早晨暂停服用抗痉挛药。然而，如果手术安排在当天晚些时候，则应允许患者早晨服药，中午暂停服药。鉴于地西泮的半衰期较长，可以根据患者的病情在 ITB 测试前几天逐渐减量。总之，在 ITB 测试前应尽可能减少口服抗痉挛药的剂量，同时仍需要服用适量的药物以减轻不可耐受的副作用，如中、重度痛性痉挛或戒断反应（Boster et al. 2016a；Connors and Hamilton 2020）。

15.3 巴氯芬鞘内测试方法

在泵植入前进行 ITB 测试的目的是筛选出合适的手术人选，即测试效果较好的患者。ITB 测试也是讨论治疗目标和明确最佳初始剂量的有效依据。在所有测试之前，应通过改良 Ashworth 量表（MAS）对患者的痉挛程度进行评分。测试可以通过单次冲击剂量给药或持续输注药物的方式进行。通常情况下，使用 25G 穿刺针进行腰椎穿刺，随后经穿刺针给予少量非离子型造影剂以确认针尖位于鞘内，并向鞘内推注 50 μg 药物（Boster et al. 2016b）。

对于年龄较小的儿童和依靠痉挛状态进行活动的患者，测试剂量可减少至 25 μg（Boster et al. 2016b）。与之相反，对于重度痉挛或无法行走的患者可能需要更大的测试剂量（75~100 μg）。单次大剂量冲击给药后，巴氯芬约在 1 小时内开始起效，在 3~4 小时达到最大药效，测试的时间窗为 4~8 小时（Pucks-Faes et al. 2019；Slonimski et al. 2004）。如有需要，可以再次进行冲击给药测试，但通常两次测试之间应间隔 24 小时。在 ITB 测试期间，应密切监测心肺功能，同时观察患者是否出现肌张力下降，并在患者再次出现痉挛时结束观察和体格检查（Boster et al. 2016b）。冲击给药测试对上肢痉挛的影响往往较小，如果上肢痉挛是待解决的主要临床问题，则可以鞘内置管并将导管尖端放置在颈段，这样更适用于测试上肢对 ITB 的反应（Pucks-Faes et al. 2019）。在测试期间，应密切关注患者的不良反应，如头痛、恶心、呕吐、尿潴留、低血压、癫痫、镇静、呼吸抑制，甚至昏迷（Boster et al. 2016b）。

如果单次冲击给药测试失败，或者需要更全面的评估，可以经鞘内导管持续给药，或者至少间隔 24 h 后重复进行单次冲击给药测试。持续给药测试是将临时导管放置在蛛网膜下腔目标区域（Pucks-Faes et al. 2019），并连接到可编程的外置泵来实现持续输注药物。持续给药测试是一种标签外的测试方法，在住院期间由主治医师斟酌决定，其可以对患者进行较长时间的观察，以更好地评估对运动功能的影响。一项单中心研究中采用的持续给药方式为：在植入 24 小时后开始进行剂量调整，根据物理治疗师每天 2 次的评估结果，以 25 μg 的增量调整剂量，直到达到预期效果（Vats et al. 2019）。此外，持续给药测试的优点是可以更好地模拟永久性泵植入的治疗效果，并可能得到更可靠的功能结果。

15.4　植入前口服药物管理

如果计划在测试后择期进行植入手术，我们建议在术前继续口服抗痉挛药直至手术当天，包括手术当天早晨的剂量。这有助于避免和减少不受控制的痉挛对植入过程的干扰。

15.5　植入后口服药物管理

泵植入完成后，可以立即开始向鞘内输注巴氯芬，每日剂量为测试时有效的持续给药剂量，或者有效冲击剂量的 2 倍（Boster et al. 2016c）。

15.6　巴氯芬与其他药物的鞘内联合应用

鞘内巴氯芬输注已被证明对急性和慢性疼痛综合征均有疗效。此外，研究表明该药可以有效地缓解对鞘内注射吗啡耐受患者的慢性疼痛（Hsieh and Penn 2006b; Meythaler et al. 2001b）。巴氯芬的治疗范畴还包括没有运动功能障碍的患者，对痉挛性和非痉挛性疼痛均有效（Hsieh and Penn 2006b; Meythaler et al. 2001b）。动物研究也发现巴氯芬具有镇痛作用，可有效缓解交感神经和脊髓上神经介导的疼痛以及肌肉痉挛引起的疼痛。除此之外，巴氯芬还对卒中或多发性硬化症患者的神经病理性疼痛和中枢性疼痛有镇痛效果（Slonimski et al. 2004; Meythaler et al. 2001b）。

研究证明在巴氯芬中加入可乐定可以缓解痉挛。联合应用巴氯芬和可乐定还可以有效地缓解疼痛（Slonimski et al. 2004）。对于重度痉挛性疼痛，巴氯芬可以与吗啡合用，或者与吗啡、可乐定联合鞘内给药，以持续缓解疼痛（Gatscher et al. 2002）。吗啡与巴氯芬在泵内至少可以稳定 30 天（Meythaler et al. 2001b）。然而，由于成本较高，不建议将巴氯芬作为治疗疼痛的一线药物（Meythaler et al. 2001b）。在动物研究中，同时给予无效剂量的吗啡和巴氯芬可以提高镇痛效果（Slonimski et al. 2004），并且作者建议对于已经植入鞘内泵的患者，如果不能耐受吗啡副作用，或者随着时间的推移，镇痛效果由于耐药而减弱，可以鞘内输注巴氯芬进行治疗（Hsieh and Penn 2006b）。如果在鞘内输注巴氯芬测试期间仍然出现疼痛症状，可以考虑在测试中加入单次冲击剂量的吗啡。

16 鞘内巴氯芬输注泵管理

鞘内泵可分为两种类型：机械泵和可编程泵。机械泵由气体驱动，具有一个预设的流速，但现在已经不再生产。可编程泵由电池驱动，电池寿命一般为 7~10 年（https://www.medtronic.com/us-en/patients/treatments-therapies/drug-pump-severe-spasticity/living-with-itb-therapy/pump-management.html n.d.）。出于实际应用的目的，本章将只讨论可编程泵。泵体需要植入体内，在右下腹或左下腹制作囊袋后，通过手术将泵体固定到前腹壁上。从患者的舒适度角度来说，该位置对于患者来说是最舒适的，而且便于定期向泵中补充药物。

17 剂量方案

总的来说，目前有三种公认的鞘内给药模式：持续剂量、弹性剂量和冲击剂量给药。持续剂量给药是以恒定的速度输注药物，通常作为患者泵植入后的初始给药模式，血药浓度达到稳态的时间取决于药物的半衰期（巴氯芬在 24 小时内达到稳态，时间大约为 5 个半衰期）。血药浓度达到稳态后，需要对患者进行评估并调整到合适的给药剂量。

弹性剂量模式是指在一天内以不同的输注速度持续给药，根据患者痉挛严重程度的变化，设定较高剂量和较低剂量的时段。其最适用于遵循可预测行为模式的痉挛患者，这些患者需要通过痉挛来进行某些活动，例如转移或站立，但他们同时需要在夜间缓解痉挛以便能够休息或睡眠。对于傍晚或夜间用药需求增加的患者，医师可以增加睡前剂量，但不能超过基线剂量的 10%~15%（Boster et al. 2016d）。弹性给药不能有效地降低巴氯芬耐药患者的每日剂量，而且任何增加的剂量都需要几个小时才能到达新的稳态。此外，应提醒患者时间的变化（例如前往新的时区或夏令时）可能会影响给药剂量。

冲击剂量给药是指将日剂量分为若干份，在 24 小时内分多次快速完成给药。值得注意的是，有一种鞘内泵（SynchroMed II pump, Medtronic Inc., Dublin, Ireland）由于不能完全停止运行，因此在冲击给药间歇会以较慢的基础流速持续给药；但在另一种常见的鞘内泵中（Prometra Pump, Flowonix, Mt. Olive, NJ, USA），在冲击给药间歇不会出现持续给药的情况。与持续给药模式相比，冲击给药更有利于药物分布（Heetla et al. 2014），有一部分原因是冲击给药会赋予药液向前的推力，并有助于其与脑脊液相混合（Bernards 2006a; Flack and Bernards 2010）。一项有关冲击给药的研究发现，与持续给药组相比，冲击给药组不同采样点之间的平均峰值浓度差异较小，并且药物分布更均匀（Bernards 2006a; Flack and Bernards 2010）。

冲击给药的起效时间为 30~120 分钟，4~6 小时后可达到最大疗效，药效持续 6~8 小时，而持续给药起效需要 6~8 小时，12~24 小时后可达到最大疗效[译者注：原书有误，根据文献（Heetla et al. 2014）更正]（Heetla et al. 2014）。然而，在另一项针对卒中患者 ITB 治疗的研究中，没有发现持续给药和冲击给药在疗效上的显著差异（Francisco et al. 2006）。

总的来说，给药剂量的增减和药理作用之间存在一定的时间延迟，尽管因人而异，但大多数患者的时间延迟通常为 2 小时。

18 初始剂量：常用剂量浓度为 500、1000 和 2000 μg/ml，起始浓度常为 500 μg/ml

初始剂量需要在数天到数周的时间内进行多次调整，因此建议在手术期间便向泵中加药并开始鞘内给药，而且在泵植入后应对患者进行至少 8 小时的监测。为了降低药物过量的风险，首次冲击给药（priming bolus）可以在泵植入前或泵与鞘内导管连接之前进行，或者记录导管长度之后在术后进行（译者注：priming bolus，首次冲击给药目的是将药物从泵储药器快速推进到导管尖端）。通常情况下，巴氯芬的起始剂量浓度为 500 μg/ml，日剂量为测试期间有效冲击剂量的 2 倍。但对于药物作用时间延长或者产生负面反应的患者，应由主治医师根据药物作用时间延长的程度和负面反应的类型酌情决定起始剂量（与有效测试剂量相同甚至更少）（https://www.medtronic.com/us-en/patients/treatments-therapies/drug-pump-severe-spasticity/living-with-itb-therapy/pump-management.html n.d.）。

如果患者正在服用抗痉挛药，应从巴氯芬开始逐渐减少这些药物的口服剂量，并随着 ITB 剂量的增加而逐渐减少或停止口服药物。然而，在因 ITB 输注系统发生故障而出现戒断症状的情况下，患者应继续服用巴氯芬（Boster et al. 2016d）。

19 剂量调整

原发性损伤的病因和病情的慢性化也会影响给药剂量（McCall and MacDonald 2006）。用药过量通常是由程序设置或再灌注出现差错引起的，但也可由严重的剂量计算错误等原因造成。与尾端相比，将导管放置在靠近头端的患者则更可能发生用药过量，其在同时口服和鞘内输注巴氯芬的患者中也更为常见（McCall and MacDonald 2006）。用药过量的症状包括反射消失、肌肉松弛、呼吸抑制、重度镇静、昏迷，甚至死亡。

20 剂量增加

根据至少一家 ITB 制造商的建议，对于脊髓源性痉挛，应每 24 小时将日剂量增加 10%~30%，直至达到满意的疗效。对于脑源性痉挛和小儿痉挛，日剂量应每 24 小时增加 5%~15%（https://www.medtronic.com/us-en/patients/treatments-therapies/drug-pump-severe-spasticity/living-with-itb-therapy/pump-management.html n.d.）。剂量较低的患者应向剂量调整百分比的较大值调整，剂量较高的患者应向剂量调整百分比的下限调整。

住院患者与门诊患者：起始剂量调整必要时可在住院期间进行，以便每天在密切监测下快速调整剂量。住院调整剂量适用于需要快速治疗的患者，对于无法准确交流的患者也是有益的。如果患者方便定期复诊，则适合在门诊调整剂量，而且可以每 24 小时复诊一次，以便快速调整到理想剂量（Boster et al. 2016d）。

21 达到疗效的界定

最佳疗效的界定取决于治疗目标，且与患者的诊断有关。通常情况下，当额外增加的剂量不能提高疗效或开始出现不能耐受的副作用时，则认为该剂量为最佳的治疗剂量。当患者停止口服抗痉挛药并达到最佳剂量时，起始剂量调整便完成了。在某些情况下，例如不可预测的或间歇性的痉挛，或阵发性夜间痛性痉挛，患者可能需要继续口服药物治疗（Boster et al. 2016d）。

22 耐药性

巴氯芬可引起躯体依赖和耐药。ITB 治疗的耐药率为 3%~20%。如果患者对 ITB 的耐药程度发展到影响最佳疗效时，可以考虑住院替换药物，即在住院期间使用吗啡替代巴氯芬进行治疗。该方法可用于重置对巴氯芬的耐药性，据报道这种疗法在某些情况下有效。

23 鞘内巴氯芬输注泵的并发症

在鞘内泵植入之前，甚至在 ITB 测试之前，都应讨论泵植入手术和 ITB 治疗的风险。在一项为期 1 年的研究中，记录了 synchrmed Ⅱ 泵的安全性数据，其中报告了不良事件（adverse events，AEs），并将其分为与器械相关或与器械无关。器械相关的 AEs 是指所有与泵体、泵再灌注、导管或手术本身有关的不良事件。与器械无关的 AEs 包括与患者基本健康状况、药物或鞘内用药相关的不良事件。在该研究中严重的 AEs 主要包括导致患者住院、危及生命、身体永久性损伤、持续性残疾、需要手术干预和患者死亡的事件。

经测量发现 synchrmed Ⅱ 泵的实际输注量相较于程序设定输注量存在 1%~2.5% 的误差（Wesemann et al. 2014）。此外，在本研究中没有发生永久性损伤、意外的器械相关不良反应和死亡事件。不良事件的性质和严重程度与之前的描述相似（Hayek et al. 2011; Atli et al. 2010; Flückiger et al. 2008）。在本研究中，14% 的受试者出现了需要手术干预的并发症，其余的 AEs 在药物干预后得到解决。AEs 以植入部位肿胀或脑脊液漏引起的脊髓源性头痛为主，而器械相关 AEs 大多为导管并发症，如导管扭结或破裂。泵制造商已经推出了一种新的导管，旨在避免上文提到的导管并发症。

总而言之，ITB 和鞘内药物输注的风险包括泵故障、导管破损以及泵或导管感染。泵故障和导管相关问题的发生率并非微不足道，但最常见的并发症是手术部位感染。药物治疗相关的安全性问题主要是由于对发生呼吸抑制等情况的患者监测不足，以及与鞘内药物输注相关的问题，例如导管尖端周围的炎性肉芽肿。临床医师还必须认识到，突然停止 ITB 可能会危及生命。在向患者进行术前交代时，必须让患者及家属充分了解上述的已知风险。

24 泵再灌注的门诊随访

泵再灌注：一旦到达最佳治疗剂量，应增加药物浓度以尽可能延长两次泵再灌注的间隔时间，目标间隔时间为 6 个月。增加药物浓度的最佳时间是患者下一次泵再灌注时，因此要在此之前准备相应浓度的药物。在增加药物浓度时，必须以桥接给药（bridge bolus）的方式进行。桥接给药的目的是以原速度输注泵中原有药物，并以新的速度输注浓度不同的新药物。值得注意的是，随着浓度的增加，药物的流速也会相应地降低。如前所述，流速越低则巴氯芬在鞘内空间的扩散范围越小，也就意味着药物作用减弱。因此在增加药物浓度时，建议临床医师和患者警惕痉挛恶化。如果出现这种情况，则需要增加ITB的剂量。

鞘内泵注药口的定位困难可以通过穿刺引导模板来解决，将模板完全覆盖在泵体上方的皮肤上，模板边缘与泵体边缘对齐，经模板中心的注药孔进行引导穿刺。对于体型较大且体重指数增加的患者，可能需要调整到泵体朝上的体位，或者通过超声影像引导确定注药口的位置。手术记录中应该包括泵体顶端的方向，这样更容易找到位于泵体顶端中心的导管穿刺端口（catheter access port）。

25　药物再灌注的最佳时间

根据药物的浓度和输注速度，泵再灌注通常每3~6个月进行一次（https://www.medtronic.com/us-en/patients/treatments-therapies/drug-pump-severe-spasticity/living-with-itb-therapy/ pump-management.html n.d）。建议以书面形式向患者强调再灌注预约的重要性，并告知患者不依从再灌注预约时间会出现巴氯芬戒断症状，是很危险的。而且如果患者依从性较差会导致治疗终止。对于总是错过预约日期的患者，可将低储量报警器从2 ml调整为3 ml，则报警器会在药物剩余量比常规报警量多1/3的情况下，通过声音提醒患者需要进行泵再灌注。这些患者的预约再灌注时间最好安排在低储量报警日期的1周前（Boster et al. 2016d）。低储量报警日期应以书面形式告知患者和护理人员。

26　日常管理

鞘内巴氯芬输注已被证明可以长期有效地治疗各种原因引起的痉挛。

27　维持剂量：使用尽可能低的剂量

ITB的目标是在保持正常肌张力的同时，尽量减少肌肉痉挛的频率和程度，并且最大限度地减少药物副作用。在治疗开始的前数个月，应逐渐调整药物剂量以优化肌肉功能，来帮助患者适应因痉挛缓解而出现的功能状态改变。如果患者出现不能耐受的副作用，每日剂量可以减少10%~20%。患者症状的突然变化通常与导管故障有关（即导管扭结、破裂、断开或肉芽肿形成）。根据泵的种类不同，约每隔7~10年需要更换一次，患者应在泵处于择期更换指征（elective replacement indicator, ERI）状态前3~4个月安排更换，以避免出现意外延误，导致泵的运转和药物输注突然停止。

28　基于经验的给药原则

脊髓源性痉挛：在定期进行泵再灌注期间，每日剂量的增加应不超过40%。平均每日剂量通常为300~800 µg/d。

脑源性痉挛：在定期进行泵再灌注期间，每日剂量的增加应不超过20%。平均每日剂量通常为90~703 µg/d。

ITB 常规测试剂量为 50 μg，12 岁以下的小儿患者可能需要更低的测试剂量。小儿患者的平均日剂量差别很大，从 24 μg/d 到 1199 μg/d 不等。长期接受 ITB 治疗的患者可能会产生耐药性，且约 5% 的患者即便增加剂量也不见效。（https://www.medtronic.com/us-en/patients/treatments-therapies/drug-pump-severe-spasticity/living-with-itb-therapy/pump-management.html n.d）

29　如何提供持续监测：评估新的不良反应

剂量调整需要考虑患者活动状态、临床评估和治疗进展。在每次就诊时，应对痉挛、功能和 ADL 缓解程度的变化进行主观评估，同时评估是否存在不良反应（包括恶心、肌张力减退、虚弱、镇静、头痛、头晕、肠道或膀胱功能障碍）。除此之外，还应进行客观评估，包括使用 MAS 量表评估患者的痉挛程度、徒手肌力测定、ROM 和功能评估。

在对新患者进行治疗之前，需要讨论 ITB 的治疗目标，并让患者了解门诊预约流程、联系对象、剂量过多或不足的征象、依从再灌注预约的重要性、以及依从性差需要终止治疗。每次复诊时，应在每位患者的门诊病历中写明每日剂量、给药计划（如果可行）、低储量报警日期，如果是弹性剂量给药，还应写明每日剂量变化的次数。

30　终止护理

如前所述，突然停用巴氯芬可导致严重的副作用，甚至死亡，因此无论是停止口服或鞘内输注巴氯芬，都需要缓慢降低剂量。轻度的急性戒断反应可以通过口服药物（例如苯二氮䓬类药物）来控制，但如果出现严重的戒断症状，可能需要使用其他药物，例如赛庚啶、丙泊酚、丹曲林或静脉注射苯二氮䓬类药物（Ertzgaard et al. 2017）。

如果巴氯芬泵出现感染，可以通过体外泵继续治疗，并逐渐减少鞘内药物的输注剂量，完成从 ITB 到口服药物的过渡（Hwang et al. 2019）。

31　总结

30 多年来，ITB 已被越来越多地用于严重痉挛的治疗，相比于口服药物，ITB 可以显著降低巴氯芬的使用剂量，是一种更佳的选择。本文就规范使用 ITB 治疗重度痉挛患者的相关信息进行介绍和讨论。其中，我们介绍了痉挛的定义、治疗方案、以及如何评估 ITB 的合适人选，并进一步讨论了巴氯芬和 ITB 治疗的禁忌证。同时引入鞘内给药中的一个重要概念——比重，并阐述了其与巴氯芬和导管尖端位置的关系。在鞘内泵植入之前应先进行测试，我们将其与植入前的药物管理放在一起讨论。在泵植入后，应以最少的次数完成起始剂量和稳态的调整，剂量调整主要在门诊进行。本章接着讨论了 ITB 泵的管理，包括剂量调整和耐药处理。除此之外，患者还需要进行长期监测和泵再灌注预约，在这一部分，我们讨论的内容包括 ITB 治疗的并发症、门诊管理、持续监测以及停止治疗的时机。我们希望本章能让那些适合接受 ITB 治疗的患者受益，为 ITB 患者的筛选、治疗和管理提供参考。

（Lissa Hewan-Lowe，Corey W. Hunter 著　陶学恕 译　宋　涛 校）

参考文献

Alexon WH (2005) Signs of muscle thixotropy during human ballistic wrist joint movements. J Appl Physiol 99:1922–1929

Atli A, Theodore BR, Turk DC, Loeser JD (2010) Intrathecal opioid therapy for chronic nonmalignant pain: a retrospective cohort study with 3-year follow-up. Pain Med 11:1010–1016

Bakheit AM (2012) The pharmacological management of post-stroke muscle spasticity. Drugs Aging 29:941–947

Barnes MP, Johnson GR (2008) Upper motor neurone syndrome and spasticity: clinical management and neurophysiology. Cambridge University Press, Cambridge

Benz EN, Hornby TG, Bode RK, Scheidt RA, Schmit BD (2005) A physiologically based clinical measure for spastic reflexes in spinal cord injury. Arch Phys Med Rehabil 86(1):52–59. https://doi.org/10.1016/j.apmr.2004.01.033

Bernards CM (2006a) Cerebrospinal fluid and spinal cord distribution of baclofen and bupivacaine during slow intrathecal infusion in pigs. Anesthesiology 105(1):169–178. https://doi.org/10.1097/00000542-200607000-00027

Bernards CM (2006b) Cerebrospinal fluid and spinal cord distribution of baclofen and bupivacaine during slow intrathecal infusion in pigs. Anesthesiology 105:169–178

Boster AL, Bennett SE, Bilsky GS et al (2016a) Best practices for intrathecal baclofen therapy: screening test. Neuromodulation 19(6):616–622. https://doi.org/10.1111/ner.12437

Boster AL, Bennett SE, Bilsky GS et al (2016b) Best practices for intrathecal baclofen therapy: screening test. Neuromodulation 19(6):616–622. https://doi.org/10.1111/ner.12437

Boster AL, Adair RL, Gooch JL et al (2016c) Best practices for intrathecal baclofen therapy: dosing and long-term management. Neuromodulation 19(6):623–631. https://doi.org/10.1111/ner.12388

Boster AL, Adair RL, Gooch JL et al (2016d) Best practices for intrathecal baclofen therapy: dosing and long-term management. Neuromodulation 19(6):623–631. https://doi.org/10.1111/ner.12388

Chang E, Ghosh N, Yanni D, Lee S, Alexandru D, Mozaffar T (2013a) A review of spasticity treatments: pharmacological and interventional approaches. Crit Rev Phys Rehabil Med 25(1–2):11–22. https://doi.org/10.1615/CritRevPhysRehabilMed.2013007945

Chang E, Ghosh N, Yanni D, Lee S, Alexandru D, Mozaffar T (2013b) A review of spasticity treatments: pharmacological and interventional approaches. Crit Rev Phys Rehabil Med 25(1–2):11–22. https://doi.org/10.1615/CritRevPhysRehabilMed.2013007945. PMID: 25750484; PMCID: PMC4349402

Connors NJ, Hamilton RJ (2020) Withdrawal principles. In: Nelson LS, Howland M, Lewin NA, Smith SW, Goldfrank LR, Hoffman RS, eds. Goldfrank's toxicologic emergencies, 11th edn. McGraw-Hill. https://accessemergencymedicine-mhmedical-com.eresources.mssm.edu/content.aspx?bookid=2569&sectionid=210259091. Accessed 16 Aug 2020

Ertzgaard P, Campo C, Calabrese A (2017) Efficacy and safety of oral baclofen in the management of spasticity: a rationale for intrathecal baclofen. J Rehabil Med 49(3):193–203. https://doi.org/10.2340/16501977-2211

Esquenazi A, Albanese A, Chancellor MB et al (2013) Evidence-based review and assessment of botulinum neurotoxin for the treatment of adult spasticity in the upper motor neuron syndrome. Toxicon 67: 115–128

Ethans K. (2007) Intrathecal baclofen therapy: indications, pharmacology, surgical implant, and efficacy. In: Sakas D.E., Simpson B.A., Krames E.S. (eds) Operative neuromodulation. Acta Neurochirurgica Supplements, vol 97/1. Springer, Vienna

Fisicaro F, Lanza G, Grasso AA et al (2019) Repetitive transcranial magnetic stimulation in stroke rehabilitation: review of the current evidence and pitfalls. Ther Adv Neurol Disord 12:1756286419878317. Published 2019 Sep 25. https://doi.org/10.1177/1756286419878317

Flack SH, Bernards CM (2010) Cerebrospinal fluid and spinal cord distribution of hyperbaric bupivacaine and baclofen during slow intrathecal infusion in pigs. Anesthesiology 112(1):165–173. https://doi.org/10.1097/ALN.0b013e3181c38da5

Flückiger B, Knecht H, Grossmann S, Felleiter P (2008) Device-related complications of long-term intrathecal drug therapy via implanted pumps. Spinal Cord 46:639–643

Francisco GE, Yablon SA, Schiess MC, Wiggs L, Cavalier S, Grissom S (2006) Consensus panel guidelines for the use of intrathecal baclofen therapy in poststroke spastic hypertonia. Top Stroke Rehabil 13(4):74–85. https://doi.org/10.1310/tsr1304-74

Gart MS, Adkinson JM (2018) Considerations in the management of upper extremity spasticity. Hand Clin 34(4):465–471. https://doi.org/10.1016/j.hcl.2018.06.004

Gatscher S, Becker R, Uhle E, Bertalanffy H (2002) Combined intrathecal baclofen and morphine infusion for the treatment of spasticity related pain and central. Acta Neurochir Suppl 79:75–76

Ghanavatian S, Derian A (2020a) Baclofen. [Updated 2020 Apr 20]. In: StatPearls [Internet]. StatPearls Publishing, Treasure Island. https://www.ncbi.nlm.nih.gov/books/NBK526037/

Ghanavatian S, Derian A (2020b) Tizanidine. [Updated 2020 Apr 21]. In: StatPearls [Internet]. StatPearls Publishing, Treasure Island. https://www.ncbi.nlm.nih.gov/books/NBK519505/DhaliwalJS, Rosani A, Saadabadi A. Diazepam. [Updated 2020 May 18]. In: StatPearls [Internet]. Treasure Island (FL): StatPearls Publishing; 2020. https://www.ncbi.nlm.nih.gov/books/NBK537022/

Grabb PA, Guin-Renfroe S, Meythaler JM (1999) Midthoracic catheter tip placement for intrathecal baclofen administration in children with quadriparetic spasticity. Neurosurgery 45:833–837

Hayek SM, Deer TR, Pope JE, Panchal SJ, Patel V (2011) Intrathecal therapy for cancer and non-cancer pain. Pain Physician 14:219–248

Heetla HW, Staal MJ, Proost JH, van Laar T (2014) Clinical relevance of pharmacological and physiological data in intrathecal baclofen therapy. Arch Phys Med Rehabil 95(11):2199–2206. https://doi.org/10.1016/j.apmr.2014.04.030

Hejtmanek MR, Harvey TD, Bernards CM (2011) Measured density and calculated baricity of custom-compounded drugs for chronic intrathecal infusion. Reg Anesth Pain Med 36(1):7–11. https://doi.org/10.1097/AAP.0b013e3181fe7f29

Hsieh JC, Penn RD (2006a) Intrathecal baclofen in the treatment of adult spasticity. Neurosurg Focus 21:e5

Hsieh JC, Penn RD (2006b) Intrathecal baclofen in the treatment of adult spasticity. Neurosurg Focus 21:e5

https://www.medtronic.com/us-en/patients/treatments-therapies/drug-pump-severe-spasticity/living-with-itb-therapy/pump-management.html

Hugos CL, Cameron MH (2019) Assessment and measurement of spasticity in MS: state of the evidence. Curr Neurol Neurosci Rep 19(10):79. Published 2019 Aug 30. https://doi.org/10.1007/s11910-019-0991-2

Hwang RS, Sukul V, Collison C, Prusik J, Pilitsis JG (2019) A novel approach to avoid baclofen withdrawal when faced with infected baclofen pumps. Neuromodulation 22(7):834–838. https://doi.org/10.1111/ner.12873

Joseph S, Hack J (2020) Baclofen. Excerpts from the toxic matter newsletter. Division of Medical Toxicology, Brown University. https://www.acep.org/how-we-serve/sections/toxicology/news/september-2015/baclofen/. Accessed 16 Aug 2020

Kim H, Shin MR (2018) Special considerations in pediatric assessment. Phys Med Rehabil Clin N Am 29(3):455–471. https://doi.org/10.1016/j.pmr.2018.03.002

Kroin JS, Penn RD (1991) Cerebrospinal fluid pharmacokinetics of lumbar intrathecal baclofen. In: Lakke JPWF, Delhaas EM, Rutgers AWF (eds) Parenteral drug therapy in spasticity and Parkinson's disease. Parthenon Publishing, Camforth, pp 67–77

Lake W, Shah H (2019) Intrathecal baclofen infusion for the treatment of movement disorders. Neurosurg Clin N Am 30(2):203–209. https://doi.org/10.1016/j.nec.2018.12.002

Lance JW (1980a) The control of muscle tone, reflexes, and movement. Robert Wartenbeg Lecture Neurol 30(12):1303. https://doi.org/10.1212/WNL.30.12.1303

Lance JW (1980b) Symposium synopsis. In: Feldman RG, Young RR, Koella WP (eds) Spasticity: disordered motor control. Year Book Medical Publishers, Chicago, pp 485–494

Lapeyre E, Kuks JBM, Meijler WJ (2010) Spasticity: revisiting the role and the individual value of several pharmacological treatments. NeuroRehabilitation 27(2):193–200

Leszczyńska K, Wincek A, Fortuna W et al (2020) Treatment of patients with cervical and upper thoracic incomplete spinal cord injury using repetitive transcranial magnetic stimulation. Int J Artif Organs 43(5):323–331. https://doi.org/10.1177/0391398819887754

Li S, Francisco GE (2019) Spasticity. Handb Exp Pharmacol. https://doi.org/10.1007/164_2019_315

Lim CA, Cunningham SJ (2012) Baclofen withdrawal presenting as irritability in a developmentally delayed child. West J Emerg Med 13(4):373–375. https://doi.org/10.5811/westjem.2011.2.11460

Lin J, Chay W (2018) Special considerations in assessing and treating spasticity in spinal cord injury. Phys Med Rehabil Clin N Am 29(3):445–453. https://doi.org/10.1016/j.pmr.2018.03.001

McCall TD, MacDonald JD (2006) Cervical catheter tip placement for intrathecal baclofen administration. Neurosurgery 59(3):634–640. https://doi.org/10.1227/01.NEU.0000227570.40402.77

Meythaler JM, Guin-Renfroe S, Law C, Grabb P, Hadley MN (2001a) Continuously infused intrathecal baclofen over 12 months for spastic hypertonia in adolescents adults with cerebral palsy. Arch Phys Med Rehabil 82:155–161

Meythaler JM, Guin-Renfroe S, Law C, Grabb P, Hadley MN (2001b) Continuously infused intrathecal baclofen over 12 months for spastic hypertonia in adolescents adults with cerebral palsy. Arch Phys Med Rehabil 82:155–161

Montané E, Vallano A, Laporte JR (2004) Oral antispastic drugs in nonprogressive neurologic diseases: a systematic review. Neurology 63(8):1357–1363. https://doi.org/10.1212/01.wnl.0000141863.52691.44

Nagel SJ, Wilson S, Johnson MD et al (2017) Spinal cord stimulation for spasticity: historical approaches, current status, and future directions. Neuromodulation 20(4):307–321. https://doi.org/10.1111/ner.12591

Pucks-Faes E, Matzak H, Hitzenberger G et al (2019) Intrathecal baclofen trial before device implantation: 12-year experience with continuous administration. Arch Phys Med Rehabil 100(5):837–843. https://doi.org/10.1016/j.apmr.2018.09.124

Ross JC, Cook AM, Stewart GL et al (2011) Acute intrathecal baclofen withdrawal: a brief review of treatment options. Neurocrit Care 14:103–108. https://doi.org/10.1007/s12028-010-9422-6

Sangari S, Lundell H, Kirshblum S, Perez MA (2019) Residual descending motor pathways influence spasticity after spinal cord injury. Ann Neurol 86(1):28–41. https://doi.org/10.1002/ana.25505

Saulino M (2018) Intrathecal therapies. Phys Med Rehabil Clin N Am 29(3):537–551. https://doi.org/10.1016/j.pmr.2018.04.001

Saulino M, Ivanhoe CB, McGuire JR, Ridley B, Shilt JS, Boster AI (2016) Best practices for intrathecal baclofen therapy: patient selection. Neuromodulation 19(6):607–615

Simpson DM, Gracies JM, Graham HK et al (2008) Assessment: botulinum neurotoxin for the treatment of spasticity (an evidence-based review): report of the therapeutics and technology assessment subcommittee of the American Academy of Neurology. Neurology 70:1691–1698

Sivaramakrishnan A, Solomon JM, Manikandan N (2018) Comparison of transcutaneous electrical nerve stimulation (TENS) and functional electrical stimulation (FES) for spasticity in spinal cord injury—a pilot randomized cross-over trial. J Spinal Cord Med 41(4):397–406. https://doi.org/10.1080/10790268.2017.1390930

Slonimski M, Abram SE, Zuniga RE (2004) Intrathecal baclofen in pain management. Reg Anesth Pain Med 29(3):269–276. http://p2048-eresources.library.mssm.edu.eresources.mssm.edu/login?url=https://search-proquest-com.eresources.mssm.edu/docview/205167944?accountid=41157

Thibaut A, Chatelle C, Ziegler E et al (2013) Spasticity after stroke: physiology, assessment and treatment. Brain Inj 27:1093–1105

Tilton A, Vargus-Adams J, Delgado R (2010) Pharmacologic treatment of spasticity in children. Semin Pediatr Neurol 17(4):261–267. https://doi.org/10.1016/j.spen.2010.10.009

Vats A, Amit A, Cossar M, Bhatt P, Cozens A (2019) Intrathecal baclofen trial using a temporary indwelling intrathecal catheter—a single institution experience. J Clin Neurosci 68:33–38. https://doi.org/10.1016/j.jocn.2019.07.073

Wesemann K, Coffey RJ, Wallace MS, Tan Y, Broste S, Buvanendran A (2014) Clinical accuracy and safety using the SynchroMed II intrathecal drug infusion pump. Reg Anesth Pain Med 39:341–346

Yang K, Wang D, Li YQ (2001) Distribution and depression of the GABA(B) receptor in the spinal dorsal horn of adult rat. Brain Res Bull 55(4):479–485. https://doi.org/10.1016/s0361-9230(01)00546-9

第 9 章 术后管理及并发症

本章内容

1. 感染 108
2. 导管相关并发症 111
3. 肉芽肿 117
4. 脑脊液漏 117
5. 血清肿 118
6. 泵相关并发症 119
7. 巴氯芬相关并发症 120
8. 其他并发症 121
9. 磁共振成像 121
10. 总结 122
参考文献 122

摘要

自 20 世纪 80 年代鞘内药物输注系统问世以来，该项技术的适应证已拓展至多种疾病，包括疼痛缓解和痉挛管理。与其他疼痛治疗技术相比，鞘内泵在临床上并不多见，但在顽固性疼痛、癌痛、多发性疼痛、重度痉挛以及因合并基础疾病不适合手术治疗的患者中是必不可少的。

当口服、经皮或静脉给予镇痛药或抗痉挛药治疗无效，或伴有不可耐受的副作用时，通常可考虑鞘内给药治疗。鞘内给药可以绕过血脑屏障，从而明显提高脑脊液中的药物浓度。与其他给药途径相比，药物浓度的提升可以显著降低药物的有效剂量，并且提高疼痛和痉挛症状的缓解率。

尽管鞘内药物输注系统是一种有效且具有成本效益的治疗方式，但相较于其他技术，临床上对这种并不常见的疼痛管理工具，在其植入和管理方面的了解较少。本章将重点介绍鞘内药物输注系统的术后管理和并发症防治。

1 感染

器械感染已在文献中详细记录（Deer et al. 2017a; Follett et al. 2004; Engle et al. 2013; Carlson 2020）。任何植入性器械都有感染的风险。鞘内泵植入患者发生感染的风险往往高于植入其他器械的患者。大多数患者长期服用阿片类药物，导致内分泌功能紊乱，包括免疫系统抑制（Katz and Mazer 2009）。需要向患者说明的是，这种对免疫系统的抑制不会随着阿片类药物给药途径的变化而减弱（Duarte et al. 2013）。如果患者因基础疾病正在接受免疫抑制治疗，比如类风湿关节炎、系统性红斑狼疮、克罗恩病等，或者正处于恶性肿瘤的活动期，比如恶病质，则会对免疫系统产生不利影响。除此之外，常见的基础疾病，如肥胖（Pull ter Gunne and Cohen 2009）、吸烟（Sorensen 2012）、糖尿病或营养不良，都会削弱原本正常的免疫系统（Pull ter Gunne and Cohen 2009）。

已发表文献中所统计的感染发生率差异很大，但一般都在2%~9%（Follett et al. 2004）。与首次植入相比，需要更换植入性器械的患者感染率更高。有人推测感染率增加与囊袋中形成纤维瘢痕组织，导致血流灌注减少有关（Abd-Elsayed et al. 2020）。

临床医师需要仔细地制订计划和策略来降低感染风险，同时应有一个详尽的治疗方案来应对感染的发生（Deer et al. 2017b）。术前准备包括控制血糖、戒烟、补充营养和耐甲氧西林金黄色葡萄球菌（MRSA）检测（Burgher et al. 2007）。术后计划的具体内容在第5章中详细讨论。

文献中对于围手术期应用抗生素的必要性已达成共识（Bowater et al. 2009; Alexander et al. 2011; Forse et al. 1989）。术前应预防性应用抗生素，抗菌谱需覆盖最可能引起感染的病原体。术中预防策略，例如限制手术室的人流量、戴双层手套、局麻时不使用肾上腺素、使用抗菌手术薄膜（ioban），以及限制对植入物的操作，已得到充分的文献证据支持（Deer et al. 2017b）。

在切口缝合时，需要严密缝合以减少肉芽组织形成，并促进皮肤愈合。同样重要的是严格注意切口止血，以尽量减少或预防血肿和血清肿的形成（Essebag et al. 2016; Sridhar et al. 2016）。切口缝合后，应使用密闭性敷料覆盖创面。

理想的切口处理、围手术期抗生素的应用结合出色的手术技巧，将有助于降低感染的风险。关于术后抗生素的应用目前尚未达成共识，但是大部分临床医师会在鞘内输注系统植入术后给予3~7天的抗生素治疗。部分术者在术中会向囊袋中加入0.5~1.0 g的万古霉素粉末（Molinari et al. 2012）。这种方法来源于神经外科和骨科的文献记载，在鞘内泵植入中并不常见（Kanj et al. 2013; Mallela et al. 2018）。

同时要向患者说明家庭护理的重要性，包括良好的卫生习惯以及减少同家中其他污染源的接触，如宠物皮屑。出院小结中应包括对患者术后体力活动的限制。

束腹带或者其他紧身装备能够限制泵体在囊袋中活动，可将泵体固定在前腹壁上，这有利于促进切口在恰当位置愈合，并可限制血清肿形成。目前对于束腹带的应用还没有达成共识，但是经验丰富的临床医师会建议患者使用，尤其是肥胖患者，因为松垂的脂肪组织对前腹壁的反复牵拉，可能导致锚定泵体的缝线突破Scarpa筋膜，致使泵体在囊袋内游离。同时束腹带也有助于导管的固定，可促进鞘内给药系统在既定的位置愈合。如果使用闭合性敷料，患者在泵植入后可以立即淋浴，但在切口完全愈合之前应避免在水中浸泡。

患者应在术后1~3周内进行一次常规随访，以评估切口愈合情况并调整药物剂量。大多数泵体部位的感染是由革兰氏阳性菌引起的，其中最常见的病原体是金黄色葡萄球菌和表皮葡萄球菌。如果在囊袋里使用了万古霉素粉末，则革兰氏阴性菌（如大肠埃希菌或铜绿假单胞菌）更为常见。因为不太常见的病原体也可能导致感染，包括链球菌、肠球菌、真菌和厌氧菌，所以创面分泌物细菌培养对于选择合适的抗生素至关重要（Döring et al. 2018）。

如果感染发生在系统植入1年内，并可能与手术有关，则被视为术后感染。浅表感染一般可以通过一个疗程的抗生素和浅表伤口护理来治疗，预期效果较好。除极少数情况外，涉及鞘内药物输注系统任何部件的深部感染均需要将植入物移除。植入系统的感染最常发生在泵体（图9.1）。皮肤红、肿无疑是感染的征象，但如果在植入后1~2周内出现，很可能是皮肤对某种物质的非感染性反应，例如皮肤消毒剂、皮下缝线或闭合性创面敷料。泵体感染通常在术后 3~5 周出现，可能与切口裂开有关。这种情况下可以诊断为手术部位感染，需要将泵移除。如果怀疑感染与切口裂开无关，则可以穿刺抽吸脓液进行细菌培养。在导管穿刺部位和泵体周围可出现非感染性的肿胀，穿刺抽液有助于明确肿胀的原因，因为血清肿在外观上呈淡黄清亮（Deer et al. 2017a），而血肿呈暗红色（Deer et al. 2017a）。细菌感染引起的肿胀，穿刺液呈脓性浑浊。通常情况下，手术部位感染的患者病情是稳定的，可以择期手术移除泵和导管，除非患者出现脑膜刺激征，表明感染可能扩散到鞘内并引起脑膜炎。如果患者出现任何脑膜刺激症状，例如剧烈头痛、颈强直、畏光和癫痫发作等，必须立即行急诊手术移除植入物。

当发生感染时，需要将穿刺液培养标本送检，进行实验室分析和药敏试验，为抗生素治疗做准备。还应通过氢氧化钾溶液（KOH）镜检评估是否存在真菌感染，如果存在则需要使用抗真菌药物而非抗生素。在非紧急情况下，可以在门诊将植入物取出，但如果患者出现中毒或脑膜刺激症状，则需要进行紧急处置。患者应住院治疗直至病情稳定，偶尔可能需要请感染科会诊。无论是哪种情况，都需要移除鞘内药物输注系统的所有部件。除非怀疑是导管穿刺部位感染，否则应进行自体血硬膜外腔注射治疗。由于鞘内给药中断，因此需要通过全身给药来替代鞘内给药，以减轻戒断症状（Lee et al. 2016; Ross et al. 2011; Hu et al. 2002）。切口需要充分冲洗，并用可吸收缝线和（或）皮肤缝合器缝合。缝合切口时可采用松散缝合以便于切口引流，或者紧密缝合在囊袋下部穿刺引流。待切口引流干净后可以拔除引流管。在植入物移除术后 1~2 周进行随访，此时切口愈合和感染情况应显著改善。至于何时可以重新进行输注系统植入，文献中尚未达成共识，但是如果考虑重新植入，则应选择一个新的囊袋位置。根据患者的临床情况，输注系统重新植入可以在原系统移除后的数天至数周内进行。

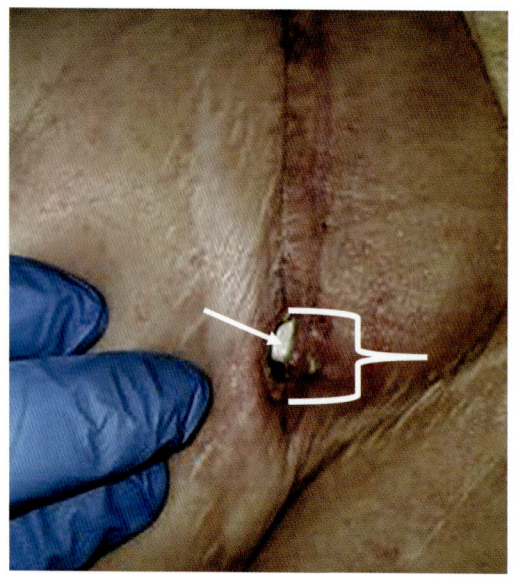

图 9.1　泵植入 7 周后发生感染，泵植入部位出现伤口裂开（白色大括号）和泵外露（白色箭头）

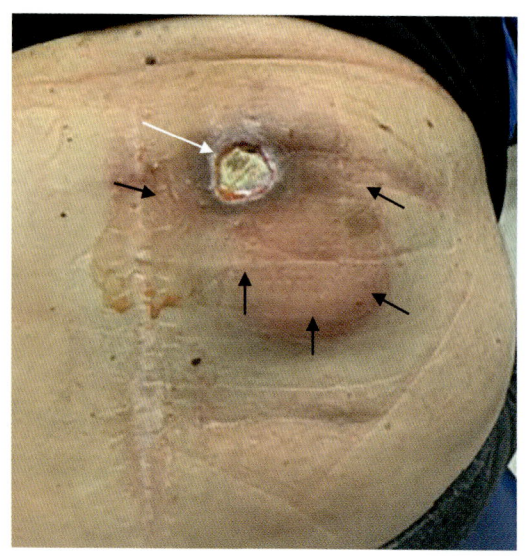

图 9.2　泵植入部位出现皮肤红斑（黑色箭头）和皮肤压力性侵蚀（白色箭头）(Photo courtesy of Dawood Sayed, M.D.)

对于皮下软组织匮乏的患者，皮肤会随着时间的推移被泵体侵蚀（图9.2），因此每次泵再灌注时应检查泵体植入部位的皮肤情况。恶病质患者以及痉挛和神经肌肉疾病患者出现皮肤糜烂的风险最高。皮肤糜烂通常发生在摩擦系数较大的区域，例如将泵体放在腰带周围或者需承受压力的部位。在部分患者中，很难找到降低这种风险的解剖位置。必要时可将泵体放置在其他皮下部位，如胸肌区或大腿前部。如果没有找到合适的手术部位，可使用软组织扩张器构建手术区域，为泵体植入做准备。

2 导管相关并发症

当 Tuohy 硬膜外穿刺针到达蛛网膜下腔时，通常可见大量脑脊液流出。但在部分情况下表现并不典型，比如脑脊液压力过低、广泛性椎管狭窄、脑脊液循环阻塞或既往有重大手术史的患者，脑脊液流出较少。在这种情况下，向前推进导管时受到的阻力仍可能不明显，但当导管尖端到达脑脊液循环较通畅的位置时，需要经导管抽吸脑脊液，以确定导管在合适的位置。

鞘内导管的尖端呈钝性，内含一根导丝来增加导管刚性及射线不透过性，分别有助于导管的引导和显影。然而，导管必须小心翼翼地向前推进，否则可能会穿透椎管内的组织，包括脊髓实质（图9.3）(Fitzgibbon et al. 2016; Deer et al. 2017c)。如果导管没有处于液体中，包括硬膜、椎管外甚至脊髓实质内，则不会出现脑脊液流出。如果导管穿透脊髓组织，患者极有可能出现单侧或双侧下肢疼痛和无力。由于导管尖端呈钝性，通常不会出现广泛性的脊髓创伤，但也不排除这种可能性。

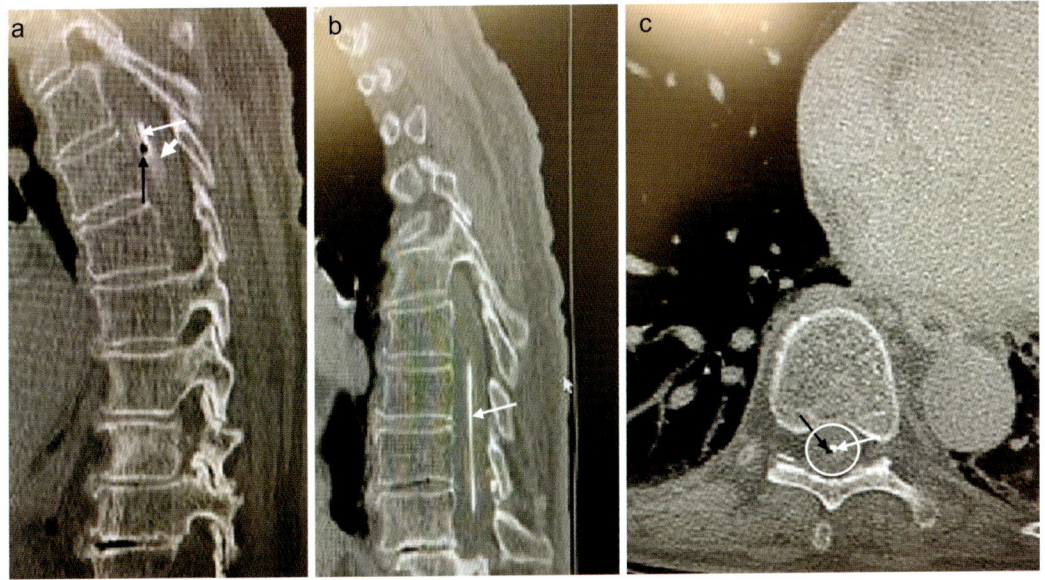

图9.3 CT 矢状面重建（a和b）和CT 轴向断层（c）显示鞘内导管（a~c 中的白色长箭头）在脊髓内部（c 中的白色圆圈）。在导管附近可以观察到先前导管造影检查时残留的少量造影剂（a 中的白色短箭头）和空气（a 和 c 中的黑色箭头）

与导管植入相关的神经损伤中,最常见的症状是术后立即出现的单侧肢体剧烈疼痛,并伴有运动障碍。当穿刺点位于 L2 水平以上时,会增加神经损伤的可能性,但是因为常规穿刺点在 L3 水平或以下,而且常合并椎管狭窄,所以 L3、L4、L5 和 S1 皮节是最常见的受累部位。如果怀疑神经损伤,应立即进行高级影像学检查,如 MRI 或 CT 脊髓造影。

硬膜外血肿一旦发生(图 9.4),往往会对神经功能造成更严重的破坏,因为其可以累及包括胸椎在内的更高节段,如果血肿体积足够大,甚至会压迫脊髓(Horlocker et al. 2018; Narouze et al. 2018)。如果发生硬膜外血肿,导管可以继续留置或者移除,但如果在脊髓重度受压的情况下移除导管,可能会对脊髓造成额外的损伤。出现临床症状的胸段硬膜外血肿需要手术清除,如果在症状出现后数分钟到数小时内及时进行手术,患者的预后通常较好,但对于下肢无力的治疗,往往需要专业的护理或康复训练。

鞘内置管过程中可能会误入硬膜外腔。可以通过两个指标判断导管是否在鞘内,首先是导管在椎管内的位置,其次是抽吸时是否有脑脊液回流。如果导管处于硬膜外腔,经导管注入造影剂后显示为硬膜外造影而不是脊髓造影。总的来说,导管位于硬膜外腔还是鞘内很容易区分,但对于解剖结构复杂的患者,如严重退行性脊柱侧弯或关注区有大量植入器械,则分辨起来比较困难。术后 CT 检查可以确认导管处于正确的位置。如果发现导管位于硬膜外腔,泵仍可继续使用,但通常需要增加 10 倍的给药剂量,才能达到与鞘内给药相同的镇痛效果。鉴于储药器的容量有限,采用硬膜外给药的患者通常需要使用较高浓度的药物,即便如此,泵也需要更频繁地补充药物,因为药物消耗要比鞘内给药快得多(Zenz et al. 1985)。

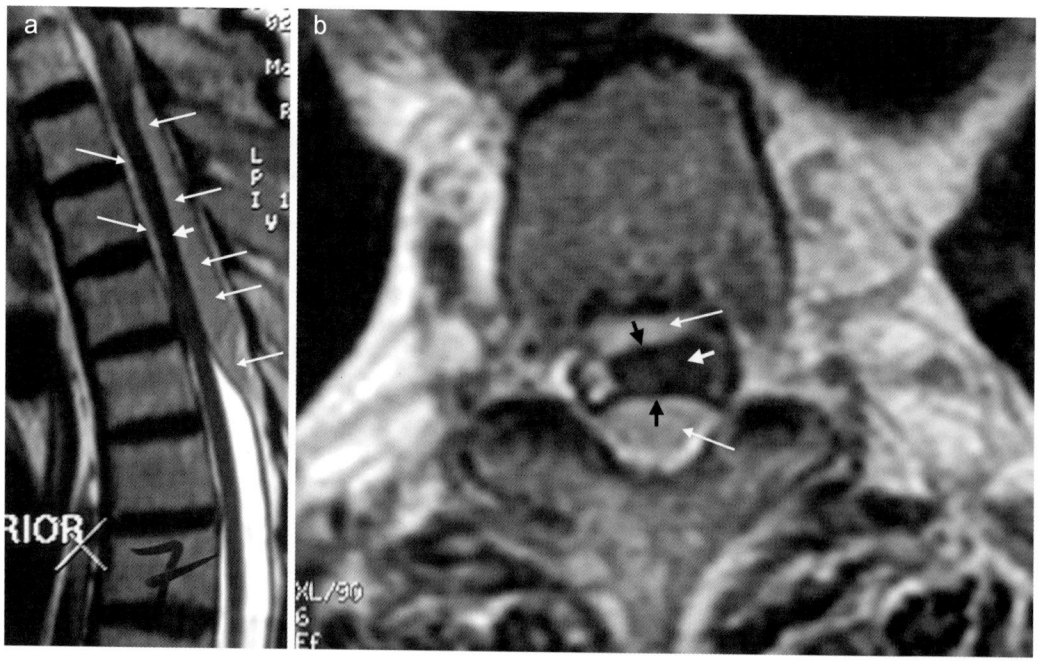

图 9.4 矢状位(a)和轴位(b)T2 加权磁共振图像显示上胸段硬膜外血肿(a 和 b 中的白色长箭头)从 T1-2 水平延伸至 T5-6 水平,围绕脊髓前、后部(a 中的白色长箭头)。脊髓(a 和 b 中的白色短箭头)前后均受硬膜外血肿压迫(b 中的黑色箭头)

任何椎管内介入手术都可能发生硬膜外血肿，文献中对此已有广泛记载（Staats 2008; Deer et al. 2017a; Abd-Elsayed et al. 2020）。虽然迟发性血肿也有可能发生，但很罕见。硬膜外血肿往往在术后即刻或近期出现。患者主诉通常包括明显的肢体沉重感、虚弱，且经常伴有不同程度的疼痛。血肿对神经的压迫也可能引起肠道或膀胱症状。如果怀疑硬膜外血肿，需要立即进行影像学检查，并请外科会诊。如果在介入手术中行椎管内麻醉，比如蛛网膜下腔或硬膜外阻滞，则可能很难将麻醉剂的残余作用与压迫性血肿区分开来。两者临床表现上的相似可能延误诊断、治疗甚至影响预后。鞘内泵植入术通常采用深度镇静或者全麻，两种麻醉方式都不会对四肢的肌力或感觉产生负面影响，因此也不会影响硬膜外血肿诊断。泵植入后是否重新开始抗凝治疗取决于多个因素（Horlocker et al. 2018; Narouze et al. 2018）。目前临床上应用的抗凝药物众多，而且数量和种类在不断变化。一部分药物，如非甾体抗炎药和抗抑郁药，具有稀释血液的特性，但不具备心脏、外周或脑血管保护作用。出血风险的高低取决于患者病理基础和抗凝药物种类，因此术前需要停用抗凝药物的时间也不同（有关抗凝指南的更多信息，请参阅本书第5章。在暂停和重新开始抗凝治疗之前，重要的是要有最新版的指南来作为参考，如"美国区域麻醉和疼痛医学协会指南"（*American Society of Regional Anesthesia and Pain Medicine guidelines*）中对抗凝治疗的建议。同时推荐与开具抗凝药物的处方医师协调治疗方案。未能识别的血肿可导致永久的、严重的后遗症，但通过紧急处理和理想的治疗，患者有望得到良好的预后。

在进行鞘内药物输注系统植入时，并不需要常规使用术中神经监测，但其现在变得越来越普遍，特别是为了保证患者舒适而在全身麻醉下进行有创操作时。神经监测可以及时发现神经相关扰动，从而避免或减少神经损伤（Fehlings et al. 2010; Gonzalez et al. 2009）。

在鞘内药物输注系统的所有组件中，最容易发生故障的是鞘内导管。即便导管的植入位置正确，最终也可能由于各种原因出现故障。导管抽吸检查（catheter aspiration procedure）可以明确导管的完整性和通畅性，但其只能用于检查导管，并不能提供有关泵本身功能的信息。Medtronic SynchroMed Ⅱ 泵和 Flowonix Prometra 泵都有专用的导管抽吸检查套件。如果患者在没有减少鞘内用药剂量的情况下，出现戒断的体征和症状，或者怀疑治疗不够充分时，则应进行导管抽吸检查（Deer et al. 2017a; Skalsky et al. 2020; Delhaas et al. 2020）。导管抽吸检查可在没有X线透视的情况下进行，但X线透视是首选，因为在透视下可以看到导管上的穿刺端口，并将穿刺针引导到正确的位置。在透视下注入造影剂可检查导管的完整性并寻找破损的位置。

如果没有透视和造影剂，则不能充分地评估导管的完整性。通过导管抽吸检查可以快速判断导管是否通畅。如果导管通畅，CSF将很容易被回抽到与导管相连的注射器中。如果导管被切断、扭结、堵塞或移出鞘内空间（图9.5、图9.6和图9.7），则不会有CSF回流。但有一种例外情况，即导管已经植入体内很久且依然通畅。随着时间的推移，导管腔内可能存在组织碎屑，导管尖端周围可能出现炎症变化（图9.8），

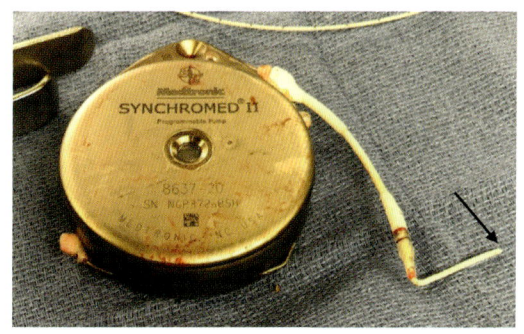

图9.5 导管抽吸检查时发现导管断裂，断端（黑色箭头）距离导管近端连接处仅数厘米

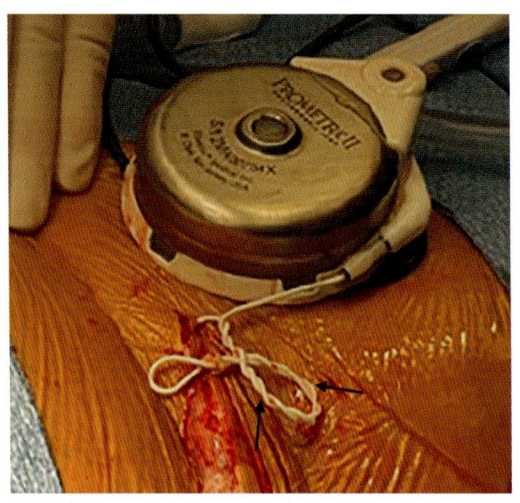 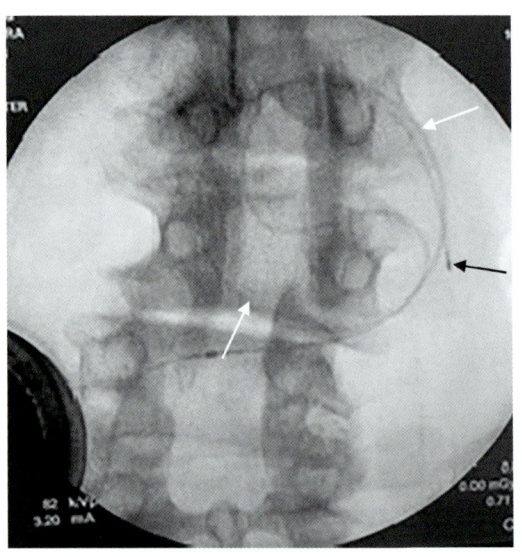

图 9.6 泵移除后可见导管扭曲、扭结（黑色箭头），药物输注受阻。泵体从前腹壁上的附着点脱离，在囊袋内自由翻转

图 9.7 前后位透视图像显示鞘内导管盘绕（白色箭头），导管尖端位于椎管外（黑色箭头）。导管向近端迁移至导管插入部位，并于皮下盘绕

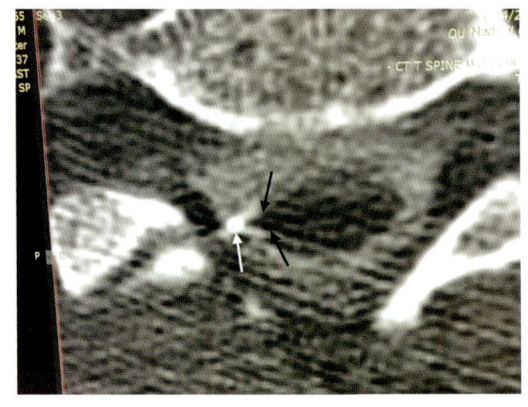

图 9.8 轴向 CT 断层扫描可见上胸段鞘内导管尖端不透射线影（白色箭头）和脊髓不对称畸形（黑色箭头），表明脊髓和硬脊膜在鞘内导管尖端附近发生粘连

在这种情况下，药物可以向前流动，但在导管抽吸检查时可能无法抽取 CSF。此外，如果导管的尖端与硬膜紧密接触，则也可能在抽吸过程中阻塞导管口，致使回抽 CSF 受限。Tuohy 针或导管尖端穿透硬膜后，导管可能会误入硬膜下腔（图 9.9）。在导管尖端周围还可能形成肉芽肿，特别是对于鞘内药物浓度较高的患者（图 9.10 和图 9.11）。一旦导管尖端形成肉芽肿，CSF 回抽可能受限，甚至无法回抽到 CSF，而且肉芽肿可能会阻碍药物向鞘内输注。如果怀疑导管发生故障，可以将鞘内泵的每日输注剂量减少 20%~30%，以测试患者对剂量减少的反应。如果导管功能异常，患者不会注意到剂量的变化，也不应出现症状加重的情况。但如果导管功能正常，那么减少 20%~30% 的药物剂量应足以致使患者疼痛加剧。导管造影检查是指在透视下向导管穿刺端口注射造影剂，正常情况下可以看到

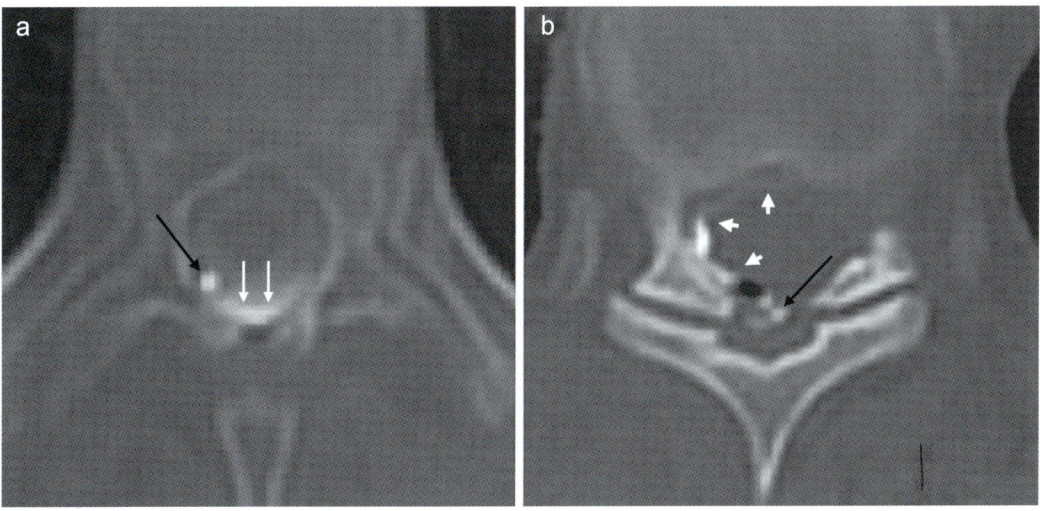

图 9.9 在导管穿刺端口注射造影剂后,CT 轴位断层图像(a 和 b)可见导管(a 和 b 中的黑色箭头)呈现不透射线影。正常情况下,造影剂在鞘内呈现层状不透射线影(a 中的白色箭头),反之造影剂位于硬膜下腔和硬膜外间隙(b 中的白色箭头)

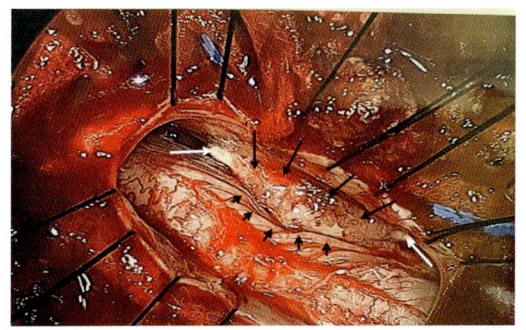

图 9.10 切除导管尖端肉芽肿术中拍摄图片,硬脊膜被缝线牵引暴露出鞘内导管(白色箭头),导管尖端肉芽肿(黑色长箭头)贴近脊髓,迫使脊髓移位(黑色短箭头)(Photo courtesy: Richard Morgan, MD)

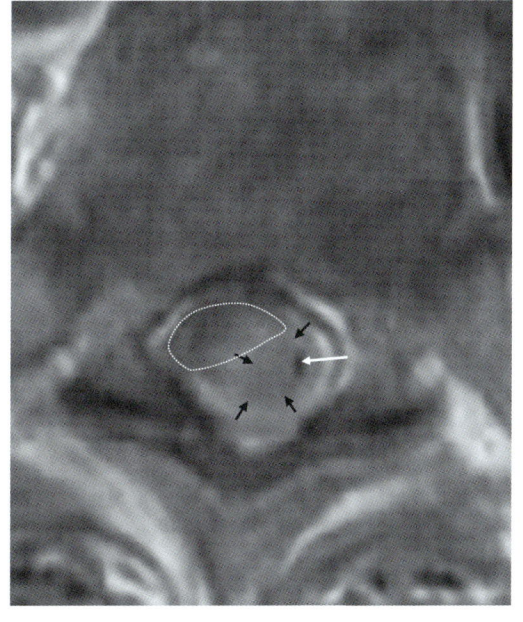

图 9.11 轴位 T1 加权图像显示在导管尖端(白色箭头)周围,可见导管尖端肉芽肿(黑色箭头)正在压迫脊髓(以白色虚线勾勒)

脊髓造影的图像表现，有助于确定导管位置。值得注意的是，导管注射检查前应进行 CSF 回抽，如果没有抽取到 CSF，则不能向导管内注射造影剂。导管腔内含有高浓度的药物，如果在 CSF 回抽之前注射造影剂，导管内药物会迅速注入鞘内，患者将面临药物过量的风险。这种风险的大小取决于药物的类型和浓度、导管的长度以及患者对药物的耐受性。常规情况下不允许向阻塞的导管注射造影剂，但有一种例外情况，即在临床医师判断安全的情况下通过注射造影剂来疏通导管。注射造影剂可以迫使导管内的沉积和沉淀排出管腔，但是需要警惕药物过量。在进行导管注射检查之前需要患者知情同意，而且要准备心肺复苏设备和纳洛酮。有一种耗时但更周密的方法，将储药器中充满生理盐水，然后在晚些时候进行导管注射检查，并采用同样的措施预防药物过量，但这两种方法都不能保证使导管变得通畅。通过手术的方式来探查导管存在一定风险，但可以避免药物过量。如果导管完全堵塞、扭结或扭曲，最终都可能需要通过手术解决（见图 9.6）。如果导管存在破损，可在导管破损处观察到造影剂外溢，此时需要修补导管（图 9.12）。导管造影检查过程中需要较高的注射压力，因此要用力推注造影剂。Medtronic SynchroMed Ⅱ 泵是一种低压蠕动泵，注射压力低于 CSF 的压力，因此如果导管破损，CSF 将通过导管逆行流向破损处。Flowonix Prometra 泵通过正压阀控系统，以高于 CSF 的压力泵送液体，因此在正向循环时（forward cycle，指药物泵入期间）可将药物泵入鞘内，但药物也可能在给药间歇流失。

随着时间的推移，脑脊液的搏动可将导管移出鞘内（见图 9.7）（Deer et al. 2017a; Abd-Elsayed et al. 2020）。如果发生这种情况，导管尖端将缓慢地向尾部移动，直至导管插入部位，通常位于切口皮下。此时导管仍处于固定状态，但导管尖端会从鞘内回缩到鞘外，同时患者会出现戒断症状。在前后位 X 线平片或透视检查中，导管会呈现出盘绕的形状（见图 9.7）。从侧位观，导管位于椎弓板的后方，常与导管插入部位相平。此时需要更换导管，且必须注意在鞘内植入足够长的导管，插入角度尽量与脊柱平行，同时需要对导管进行锚定，以确保导管牢固地固定在鞘内。Flowonix 泵和 Medtronic 泵均包含导管拼接工具，将新导管植入鞘内，然后与经过修剪的旧导管拼接。采用这种方法的优点是可以在无须暴露泵体的情况下进行手术操作。遗憾的是，对于不同品牌导管的拼接，目前尚没有合适的解决方案，如果决定更换品牌，最好更换整套导管系统。

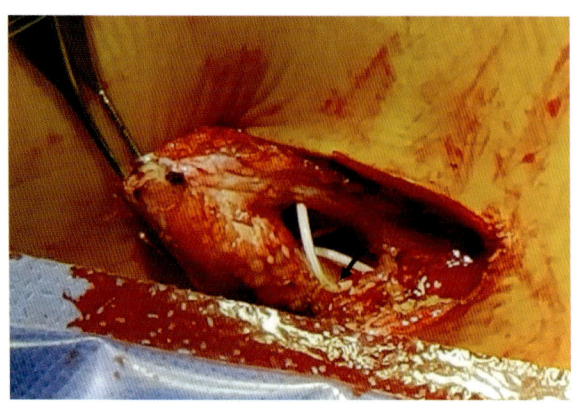

图 9.12　导管插入部位可见导管缺口（黑色箭头），有脑脊液从缺口漏出

3　肉芽肿

　　导管尖端肉芽肿是一种起源于蛛网膜组织的无菌性炎性肿块（见图 9.10）。肉芽肿在文献中有详细描述，导管植入后的第一年内约有 0.04% 的患者出现肉芽肿，总体发病率低于 3%（Deer et al. 2017a; Abd-Elsayed et al. 2020; Kratzsch et al. 2015; Shields et al. 2005; Yaksh et al. 2013; Ramsey et al. 2008; Deer et al. 2007）。导管尖端肿块的组织学检查通常表现为中心坏死，周围由源自蛛网膜的成纤维细胞和炎性细胞包绕，并有大量血管分布（Kratzsch et al. 2015; Shields et al. 2005; Yaksh et al. 2013; Ramsey et al. 2008; Deer et al. 2007）。虽然将这些肿块描述为肉芽肿，但并不符合肉芽肿的组织学标准（Deer et al. 2007）。可形成导管肉芽肿的药物中最常见的是阿片类药物，其中以吗啡最为常见。非阿片类药物，包括齐考诺肽、巴氯芬、可乐定和布比卡因，鲜有与肉芽肿形成相关的报道。肉芽肿的首发表现为疼痛加重或者药物戒断的症状。当出现疼痛加重时，通常会增加输注剂量，但是在导管肉芽肿的患者中，加大药物剂量并不能缓解疼痛症状。如果未及时发现，肉芽肿可继续增大并压迫脊髓或马尾，引起导管尖端所对应节段的神经症状。脊髓受压最终会导致神经功能障碍，包括下肢无力或瘫痪。导管肉芽肿形成的危险因素包括导管尖端位于胸椎脑脊液容量最少、流速最慢的位置，以及鞘内药物浓度高、应用阿片类药物、药物每日剂量高、输注速率低、导管尖端的药物流速低，这些危险因素都会增加导管尖端肉芽肿形成的概率。Flowonix 泵采用正压阀控系统，导管口的药物流速要高于 Medtronic 泵的旋转蠕动式输注，所以药物输注方式上的差异也可能发挥一定的作用。在参与 Flowonix 泵批准后研究的 414 名患者中，只有 1 名患者形成肉芽肿。

　　如前所述，研究认为导管肉芽肿的发生率总体上低于 3%，但大多数术者都遇到过形成肉芽肿的患者。虽然导管肉芽肿可以在短短几周内形成，但文献报道的绝大多数是在数年内形成。如果怀疑有肉芽肿形成，应通过胸椎和腰椎增强 MRI 来进行诊断。如果确诊肉芽肿，应减少或停用阿片类药物，并向尾端拔出一段导管。一旦在肉芽肿部位停止阿片类药物输注，肉芽肿通常会自行消退。然后可以在新的导管位置恢复治疗，很少需要手术干预。

4　脑脊液漏

　　鞘内导管植入后可能会出现持续的脑脊液漏（Follett and Naumann 2000; Abd-Elsayed et al. 2020; Singh et al. 2008）。脑脊液通常会在导管穿刺部位和泵体周围聚集，可伴有硬膜穿刺后头痛的症状（Grant et al. 1991）。头痛的持续时间通常很短，在没有干预的情况下几天内便会消失。如果头痛症状持续存在，可以进行自体血硬膜外腔注射治疗。在注射自体血时需要注意避免造成鞘内导管损伤。脑脊液漏持续的时间越长，就越有可能转变成慢性脑脊液漏，脑脊液通常在囊袋积聚（图 9.13）。脑脊液漏很难与术后出血、血清肿或淋巴囊肿区分开来。Tuohy 针多次穿刺会导致患者术后出现头痛的风险增加。颅内压增高的患者在导管穿刺部位周围出现脑脊液漏的风险增加。如果导管经之前的手术穿刺部位植入，也会增加脑脊液漏的风险，因为术后形成大量的瘢痕会破坏硬膜周围软组织的完整性。因此建议在未被损伤的位置进行穿刺，以便导管周围组织能够正常愈合。如果穿刺入路经过瘢痕组织或者患者存在软组织异常的情况（例如 Ehlers-Danlos 综合征），则出现慢性脑脊

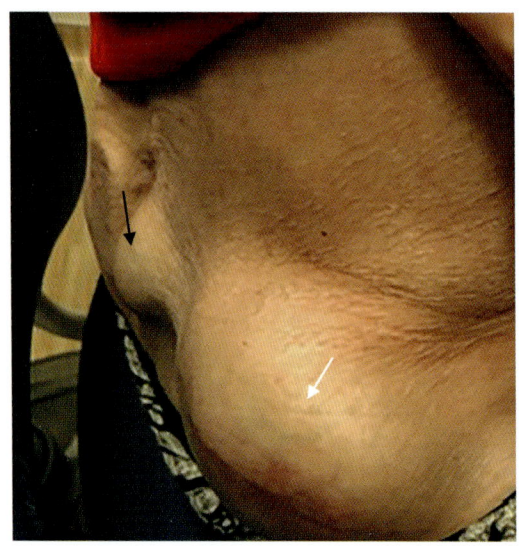

图 9.13 在患者腰部导管插入部位和泵植入部位的皮下可见圆形凸起（分别为白色箭头和黑色箭头），说明有脑脊液聚集。脑脊液逐渐聚集可形成腹腔脑脊液假性囊肿（Photo Courtesy of Dawood Sayed, MD）

液漏的风险会增加。更换泵和导管也会增加患者持续脑脊液漏的风险。所有患者的知情同意书中均应交代发生上述情况的可能性，而且对高风险的患者应着重强调。患者可能需要进行多次自体血硬膜外腔注射、纤维蛋白胶或硬膜密封剂治疗。持续的脑脊液漏需要住院行腰椎引流，甚至需要手术缝合硬膜和周围软组织。对于导管破损或移出鞘内的患者，查体时可能会发现脑脊液在导管穿刺部位或囊袋内聚集。脑脊液漏通常会伴有药物戒断或者疼痛控制不佳的表现。当探查鞘内药物输注系统并植入新导管时，应在导管穿刺部位使用不可吸收缝线进行缝合，以保证缝合尽可能牢固，而且在切口闭合时确认没有出现脑脊液漏。即便采取所有的预防措施，并且术中术野干燥，但仍有可能出现持续的脑脊液漏。脑脊液漏会导致疗效下降或丧失，但如果患者仍对疗效满意，则没有必要对鞘内输注系统进行探查。

5 血清肿

血清肿是透明浆液在术区皮下积聚的一种现象（Deer et al. 2017a; Gunn et al. 2016）。血清肿可在术后数天至数周内出现，表现为皮肤肿胀及术区不适。血清肿主要发生在术区组织损伤部位，可见透明液体从手术切口排出。血清肿具有波动感，但与脓肿不同的是，一般没有压痛而且难以根除。在鞘内泵植入后应进行紧密缝合，将泵体紧密地固定在皮下囊袋中，最大限度地减少缝隙。此外，泵体的外侧有锚定环，用于将泵体锚定在下方组织上。以上措施可以将泵体牢固地固定于囊袋中，促进术后愈合。术后还应使用束腹带进行加固，以减少泵体的游离空间，有助于其在合适的位置愈合。血清肿可导致泵体周围组织受损、泵体附着装置松动、易发生感染和其他术后并发症。血清肿也可能直接覆盖在泵体上方，阻碍药物的再灌注，所以需要在再灌注之前对血清肿进行引流。与泵体周围脑脊液聚集类似，血清肿可出现在泵体植入部位，并且会破坏周围软组织，致使泵体从周围组织脱离，在囊袋内自由活动。如果泵体发生翻转，致使背面朝向皮肤，则不能进行药物再灌注。此时，通常可以较容易地将泵翻转回原来的位置，然后再行药物灌注。然而，如果泵体翻转反复发生，导管则会过度扭曲、扭结或断裂（见图 9.5 和图 9.6）。如果发生血清肿，应对其进行引流，并使用束腹带延缓血清肿继续进展。若血清肿持续存在，可能需要重新调整泵体的植入部位。如果药物再灌注可以顺利进行，靶向药物输注系统继续正常工作，并且患者对治疗效果满意，则不需要调整泵体的位置。

6 泵相关并发症

鞘内泵是一种可编程设备，通过将通信器放置在泵体上，实现泵体和程控仪之间的无线通信。程控仪可查看患者数据和治疗详情，还可以输入信息。输入治疗数据时，必须有特定的制衡机制（checks and balance system）来保证输入到程控仪中的数据是准确的（Deer et al. 2017a; Abd-Elsayed et al. 2020）。错误的数据可能导致药物过量或不足，从而造成严重的后果。包括 Medtronic 泵和 Flowonix 泵在内，将导管多余部分修剪之后，需要在程控仪中输入导管剩余长度。导管长度和管腔直径用于确定导管所能容纳的药量，并以此为根据计算各个环节所需的治疗剂量，包括首次冲击给药、桥接给药和导管检查等环节。药物浓度对于每日鞘内输注剂量有直接的、实质性的影响，因此还需要在程控仪中输入药物浓度。如果储药器中存在多种药物，该程序只能基于其中一种药物计算每日输注速率。Medtronic 泵和 Flowonix 泵都可以执行灵活的给药方案，但会额外增加编程的复杂性。数据的正确输入至关重要，否则会导致严重后果。例如，如果输入的药物体积不正确，则可能会错过药物再灌注日期，甚至会出现戒断症状。药物再灌注时，当泵内实际剩余药量与预期剩余药量不一致时，还需要分析其具体原因。如果药量剩余过多，则应该考虑是否出现泵故障、导管阻塞、电机失速、编程错误等。如果药量剩余过少，则应考虑泵输注过量、编程错误或误将部分药物注入到囊袋中。

在泵再灌注过程中，如果注射器针头没有对准注药口，则可能会将药物全部注入泵周围的囊袋中。这种情况被称为囊袋灌注（pocket fill）（Maino et al. 2017），是一种严重的医疗失误。鞘内泵中的药物浓度较高，全部输注完毕需要数周时间。如果将药物注射到囊袋中，会发生急性药物过量反应，此时应在泵再灌注后 30 分钟内对患者进行持续的生命体征监测，当预估会出现过量反应时，应立即准备抢救和生命支持设备，必要时应转入重症监护室。同时需要将泵内的药物抽空，以估算注入囊袋中的药量。如果囊袋中的药量较少，患者可能有轻到中度的反应，对患者进行数小时的观察，如果病情稳定则可以出院，否则需要入院进行支持治疗，并根据泵中药物种类选择不同的治疗药物，直至药物过量反应减轻后，患者才可以出院。

鞘内泵也可能发生机械故障（FDA news release 2018a, b），出现药物输注过量或者不足的情况。药物输注过量时，会出现药物过量反应，而输注不足时会出现戒断症状。泵故障可由多种原因引起，包括电池故障、泵部件的机械故障和电机失速。其中最常见的原因是电机失速，在对泵进行检查时很容易发现。如果泵内含有能产生躯体依赖性的药物，如阿片类药物、可乐定或巴氯芬等，泵故障时患者会出现相应的戒断症状。根据药物种类和鞘内给药的剂量，药物突然减少可导致紧急状况的发生，需要采取抢救措施，抢救措施主要为口服给药。但对于鞘内巴氯芬输注剂量较高的患者，在鞘内给药突然停止的情况下，需要静脉注射巴氯芬。阿片类药物戒断症状可分为早期和晚期症状，早期症状包括情绪激动、肌痛、焦虑、流涕、腹泻、失眠和打呵欠等，晚期症状包括恶心、呕吐、腹部绞痛、心动过速、高血压、瞳孔散大和腹泻等。可乐定戒断症状包括头痛、震颤、谵妄、无法控制的高血压和可导致应激性心肌病的心动过速（Bowcock et al. 2016）。巴氯芬戒断可导致严重的症状，如痉挛、抗精神病药恶性综合征、败血症、5-羟色胺综合征、恶性高热、自主神经反射障碍、癫痫发作和自主神经风暴等（Riordan and Murphy 2015）。这些戒断症状可造成致命的后果（Riordan and Murphy 2015）。

标签外用药或联合用药会增加泵故障的风险。大多数电机失速是自发的，标签内用药时发生率为2.4%，而标签外用药时发生率为7%（FDA news release 2018a, b）。FDA在2018年11月就标签外用药问题，发布了一份药物安全通讯，文中指出所有专科都存在标签外用药的情况，但用药前应征得患者的知情同意。"多模式镇痛专家共识"（*The Polyanalgesic Consensus Guidelines*）指出大多数临床医师会使用多种鞘内药物来联合镇痛（Deer et al. 2017b）。联合用药或标签外用药可以有效控制疼痛或减轻难以耐受的副作用。如果泵发生故障，由于向鞘内输注的药物减少，所以再灌注时泵内实际剩余药量要多于预期剩余药量。如果泵故障和再灌注之间隔了很久，则可以观察到更明显的药量差异。实际剩余药量与预期不符通常是泵故障的第一个迹象。电池电量不足也会导致药物输注速度变慢。若剩余药量连续多次出现差异，那么无论泵体植入时间长短均建议进行更换。在泵体更换前应进行导管抽吸检查以排除导管相关故障。如果导管完好，可将现有导管与新泵配套使用。在更换鞘内药物输注系统的任何部件时，必须注意当下输注的药量低于预期治疗剂量，患者对药物的耐受性降低，因此设定起始剂量时应低于预期治疗剂量，以避免出现药物过量的情况。

7　巴氯芬相关并发症

对于利用鞘内泵缓解肌张力障碍和痉挛的患者，如果鞘内泵出现上述故障，将面临严重的后果（Deer et al. 2017b; Riordan and Murphy 2015）。巴氯芬是 γ-氨基丁酸（gamma-aminobutyric acid，GABA）的衍生物，是一种抑制性神经递质，中枢神经系统（central nervous system，CNS）中GABA的减少可导致神经兴奋。在正常运行的鞘内泵中，治疗剂量的巴氯芬可降低肌张力并缓解痉挛（Duarte et al. 2016）。在解除巴氯芬的抑制作用后，戒断反应通常会在停药后24~48小时内出现，表现为中枢神经系统抑制剂的戒断症状和体征。除了巴氯芬戒断症状外，通常还会出现精神状态的改变，包括意识模糊、反应迟钝和幻觉。同时患者的痉挛症状也会恶化甚至危重，而且可能伴有恶性高热，此时需要使用丹曲林治疗。由于巴氯芬戒断反应的症状和体征与其他原因造成的中枢神经系统戒断反应相似，因此排除其他的可能原因非常重要。巴氯芬戒断反应没有特异的诊断性检查，但是对于接受鞘内输注巴氯芬治疗的患者，无论治疗持续的时间长短，都可能在停药时出现戒断症状，此时应立即进行支持治疗并将患者转移至重症监护室。易激惹和高血压的治疗需要苯二氮䓬类药物和丙泊酚，症状严重时甚至需要静脉注射巴氯芬。患者可因发热、出汗而出现大量体液流失、呼吸频率加快和肌肉痉挛加重。肌肉过度收缩可造成横纹肌溶解，因此肌张力障碍和痉挛的复发还可能会导致肾功能不全和多系统功能衰竭。在对鞘内药物输注系统进行功能检查时，可以根据故障排查流程进行（Delhaas et al. 2020），包括是否错过再灌注日期，通过 X 线平片或者透视排除导管移位，确定泵中仍有剩余药物，通过导管抽吸检查明确导管是否通畅。由于无法在中枢神经系统中达到足够的药物浓度，口服巴氯芬在严重戒断反应的情况下几乎不起作用，因此恢复鞘内给药至关重要。如果导管完整，可以经原导管向鞘内输注药物，如果导管破损，可通过腰椎穿刺或者植入新的导管进行药物输注。

8 其他并发症

齐考诺肽是指南推荐的一线药物（鞘内用药推荐请参见本书第 4 章），具有特异的副作用（Deer et al. 2017b; Pope and Deer 2013）。精神状态改变可以在齐考诺肽治疗的任何时间点出现，包括幻觉、精神错乱、失语和记忆障碍等（Rauck et al. 2006）。肌酐激酶升高是齐考诺肽的一个未受关注的并发症，但在接受治疗的患者中出现的比例高达 40%，肌酐激酶超过正常值上限 3 倍的患者比例超过 10%（Deer et al. 2017a）。当肌酐激酶水平过高时，可能会发生横纹肌溶解。如果接受齐考诺肽鞘内治疗的患者出现运动乏力，建议通过串联试验来判断是否出现横纹肌溶解。

所有长期接受阿片类药物治疗的患者，无论是全身给药还是鞘内给药，都会出现内分泌功能紊乱的症状（Katz and Mazer 2009），包括闭经、睾酮下降、甲状腺功能减退、抑郁加重、体重增加、免疫抑制、骨质疏松和肾上腺功能抑制。应告知患者出现内分泌功能紊乱是不可避免的，而且需要以邮件等形式提醒患者的初级保健医师。鞘内阿片类药物治疗的另一个常见的副作用是排尿踌躇和（或）尿潴留（Hustad et al. 1985），在老年男性中最容易出现。虽然尿潴留在吗啡治疗的患者中表现最为明显，但在所有接受鞘内阿片类药物治疗的患者中都可能出现。这是由于鞘内应用阿片类药物会呈剂量依赖性地抑制逼尿肌收缩，减弱尿意。尿潴留通常可以缓解，但对于持续尿潴留的患者需要考虑更换止痛药。

外周性水肿也是在鞘内阿片类药物治疗后出现的常见症状（Deer et al. 2017a）。其机制可能与阿片类药物刺激垂体后叶分泌加压素，引起水潴留有关，但大多数出现外周性水肿的患者在阿片类药物治疗前，便已经出现一定程度的下肢水肿（Deer et al. 2017a）。外周性水肿通常会随着时间的推移而缓解，如果症状持续或加重，改用亲脂性阿片类药物（如芬太尼）可能有助于缓解症状。外周性水肿也可以继发于可乐定和布比卡因所导致的血管舒张。

9 磁共振成像

Flowonix 和 Medtronic 植入式鞘内泵可在限定条件下兼容 MRI。在两家公司的官网（www.flowonix.com 和 www.medtronic.com）均可以查阅有关鞘内泵植入患者影像学检查的注意事项（Deer et al. 2017a, b）。对于 MRI 检查，两种泵的注意事项有所不同。Flowonix 泵需要在 MRI 检查之前从储药器中移除所有药物，检查后再将药物注入泵中。Flowonix 泵有一个流量安全阀，如果检测到泵体在快速排空药物，则会限制药物向前流动。MRI 检查可能会触发流量安全阀，此时需要将安全阀重置。如果没有提前排空泵体中的药物，且流量安全阀恰巧发生故障，则可能将储药器中所有药物输注到鞘内，造成药物过量甚至死亡。重置流量安全阀的过程与再灌注类似，应在患者完成 MRI 检查后进行。Flowonix 泵经 FDA 批准，可在 1.5T 场强下进行 MRI 检查。

Medtronic 泵在限定条件下可兼容 3T 的场强。驱动药物输注的转子在强磁场下将暂时停滞，离开磁场后恢复运转。此外，MRI 检查经常会导致电机失速。因此，MRI 检查后需要查看泵体的工作状态，以确保其正常运转。

除此之外，两家鞘内泵生产商均建议限制 MRI 的扫描时间，以避免出现戒断症状。绝大多数 MRI 检查不必担心这个问题，但对于需要中、高剂量巴氯芬的患者，如果进行长时间的 MRI 检查，则应警惕患者出现巴氯芬戒断反应的症状和体征。

10 总结

鞘内泵可明显缓解保守治疗失败患者的疼痛和痉挛。其能够显著减少药物的剂量、副作用，而且不受血脑屏障的限制。鞘内给药可以对病情发展迅速的患者（例如转移性肿瘤）进行快速的药物调整。总之，与全身用药相比，鞘内泵发生药物过量的风险较低，但可能会出现手术相关并发症和药物戒断困难。如果出现上述情况，需要充分地了解治疗过程中可能出现的问题以及最佳的应对方案，进而实施特异且高效的治疗。

（Daniel R. Kloste 著　陶学恕译　宋　涛校）

参考文献

Abd-Elsayed A, Karri J, Michael A et al (2020) Intrathecal drug delivery for chronic pain syndromes: a review of considerations in practice management. Pain Physician 23:E591–E617

Alexander J, Solomkin J, Edwards M (2011) Updated recommendations for control of surgical site infections. Ann Surg 253:1082–1093

Bowater R, Stirling S, Lilford R (2009) Is antibiotic prophylaxis in surgery a generally effective intervention? Testing generic hypothesis over a set of meta-analyses. Ann Surg 249:551–556

Bowcock E, Morris I, Lane A (2016) Dexmedetomidine for acute clonidine withdrawal following intrathecal pump removal: a drug beginning to find its expanding niche. J Intensive Care Soc 17(3):271–272

Burgher A, Barnett C, Obray J et al (2007) Introduction of infection control measures to reduce infection associated with implantable pain therapy devices. Pain Pract 7(3):279–284

Carlson J (2020) Checklist for detecting and managing implant infection. ASRA and Pain Medicine

Deer T, Raso L, Garten T (2007) Inflammatory mass of an intrathecal catheter in patients receiving baclofen as a sole agent: a report of two cases and a review of the identification and treatment of the complication. Pain Med 8(3):259–262

Deer T, Pope J, Hayek S et al (2017a) The polyanalgesic consensus conference (PACC): guidance for improving safety and mitigating risks. Neuromodulation 20(2):155–176

Deer T, Pope J, Hayek S et al (2017b) The polyanalgesic consensus conference (PACC): recommendations on intrathecal drug infusion systems best practices and guidelines. Neuromodulation 20(2):96–132

Deer T, Lamar T, Pope J et al (2017c) The neurostimulation appropriateness consensus commit (NACC) safety guidelines for the reduction of severe neurological injury. Neuromodulation 20(1):15–30

Delhaas E, Harhangi B, Frankema S et al (2020) Catheter access port (computed tomography) myelography in intrathecal drug delivery troubleshooting: a case series of 70 procedures. Neuromodulation 23:949–960

Döring M, Richter S, Hindrick G (2018) The diagnosis and treatment of pacemaker-associated infection. Dtsch Arztebl Int 115:445–452

Duarte R, Raphael J, Southall J et al (2013) Hypogonadism and low bone mineral density in patients on long-term intrathecal opioid delivery therapy. BMJ Open

3:e002856

Duarte R, Raphael J, Eldabe S (2016) Intrathecal drug delivery for the management of pain and spasticity in adults: an executive summary of the British Pain Society's recommendations for best clinical practice. Br J Pain 10:67–69

Engle M, Vinh B, Harun N et al (2013) Pain Physician 16:251–257

Essebag V, Verma A, Healey J et al (2016) Clinically significant pocket hematoma increases long-term risk of device infection: Bruise control infection study. J Am Coll Cardiol 67(11):1300–1308

FDA news release (2018a) FDA alerts doctors, patients about risk of complications when certain implanted pumps are used to deliver pain medications not approved for use with the devices

FDA news release (2018b) Use caution with implanted pumps for intrathecal administration of medicines for pain management: FDA safety communication

Fehlings M, Brodke D, Norvell D et al (2010) The evidence for intraoperative neurophysiological monitoring in spine surgery: does it make a difference? Spine 35(9S):S37–S46

Fitzgibbon D, Stephens L, Posner K et al (2016) Injury and liability associated with implantable devices for chronic pain. Anesthesiology 124:1384–1393

Flückiger B, Knecht H, Grossman S et al (2008) Device-related complications of long-term intrathecal drug therapy via implanted pumps. Spinal Cord 46:639–643

Follett K, Naumann C (2000) A prospective study of catheter-related complications of intrathecal drug delivery systems. J Pain Symptom Manag 19(3):209–215

Follett K, Boortz-Marx R, Drake J et al (2004) Prevention and management of intrathecal drug delivery and spinal cord stimulation system infections. Anesthesiology 100:1582–1594

Forse R, Karam B, MacLean L et al (1989) Antibiotic prophylaxis for surgery in morbidly obese patients. Surgery 106:750–756; discussion 756–757

Gonzalez A, Jeyanandarajan D, Hansen C et al (2009) Intraoperative neurophysiological monitoring during spine surgery: a review. Neurosurg Focus 27(4):E6

Grant R, Condon B, Hart I et al (1991) Changes in intracranial CSF volume after lumbar puncture and their relationship to post-LP headache. J Neurol Neurosurg Psychiatry 54:440–442

Gunn J, Gibson T, Li Z et al (2016) Symptomatic axillary seroma after sentinel lymph node biopsy: incidence and treatment. Ann Surg Oncol 23:3347–3353

Horlocker T, Vanderdeuelen E, Kopp S et al (2018) Regional anesthesia in the patient receiving antithrombotic or thrombolytic therapy. Reg Anesth Pain Med 43:263–309

Hu K, Connelly N, Viera P (2002) Withdrawal symptoms in a patient receiving intrathecal morphine via an infusion pump. J Clin Anesth 14(8):595–597

Hustad S, Djurhuus J, Husegard H (1985) Effect of postoperative extradural morphine on lower urinary tract function. Acta Anaesthesiol Stand 29:183

Kanj W, Flynn J, Spiegel D et al (2013) Vancomycin prophylaxis of surgical site infection in clean orthopedic surgery. Orthopedics 36(2):138–146

Katz N, Mazer N (2009) The impact of opioids on the endocrine system. Clin J Pain 25:170–117

Kratzsch T, Stienen M, Reck T et al (2015) Catheter-tip granulomas associated with intrathecal drug delivery-a two-center experience identifying 13 cases. Pain Physician 18:E831–E840

Lee H, Ruggoo V, Graudins A (2016) Intrathecal clonidine pump failure causing acute withdrawal syndrome with 'stress-induced' cardiomyopathy. J Med Toxicol 12(1):134–138

Maino P, Perez R, Koetsier E (2017) Intrathecal pump refills, pocket fills and symptoms of drug overdose: a prospective, observational study comparing the injected drug volume vs. the drug volume effectively measured inside the pump. Neuromodulation 20:733–739

Mallela A, Abdullah K, Brandon C et al (2018) Topical vancomycin reduces surgical-site infections after craniotomy: a prospective, controlled study. Neurosurgery 83(4):761–767

Molinari R, Khera O, Molinari M (2012) Prophylactic intraoperative powdered vancomycin and postoperative deep spinal wound infection: 1,512 consecutive surgical cases over a 6-year period. Eur Spine J 21(Suppl 4):S476–S482

Narouze S, Benzon H, Provenzano D et al (2018) Interventional spine and pain procedures in patients on antiplatelet and anticoagulant medications (second edition). Reg Anesth Pain Med 43:225–262

Noreika D, Fabbro E Complications of intrathecal pump therapy in malignancy-related pain. J Clin Oncol 3(26 suppl):102

Pope J, Deer T (2013) Ziconotide: a clinical update and pharmacologic review. Expert Opin Pharmacother 14:957–966

Pull ter Gunne A, Cohen D (2009) Incidence, prevalence, and analysis of risk factors for surgical site infection following adult spinal surgery. Spine 34(13):1422–1428

Ramsey C, Owen R, Witt W et al (2008) Intrathecal granuloma in a patient receiving high dose hydromorphone. Pain Physician 11(3):369–373

Rauck R, Wallace M, Leong M (2006) A randomized, double-blind, placebo-controlled study of intrathecal ziconotide in adults with severe chronic pain. J Pain Symptom Manag 31:393–406

Riordan J, Murphy P (2015) Intrathecal pump: an abrupt intermittent pump failure. Neuromodulation 18(5):433–435

Ross J, Cook A, Stewart G et al (2011) Acute intrathecal baclofen withdrawal: a brief review of treatment options. Neurocrit Care 12(1):103–108

Shields D, Palma C, Khoo L et al (2005) Extramedullary intrathecal catheter granuloma adherent to the conus medullaris presenting as cauda equina syndrome. Anesthesiology 102:1059–1061

Singh P, Jain R, Mishra S et al (2008) Management of pericatheter cerebrospinal fluid leak after intrathecal implantation of a drug delivery system. Am J Hosp Palliat Care 25(3):237–239

Skalsky A, Dalal P, Le J et al (2020) Screeing intrathecal baclofen pump systems for catheter patency via catheter access port aspiration. Neuromodulation 23(7):1003–1008

Sorensen L (2012) Wound healing and infection in surgery. The clinical impact of smoking and smoking cessation: a systematic review and meta-analysis. Arch Surg 147(4):373–383

Sridhar A, Yarlagadda V, Kanmanthareddy A et al (2016) Incidence, predictors and outcomes of hematoma after ICD implantation: an analysis of a nation-wide database of 85,276 patients. Indian Pacing Electrophysiol J 16:159–164

Staats S (2008) Complications of intrathecal therapy. Pain Med 9(S1):S102–S107

Yaksh T, Allen J, Veesart L et al (2013) Role of meningeal mast cells in intrathecal morphine-evoked granuloma formation. Anesthesiology 118:664–678

Zenz M, Piepenbrock S, Tryba M (1985) Epidural opiates: long-term experiences in cancer pain. Klin Wochenschr 63:225–229

第 10 章 鞘内泵和导管故障排除

本章内容

1. 导管和转子相关故障 128
2. 总结 131

参考文献 132

摘要

40 多年来，鞘内药物输注系统已广泛用于痉挛、慢性癌痛和非癌性疼痛的治疗。鞘内药物输注系统可以安全且精确地将药物输送到脑脊液中。与其他给药途径相比，它可以更明显地缓解疼痛或痉挛，而且副作用更小。尽管鞘内泵相对安全，但也可能导致患者病情加重甚至死亡，其原因包括手术相关并发症、药物不良反应、设备故障、编程错误或泵再灌注错误（Deer et al. 2012）。2009 年《器械注册和社会保障分析》(*Device registration and social security analyses*) 显示，鞘内泵植入后 3 天内，鞘内输注阿片类药物的患者死亡率为 0.088%，1 个月内为 0.39%，1 年内为 3.89%（Coffey et al. 2009）。临床医师应充分了解鞘内泵的潜在并发症及其处理方式。本章将重点介绍器械相关并发症的处置以及导管、泵相关故障的解决方案。

目前市面上共有两种鞘内药物输注系统，Flowonix Prometra® II 和 Medtronic Synchromed II（图 10.1 和图 10.2），两种泵都有其特异的药物输注方式。Prometra® II 采用正压阀控的精确定量系统，通过微剂量冲击给药的方式泵送药物；Synchromed II 是由转子、滚轮组成的蠕动泵系统，通过对弹性软管交替进行挤压和释放来泵送药物。

Flowonix Prometra® II 泵通过正压阀控系统来调节进入脑脊液的药量。储药器四周的压力为 22.5 PSI（Prometra 2019），在压力的作用下，储药器中的药物途经过滤器，被转移至精确定量系统中。该系统由入口阀、蓄压腔和出口阀组成（图 10.1）。蓄压腔的固定容量为 2~3 ml，压力为 11 PSI（Prometra 2019）。一旦出口阀打开，蓄能腔内的压力会将药物经鞘内导管排出。蓄压腔排空后，出口阀关闭，随后入口阀打开，药物在 22.5 PSI 压力的作用下，从储药器重新注入蓄压腔。药物充满蓄压腔后，将留留在腔内，直到程序再次激活阀门系统。流量安全阀是一种保护机制，作用是为了防止在磁共振成像检查期间过度输注。流量安全阀上有一个自由浮动的保险栓，在正常流速下允许药物通过，但如果检测到液体流速超过阈值（40 μl/s），保险栓将关闭流体通道，阻止药物流动（Prometra 2019）。当泵处于强磁场下时（如 MRI），入口阀和出口阀可能会同时开启，则会出现药物流速过快的情况。加压系统有利于药物在脑脊液中扩散，从而能够增强疗效（Tangen et al. 2017）。Prometra® II 泵的临床精度高达 97.7%，在 0.25 ml/d 的流速下电池寿命为 10 年

（Prometra 2019）。泵的精度不受常规环境因素的影响，包括海拔、气温和储药器容量等，能够实现在从事滑雪、飞行、桑拿和水肺潜水等活动的同时，不影响药物的输注。

Medtronic Synchromed Ⅱ泵（图10.2）是由转子、滚轮组成的蠕动泵系统，通过泵内的弹性软管输送药物。药物储存在金属波纹管样式的储药器中，周围的加压气体会对储药器施加3~5 PSI的压力，药物在压力的作用下，被推送至弹性软管。滚轮通过对弹性软管

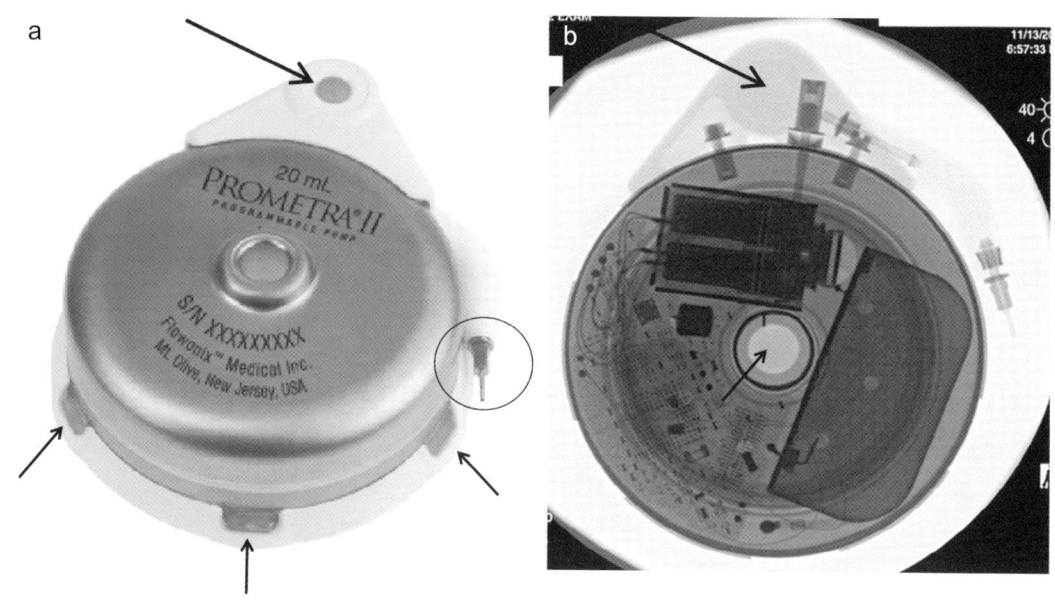

图10.1 Flowonix Prometra® Ⅱ泵的外部可见导管穿刺端口（a中的黑色大箭头）、导管连接部位（黑色圆圈内）以及将泵固定到下方筋膜上的锚定环（a中的黑色小箭头）。Prometra泵的X线图像可见导管穿刺端口（b中的黑色大箭头）以及注药口（b中的黑色小箭头）

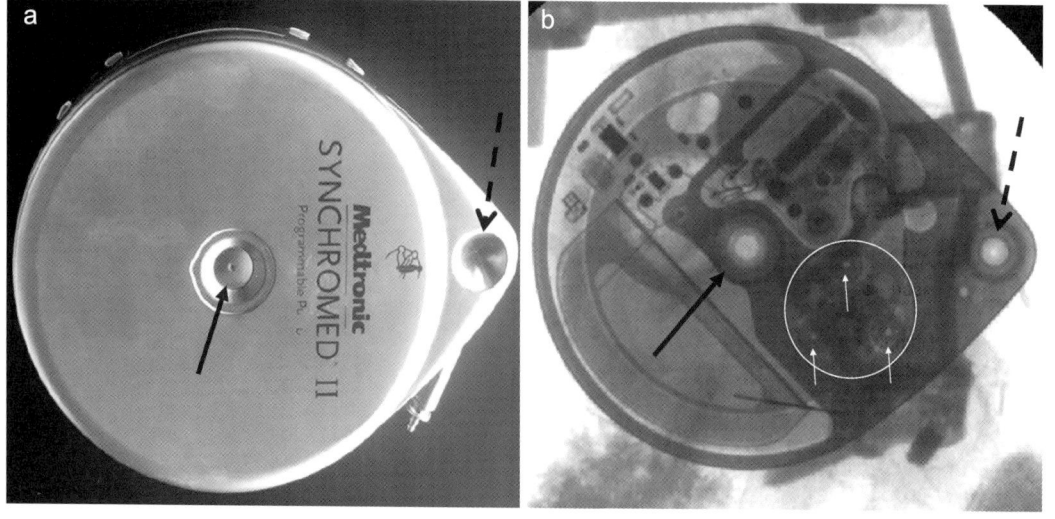

图10.2 Medtronic Synchromed Ⅱ鞘内泵外观图（a）和透视图（b）可见滚轮（b中的白色小箭头）、转子（b中的白色圆圈）、注药口（a和b中的黑色箭头）以及导管穿刺端口（a、b中的黑色虚线箭头）

交替进行挤压和释放，来控制药物的流速。由于对储液器施加的压力较低，因此在环境压力变化的情况下，包括高压舱、水肺潜水和高海拔地区，可能会影响药物的输送（Wilkes 2014）。Medtronic Synchromed Ⅱ泵可在限定条件下兼容闭合式、开放式、站立位和坐位MRI，但MRI检查产生的磁场通常会造成电机失速。电机恢复正常运行可能需要几个小时，所以建议患者在MRI检查后24小时内对泵体进行检查，以确认泵体恢复正常运转。Medtronic Synchromed Ⅱ泵的电池寿命取决于患者每天的用药剂量，一般为5~7年（Pope and Deer n.d.）。

无论选择何种泵系统，就器械相关并发症而言，患者的表现大致相同。大多数患者最初表现为疗效下降，即疼痛或痉挛加重。根据药物种类和每日鞘内用药剂量的不同，甚至可能出现戒断症状。在极少数情况下，患者可能会出现用药过量的症状，这通常是由泵体本身的故障引起。总而言之，在器械相关并发症中，导管相关并发症比泵相关并发症多见。Sterns等的研究表明，器械相关并发症的年发病率为10.5%，其中导管相关并发症占比65%，泵体相关并发症占比35%（Sterns et al. 2005）。导管相关并发症主要包括泵体连接处导管脱落、导管扭结或断裂以及导管从鞘内脱出。如果导管从泵体连接处脱落，药物则会沉积在皮下囊袋中，患者很可能会突然出现疼痛加重和（或）戒断症状，并可观察到泵体周围肿胀。如果是由于缝线松动而致使导管从鞘内脱出，药物也会沉积在皮下组织中，同样会出现疼痛加重和（或）戒断症状。药物输注到鞘内才能发挥最大的药效，因此导管从鞘内脱出后，患者可能出现疼痛加剧和戒断症状，而非用药过量的症状。

用药过量的症状通常在泵编程或再灌注错误时出现，由泵体故障导致药物过量输注的情况比较少见。

药物过量或戒断反应的具体症状因鞘内用药种类而异。鞘内输注巴氯芬过量可出现急性中毒症状，包括嗜睡、头晕、低血压、肌张力减退、心脏功能异常和呼吸抑制（Leung et al. 2006）。巴氯芬过量并没有特效的解毒剂，处理措施包括停止巴氯芬输注和对症支持治疗，直到中毒症状缓解（Watve et al. 2012）。与巴氯芬过量类似，巴氯芬戒断也可出现危及生命的紧急情况。巴氯芬戒断反应通常表现为痉挛加剧、心动过速、高血压、自主神经反射障碍、谵妄/幻觉、癫痫发作和横纹肌溶解（Watve et al. 2012）。急性巴氯芬戒断反应的处理措施包括住院对症支持治疗，口服巴氯芬、苯二氮䓬类药物或输注丙泊酚，直到症状缓解（Watve et al. 2012）。病情危重时，可能需要鞘内输注巴氯芬或静脉输注巴氯芬，以充分缓解显著的戒断症状（Watve et al. 2012）。

当鞘内药物输注系统中含有阿片类药物时，也会出现对应的戒断反应或药物过量症状。阿片类药物过量最常见的症状包括嗜睡、恶心、呕吐、瘙痒、针尖样瞳孔、意识模糊、谵妄和呼吸抑制。这些症状可危及生命，患者可能需要住院接受静脉注射纳洛酮和对症治疗。由于与部分阿片类药物相比，静脉注射纳洛酮的药效持续时间较短，因此患者可能需要持续输注纳洛酮，并在ICU进行观察，直到药物过量的症状得到缓解。阿片类药物的戒断症状包括烦躁不安、流涕、焦虑、心动过速、高血压、疼痛加剧、瞳孔散大、腹部绞痛和腹泻。这些症状同样可能危及生命，需要立即给予短效阿片类药物，并使用止吐药和可乐定对症治疗。

齐考诺肽（Ziconotide）是治疗慢性疼痛的药物中，唯一经FDA批准可用于鞘内药物输注系统的非精神麻醉类药物。齐考诺肽作为一种非阿片类突触前N型钙通道阻断剂，有其特异的药物过量反应，包括恶心、腹痛、焦虑、健忘、言语障碍、意识模糊、妄想、幻觉、站立不稳、眼球震颤和偏执（Mayo Clinic drugs and supplements 2020）。值得注意的是，相比于药物的最终剂量，齐考诺肽过量反应与剂量增加速度的联系更为密切。因此，如果患者出现上述症状，建议在减少用药剂量之后，逐步缓慢地增加剂量，从而缓解不良反应（Mayo Clinic drugs and supplements 2020）。

布比卡因和可乐定也是可用于鞘内镇痛的非阿片类药物。布比卡因过量反应包括低血压、晕厥、急性运动和感觉神经系统紊乱、尿潴留和心动过缓，通常采用对症支持治疗。如果患者出现中毒症状，则可静脉注射脂肪乳剂（20%静脉注射用脂肪乳剂），其可以结合游离的布比卡因，有助于减轻中毒症状。可乐定过量症状包括低血压、心动过缓、嗜睡、乏力、头晕和颤抖（Manzon et al. 2020），主要采用对症支持治疗。纳洛酮在可乐定过量的治疗中表现出一定的疗效，但这种治疗方法一直存在争议，目前仍在争论中（Manzon et al. 2020）。识别这些非阿片类药物的戒断症状同样重要，布比卡因停药后可能出现疼痛加剧，而可乐定停药后会导致心动过速、头痛、高血压、心悸、恶心/呕吐和震颤（Geyskes et al. 1979）。

1 导管和转子相关故障

每当患者出现以下情况时，包括疼痛突然加剧，再灌注时泵内剩余药量与预期存在差异，和（或）出现药物过量或戒断症状，为谨慎起见应先检查泵体和导管是否出现故障。由于大多数器械相关并发症均与导管有关，因此检查导管的位置及其通畅性是排查鞘内药物输注系统故障的首要步骤。在排查导管相关故障时，需要在透视下进行导管造影检查。Medtronic Ascenda 导管在透视下只有钛合金尖端能够显影，但其不透射线性要弱于钡或钨。Flowonix 导管的不透射线性更强，其导管尖端具有钨涂层，在 X 射线下更容易显影。对 Medtronic 泵进行导管造影检查的步骤与 Flowonix 泵略有不同。在对 Medtronic 泵进行导管造影检查时，应先查看储药器的容积、用药剂量和浓度，然后在透视下检查泵体和导管尖端，重点关注导管尖端是否处于鞘内的合适位置。泵体和导管在透视下显影后，将 25G 穿刺针（Medtronic 导管穿刺套件中配备）插入导管穿刺端口，在注射造影剂之前，必须先从导管中抽出约 1~2 ml 的药物和脑脊液。造影剂应选用适用于鞘内的非离子型造影剂，在注射造影剂过程中，需要在透视下观察整个导管（从泵体连接处至鞘内导管尖端）的显影情况，如果发现任何部位出现造影剂外溢，则提示导管可能发生断裂、破裂或错位。同样重要的是，需要观察造影剂从导管尖端流出后在鞘内空间的扩散情况，同时将导管尖端的位置与其最初的位置相对比，以检查导管是否移位。

Flowonix 泵的导管造影检查过程与 Medtronic 泵非常相似，不同之处在于导管穿刺针使用的是更粗的 20 G 专用侧孔针（Flowonix 导管穿刺套件中配备）。同样地，在注射造影剂之前，必须先从导管穿刺端口抽出约 1~2 ml 的药物和脑脊液。在注射造影剂过程中，需要在射线下观察整个导管的显影情况，以确认导管尖端位置和通畅性。任何部位的造影剂外溢均提示导管可能出现折断、破裂或错位等情况。

在进行导管造影检查时，如果导管完好且通畅，则能够从导管穿刺端口抽出 1 ml 以上的药物和脑脊液，通过此操作可以明确导管仍位于鞘内。然而，若不能从导管穿刺端口抽出药物和脑脊液，则提示导管可能出现移位或折断，应安排患者进行导管修整。值得注意的是，如果此时注射造影剂，会将导管内的药物推注至鞘内，即在无意中完成一次鞘内大剂量冲击给药，其危险程度取决于导管中的药物浓度，所以若此时进行导管造影检查，需要评估患者接受大剂量药物推注的风险。如果怀疑因导管问题而无法实现导管造影，应考虑尽快修补或更换鞘内导管，同时为患者提供口服或静脉药物作为替代治疗。

鞘内导管尖端肉芽肿是另一种可能阻碍药物或脑脊液回抽的导管相关并发症。肉芽肿是由于炎症反应而形成的，组织学上表现为由组织细胞和粒细胞构成的肉芽肿组织，通常伴有坏死区和出血灶。肉芽肿组织可在导管尖端周围形成肿块，这种炎症反应是由导管尖端周围高浓度药物聚集而造成的。如果肿块持续增大，根据导管尖端的位置，可能会压迫脊髓、脊髓圆锥或马尾，并导致疼痛突然加剧，甚至有可能出现不可逆的神经系统病变。患有鞘内导管尖端肉芽肿的患者通常会突然出现疼痛加重、肠道和膀胱功能障碍，以及感觉和（或）运动障碍等症状（Deer et al. 2017）。所有鞘内药物都可能导致肉芽肿形成，但根据以往的经验，高浓度吗啡和氢吗啡酮更为显著。据统计，肉芽肿形成的发病率从 1 年的 0.04% 到 6 年的 1.15% 不等，但是文献报道的发生率不尽相同（Follett 2003）。虽然肉芽肿的发生率较低，若未及时诊断仍可能会造成不利影响，所以对于疑似导管尖端肉芽肿的患者，出于谨慎考虑应进行适当的检查。当患者突然出现疼痛加剧或神经功能状态改变时，应进行全面的病史采集和体格检查，包括神经系统检查，而后进行增强 MRI 或 CT 脊髓造影以排除肉芽肿形成。如果确诊为肉芽肿，应请神经外科医师会诊，以便紧急移除鞘内导管，尽量减少永久性神经损伤的风险。

如果导管造影检查排除了导管相关并发症的可能，则应进一步排查可能出现的泵故障。一般情况下泵故障很少发生，但如果怀疑泵出现故障，则应根据泵目前剩余药物体积、先前的加药体积、药物浓度和每日剂量来计算实际输注体积和预期的差值。如果差值超过说明书上的精度范围，无论实际输注体积过多还是过少，均提示泵可能出现故障（Wesemann et al. 2014）。提示可能出现泵故障的输注体积差异通常大于 5%~10%。

对于 Medtronic Synchromed II 鞘内泵，发生故障的原因主要是电机失速或输注过量或不足。有资料显示，使用标签内药物时，自发性电机失速的发生率为 2.4%，而使用非 FDA 批准的标签外药物时，发生率高达 7%（Riordan and Murphy 2015）。此外，输注过量和输注不足的案例也有记录和报道，但在 Coffey 等对 82 名受试者进行的一项研究中发现，Medtronic Synchromed II 鞘内泵能够精确、安全地输注药物，输注过程中的误差较小（小于 1%~2%）（Wesemann et al. 2014）。

作为泵故障排除的一部分，还需要通过程控仪查询泵的运行日志，其中包含泵报错、失速或者故障等信息。而后经导管穿刺端口抽取约 1~2 ml 的药物和脑脊液。导管回抽应在检查转子之前完成，因为在检查转子转动情况时，需要 1 min 内向鞘内输注 0.01 ml 液体。如果能够将脑脊液吸入导管内，则检查转子时向鞘内输注的是脑脊液，若无法抽取脑脊液，则会将导管内的药物推注至鞘内。根据导管中药物的浓度和推注体积的不同，可能对患者造成严重后果。如图 10.3 所示，需要在透视下检查泵转子的转动情况，并且将带有钨合金标记的滚轮臂作为参考点（图 10.3 和图 10.4）。将输注程序设置为单次冲击给药，等待 2 分钟完成推注，在透视下重新拍摄图像以分析转子的转动情况。正常情况下，3 个滚轮臂应整体逆时针转动约 60°（图 10.4 和图 10.5）。如果转子停止转动则说明泵出

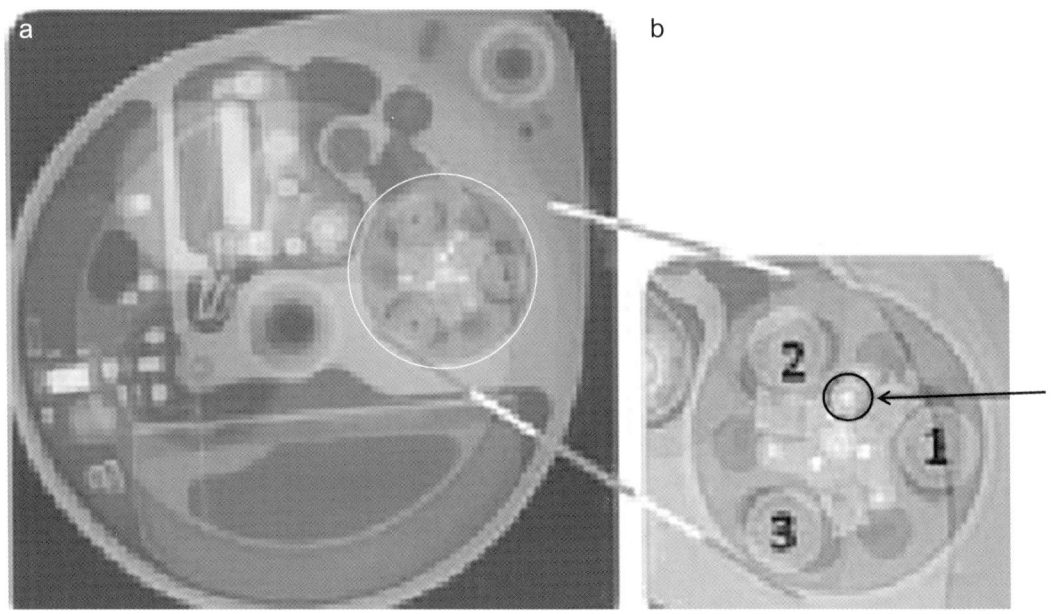

图 10.3 Medtronic Synchromed Ⅱ 泵的 X 线图像可见圆形转子（a 中的白色圆圈）。放大视图（b）可见滚轮（b 中编号 1、2 和 3）和滚轮臂上的不透射线标记（b 中箭头所指的黑色圆圈内）

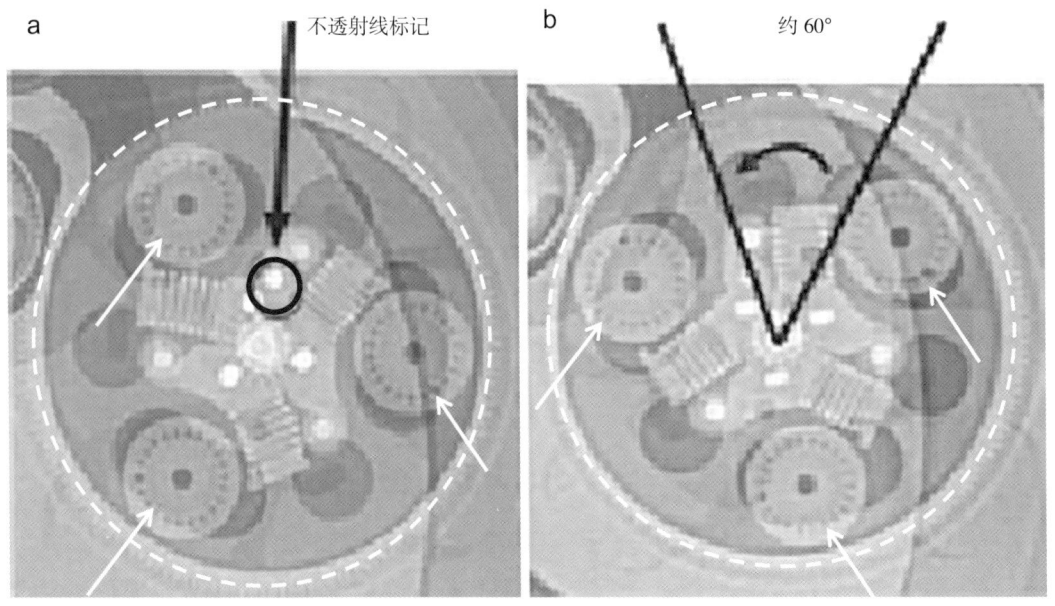

图 10.4 Medtronic Synchromed Ⅱ 泵中圆形转子的 X 线放大视图（a 和 b 中的白色虚线圆圈）可见滚轮臂上的不透射线标记（a 中箭头所指的黑色圆圈内）。在冲击给药过程中，滚轮臂由图（a）逆时针旋转至图（b）位置，逆时针旋转约 60°

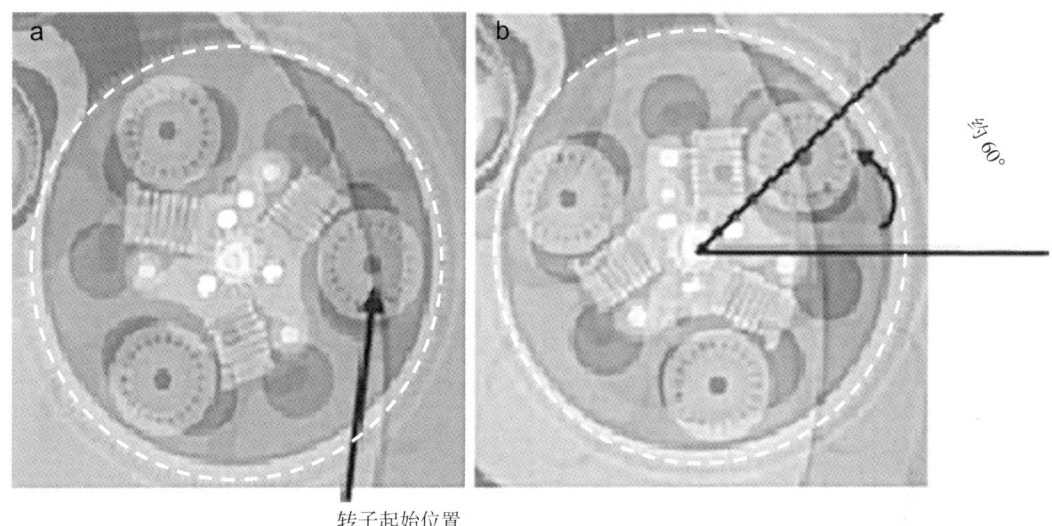

转子起始位置

图 10.5 Medtronic Synchromed Ⅱ 泵中圆形转子的 X 线放大视图（a 和 b 中的白色虚线圆圈）显示，在冲击给药过程中，泵右侧的滚轮从 3 点钟位置（a 中的黑色箭头表示起始位置）跟随转子逆时针旋转约 60°（b 中可见旋转角度）

现故障，此时需要更换新泵，并为患者提供口服或静脉药物作为替代治疗，直到更换新泵为止。

Flowonix Prometra 泵不是由转子和滚轮组成的泵送系统，而是通过阀门和正压来调节进入脑脊液的药量。在排除 Flowonix 泵故障时，应先检查泵的运行日志以确定是否存在报错或故障信息。由于 Flowonix 泵没有电机和滚轮作为参照，在评估其是否正常运行时，需要将导管内充满造影剂，然后进行一次冲击给药，在透视下实时观察造影剂从导管尖端排出的情况。此外，给药过程中阀门的开启、闭合会发出"咔哒"声，可以通过听诊器加以识别，从而检查入口和出口阀门的开闭情况。如果给药时没有听到"咔哒"声，或导管尖端未见造影剂排出，则考虑泵出现故障，此时需要更换新泵，并为患者提供口服或静脉药物作为替代治疗，直到更换新泵为止。

2　总结

随着鞘内药物输注系统应用率的提高，将会有越来越多的患者体验到这种安全、高效的治疗方式。但其也可能会出现严重甚至致死的并发症，因此临床医师必须具备识别和排除潜在并发症的能力。并发症可能由多种原因引起，包括术后继发、药物不良反应、设备故障、编程错误或再灌注错误（Deer et al. 2012）。当患者出现疼痛加剧、戒断反应或用药过量的症状时，熟悉泵的机械原理和排除故障的流程（图 10.6）有助于系统地解决问题（Rez 2017）。一旦确定是泵和（或）导管出现故障，应尽早排查并解决问题，以最大限度地减少对患者的损害。尽管导管和泵相关故障并不常见，但需要警惕这些并发症的发生并做好应对措施，这将有助于减少患者的不良后果，提高治疗的安全性和有效性。

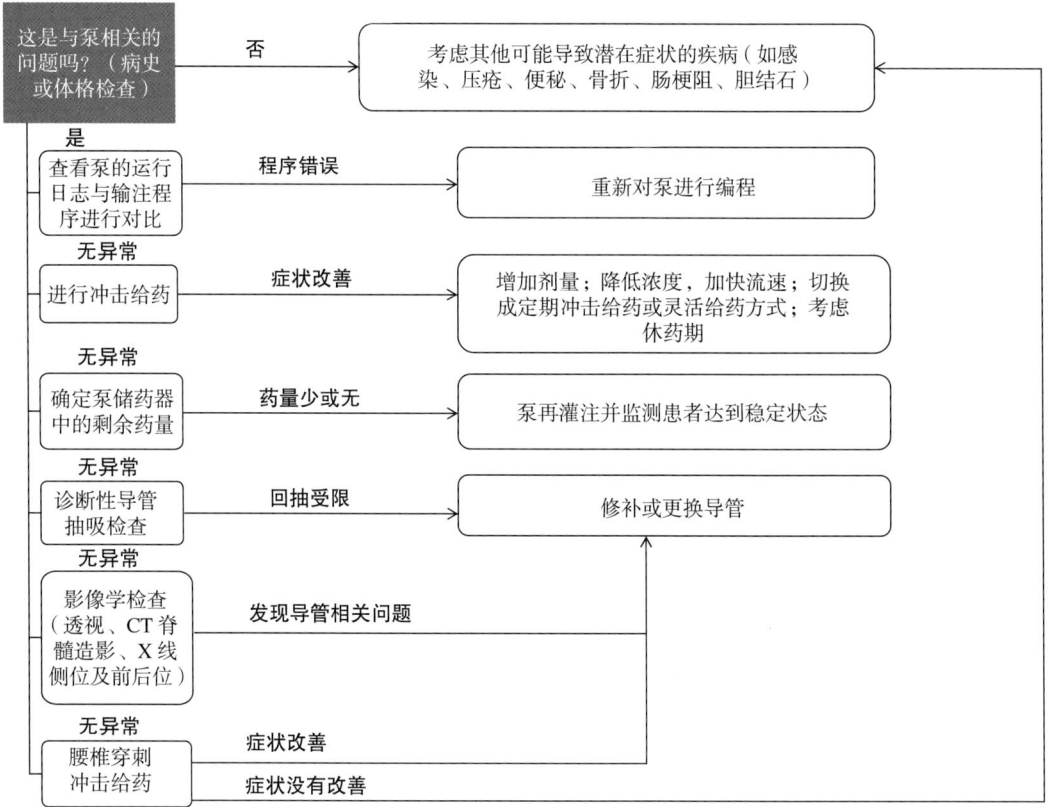

图 10.6 鞘内泵故障排查流程图（Adapted from: Farid R. Problem-Solving in Patients with Targeted Drug Delivery Systems. Mo Med. 2017; 114(1): 52–56）

（Anjum Bux，Pooja Chopra 著　陶学恕译　宋　涛校）

参考文献

Coffey RJ, Owens ML, Broste SK, Dubois MY, Ferrante FM, Schultz DM, Stearns LJ, Turner MS (2009) Mortality associated with implantation and management of intrathecal opioid drug infusion systems to treat noncancer pain. Anesthesiology 111:881–891

Deer TR, Levy R, Prager J, Buchser E, Burton A, Caraway D, Cousins M, De Andrés J, Diwan S, Erdek M, Grigsby E, Huntoon M, Jacobs MS, Kim P, Kumar K, Leong M, Liem L, McDowell GC II, Panchal S, Rauck R, Saulino M, Sitzman BT, Staats P, Stanton-Hicks M, Stearns L, Wallace M, Willis KD, Witt W, Yaksh T, Mekhail N (2012) Polyanalgesic consensus conference—2012: recommendations to reduce morbidity and mortality in intrathecal drug delivery in the treatment of chronic pain. Neuromodulation 15:467–482

Deer TR, Pope JE, Hayek SM, Lamer TJ, Veizi IE, Erdek M, Wallace MS, Grider JS, Levy RM, Prager J, Rosen SM, Saulino M, Yaksh TL, De Andrés JA, Abejon Gonzalez D, Vesper J, Schu S, Simpson B, Mekhail N (2017) The polyanalgesic consensus conference (PACC): recommendations for intrathecal drug delivery: guidance for improving safety and mitigating risks. Neuromodulation 20(2):155–176. https://doi.org/10.1111/ner.12579. Epub 2017 Jan 2. PMID: 28042914

Follett KS (2003) Intrathecal analgesia and catheter-tip inflammatory mass. Anesthesiology 99:5–6

Geyskes GG, Boer P, Dorhout Mees EJ (1979) Clonidine withdrawal. Mechanism and frequency of rebound hypertension. Br J Clin Pharmacol 7(1):55–62

Leung NY, Whyte IM, Isbister GK (2006) Baclofen overdose: defining the spectrum of toxicity. Emerg Med Australas 18:77–82

Manzon L, Nappe TM, Delmaestro C, et al. (2020) Clonidine toxicity. [Updated 2020 Jun 30]. In: StatPearls [Internet]. StatPearls Publishing, Treasure Island

Mayo Clinic drugs and supplements (2020) Ziconotide (intrathecal route)

Pope J, Deer T (n.d.) Intrathecal drug delivery: available technologies. In: Treatment of chronic pain conditions: a comprehensive handbook, pp 191–192

Prometra II (2019) Programmable pump instructions for use. https://flowonix.com/sites/default/files/pl-21611-00-prometra_ii_programmable_pump_ifu_us_commercial.pdf. Accessed 22 Mar 2019

Rez F (2017) Problem solving in patients with targeted drug delivery systems. Mo Med 114(1):52–56

Riordan J, Murphy P (2015) Intrathecal pump: an abrupt intermittent pump failure. Neuromodulation 18:433–435

Sterns L, Boortz-Marx R, Du Pen S, Friehs G, Gordon M, Halyard Herbst L, Kiser J (2005) Intrathecal drug delivery for the management of cancer pain: a multidisciplinary consensus of best practices. J Support Oncol 3(6):399–408

Tangen KM, Leval R, Mehta AI, Linninger AA (2017) Computational and in vitro experimental investigation of intrathecal drug distribution: parametric study of the effect of injection volume, cerebrospinal fluid pulsatility, and drug uptake. Anesth Analg 124:1686–1696

Watve SV, Sivan M, Raza WA, Jamil FF (2012) Management of acute overdose or withdrawal state in intrathecal baclofen therapy. Spinal Cord 50:107–111

Wesemann K, Coffey RJ, Wallace MS, Tan Y, Broste S, Buvanendran A (2014) Clinical accuracy and safety using the synchromed II intrathecal drug infusion pump. Reg Anesth Pain Med 39(4):341–346

Wilkes D (2014) Programmable intrathecal pumps for the management of chronic pain: recommendations for improved efficiency. J Pain Res 7:571–577

第 11 章 现有鞘内泵的费用、编码和报销

本章内容

1 引言 134
2 鞘内给药与常规疼痛治疗对比：鞘内药物治疗成本 - 效益的循证方法 135
 2.1 鞘内治疗的患者选择 136
3 2019 现行程序术语（CPT）代码和医疗保险医师支付表支付数据............140
4 鞘内给药（IDD）与其他介入性疼痛治疗报销的比较.....................142

4.1 每位患者介入性疼痛治疗的年度报销 142
4.2 每位患者鞘内给药与神经调控的报销比较 142
5 结论 142
参考文献 142

摘要

鞘内药物输注系统（intrathecal drug delivery systems，IDDS）已经成为治疗慢性疼痛的重要手段。在外科植入、泵或导管翻修以及发生任何并发症时，IDDS 会产生大量费用，但研究表明，与常规医疗管理相比，IDDS 会减少整体医疗服务的利用率，且成本 - 效益好。本章根据 2019 年 CPT 代码和医保付款信息，比较 IDDS 与其他干预措施的费用，并审查 IDDS 的成本 - 效益数据。

1 引言

使用鞘内泵治疗慢性疼痛，由于是手术植入，因此需要支付泵和导管放置的前期费用。当电池使用寿命结束时，修整会产生额外费用（Bolash et al. 2015）。每个设备的预期电池寿命各不相同，范围从 3 年到 10 年不等（Bolash et al. 2015）。2015 年进行的一项关于 IDDS 寿命和花费的研究表明，电池寿命结束时移植的泵的平均寿命为 5.9 年，每天的平均费用为 9.26 美元（Bolash et al. 2015）。由于其他并发症，如过早取出每天的费用则高达 44.59 美元（Bolash et al. 2015）。这些费用是根据医疗保险和医疗补助服务中心 2013 年的费用表计算的，不包括泵的替换、鞘内用药或其他医疗服务利用带来的费用（Bolash et al. 2015）。

2 鞘内给药与常规疼痛治疗对比：鞘内药物治疗成本 – 效益的循证方法

虽然 IDDS 的前期费用较高，但是使用鞘内药物输注（IDD）治疗癌症和非癌症疼痛的患者在植入后的医疗需求会减少。2013 年在一项对 IDD 用于非癌性疼痛的 30 年内的成本预测研究显示，与传统的疼痛治疗方式相比，IDD 费用更低，财务收支平衡发生在植入后 2 年。与传统的疼痛治疗方式相比，在生存期内每位患者平均每年可节省 3111 美元（Guillemette et al. 2013）。

值得注意的是，IDDS 与常规医疗管理（conventional medical management，CMM）的费用在进行对比时，需要考虑到鞘内输注药物的效率更高，可以大幅度减少或完全停止全身性服药，例如经皮或口服阿片类药物。2016 年一项关于癌症患者 IDD 的研究，如果考虑到 IDDS 医疗服务、植入器械、药物治疗的费用，与 CMM 相比，在植入后 1 年的时间里，总成本节省了 3195 美元（Stearns et al. 2016）。这项研究还表明，与高成本 CMM 相比，IDD 开始显示成本效益的时间点在 7~8 个月之间（图 11.1）。

Stearns 等在后来的研究中，评估了单独使用 CMM 治疗的癌痛患者与 IDD 联合 CMM 治疗的患者在缓解疼痛方面的医疗费用（Stearns et al. 2019）。这包括对 536 名患者的保险索赔数据进行了评估，并采用倾向性评分匹配的方式进行回顾性评估分析。作者发现，使用 IDD 联合 CMM 在 2 个月时可节省 15142 美元（$p=0.01$），在 12 个月时可节省 63 498 美元（$p=0.03$），并得出结论，IDD 是一种节约费用的方法，应在 CMM 不足或产生无法承受

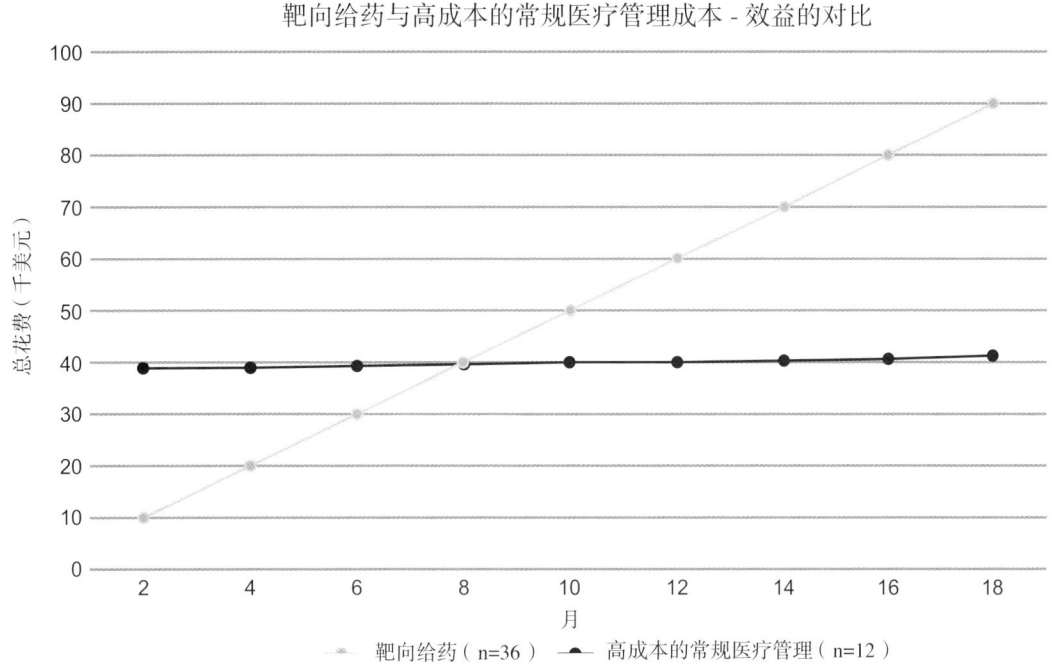

图 11.1　线形图显示随着时间推移，靶向给药（targeted drug delivery，TDD）（黑线）与高成本的常规医疗管理（conventional medical management，CMM）（灰线）成本 - 效益的对比。应用 7 ~ 8 个月后 TDD 的成本 - 效益开始优于 CMM

的副作用的癌痛患者中予以考虑。作者还得出结论，随着医疗保健系统向价值导向型过渡，IDD 应该扩大使用（Stearns et al. 2019）。在扩大 IDD 的使用或适应证时，必须牢记成本-效益和患者治疗的其他选择以及适应证。这些适应证的差异将远远超出患者是否患有癌症或非癌症相关疼痛，并且使用 IDD 必须与其他治疗类型的优缺点和费用进行比较。在下一节中，将讨论患者选择的过程，并介绍各种治疗类型的花费。

2.1 鞘内治疗的患者选择

在本书第 7 章中已讨论了在治疗中尽早使用 IDD。以这种方式使用而不仅仅是作为补救疗法使用，这是既经济又有效（Pope et al. 2015）。鞘内治疗通常在其他方式失败后使用，但正如在本书第 5 章和第 7 章中所看到的，多学科镇痛专家共识会议（polyanalgesicconsensus conference，PACC）对因癌症或非肿瘤原因引起的难治性疼痛患者使用 IDD 提出了流程建议（图 11.2 和图 11.3）（Deer et al. 2017）（表 11.1~ 表 11.7）。

如图 11.2 和图 11.3 所示，IDD 是在神经调控后考虑的。虽然神经调控在多个试验中被证明是安全有效的（North et al. 2005；Kumar et al. 2007；Kumar et al. 2006），但随着患者对神经刺激变得耐受，这种有效性可能会随着时间的推移而减弱（Kumar et al. 2006），可能需要应用 IDD。鞘内治疗已被证明是持久的，但随着时间的推移，考虑到因需要进行泵补充、剂量调整以及导管和转子检查而额外的患者就诊，鞘内治疗花费会更高，并且对

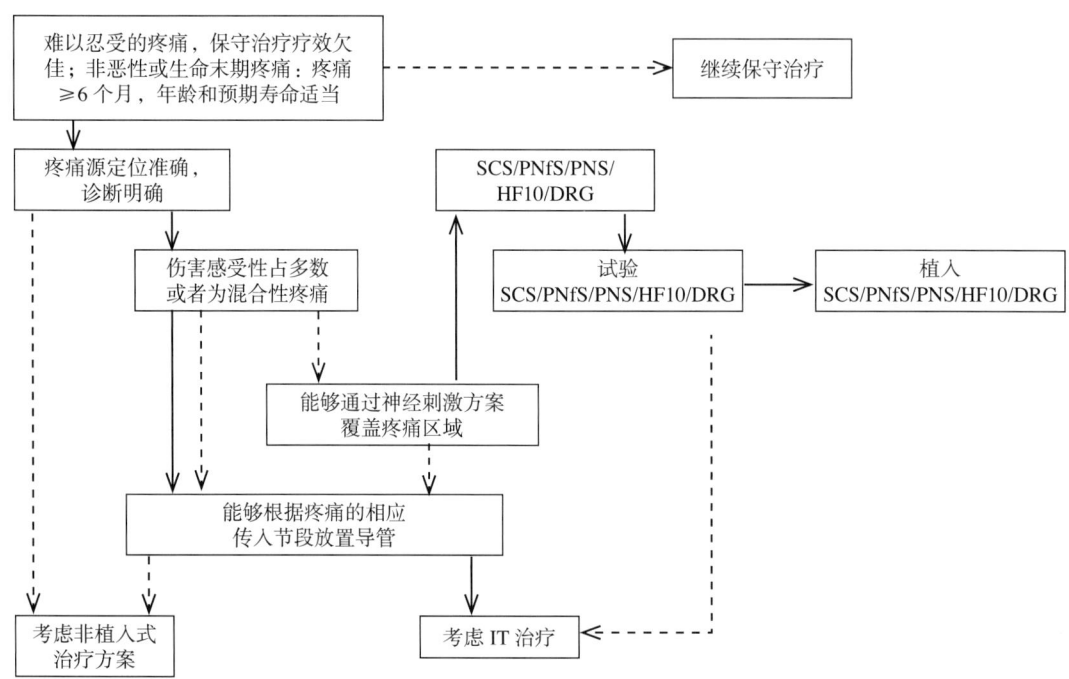

图 11.2 用于非癌症患者或非临终疼痛患者的疼痛治疗策略。*DRG* 背根神经节，*HF10* 高频刺激，*PNfS* 周围神经电场刺激，*PNS* 周围神经刺激，*SCS* 脊髓电刺激）。实箭头表示治疗有效；虚箭头表示治疗效果欠佳［Adapted from: Deer TR, Pope JE, Hayek SM, Bux A, Buchser E, Eldabe S et al. The Polyanalgesic Consensus Conference (PACC): Recommendations on Intrathecal Drug Infusion Systems Best Practices and Guidelines. Neuromodulation. 2017; 20 (2): 96–132.https://doi.org/10.1111/ner.12538 ］

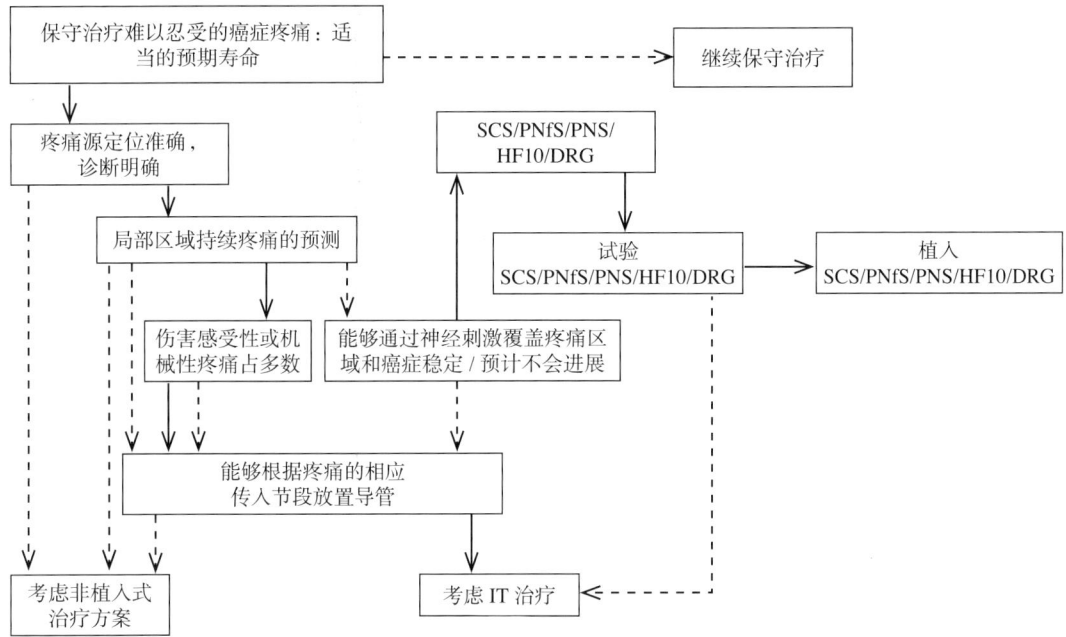

图 11.3 癌症相关疼痛的治疗策略 [Adapted from: Deer TR, Pope JE, Hayek SM, Bux A, Buchser E, Eldabe S et al. The Polyanalgesic Consensus Conference (PACC): Recommendations on Intrathecal Drug Infusion Systems Best Practices and Guidelines. Neuromodulation. 2017; 20(2): 96–132. https://doi.org/10.1111/ner.12538]

表 11.1 适用于鞘内给药系统的 CPT 代码

CPT code	Description	Medicare payment	
		Non-facility	Facility
62362	Implantation or replacement of device for intrathecal or epidural drug infusion; programmable pump, including preparation of pump, with or without programming		
62350	Implantation, revision, or repositioning of tunneled intrathecal or epidural catheter, for long-term medication administration via an external pump or implantable reservoir/infusion pump; without laminectomy	NA	414.45
62362	Implantation or replacement of device for intrathecal or epidural drug infusion; programmable pump, including preparation of pump, with or without programming	NA	397.87
62367	Electronic analysis of programmable, implanted pump for intrathecal or epidural drug infusion (includes evaluation of reservoir status, alarm status, drug prescription status); without reprogramming or refill	41.08	25.95
62368	Electronic analysis of programmable, implanted pump for intrathecal or epidural drug infusion (includes evaluation of reservoir status, alarm status, drug prescription status); with reprogramming	56.58	36.40
62369	Electronic analysis of programmable, implanted pump for intrathecal or epidural drug infusion (includes evaluation of reservoir status, alarm status, drug prescription status); with reprogramming and refill	120.37	36.40
62370	Electronic analysis of programmable, implanted pump for intrathecal or epidural drug infusion (includes evaluation of reservoir status, alarm status, drug prescription status); with reprogramming and refill (requiring skill of a physician or other qualified health care professional)	125.06	47.93

表 11.2　适用于硬膜外脊髓注射的 CPT 代码

Code	Description	Medicare payment	
		Non-facility	Facility
62320	Injection(s), of diagnostic or therapeutic substance(s) (e.g., anesthetic, antispasmodic, opioid, steroid, other solution), not including neurolytic substances, including needle or catheter placement, interlaminar epidural or subarachnoid, cervical or thoracic, WITHOUT IMAGING GUIDANCE (previous code—62310)	168.66	102.71
62321	62320 WITH IMAGING GUIDANCE (i.e., fluoroscopy or CT)	259.12	110.64
62322	Injection(s), of diagnostic or therapeutic substance(s) (e.g., anesthetic, antispasmodic, opioid, steroid, other solution), not including neurolytic substances, including needle or catheter placement, interlaminar epidural or subarachnoid, lumbar or sacral (caudal), WITHOUT IMAGING GUIDANCE (previous code **62311**)	157.13	88.66
62323	62322 WITH IMAGING GUIDANCE (i.e., fluoroscopy or CT)	256.24	102.35
62324	Injection, including indwelling catheter placement, continuous infusion or intermittent bolus, of diagnostic or therapeutic substance(s) (e.g., anesthetic, antispasmodic, opioid, steroid, other solution), not including neurolytic substances, interlaminar epidural or subarachnoid, cervical or thoracic, WITHOUT IMAGING GUIDANCE (previous code 62318)	148.48	93.7
62325	WITH IMAGING GUIDANCE (i.e., fluoroscopy or CT)	240.38	111.0
62326	Injection, including indwelling catheter placement, continuous infusion or intermittent bolus, of diagnostic or therapeutic substance(s) (e.g., anesthetic, antispasmodic, opioid, steroid, other solution), not including neurolytic substances, interlaminar epidural or subarachnoid, lumbar or sacral (caudal), WITHOUT IMAGING GUIDANCE (previous code 62319)	154.25	92.26
62327	62326 WITH IMAGING GUIDANCE (i.e., fluoroscopy or CT)	241.1	100.19

表 11.3　适用于扳机点注射的 CPT 代码

Code	Description	Medicare payment	
		Non-facility	Facility
20550	Injection(s); single tendon sheath, or ligament, aponeurosis (e.g., plantar "fascia")	54.42	40.72
20551	Injection(s); single tendon origin/insertion	55.14	41.44
20552	Injection(s); single or multiple trigger point(s), 1 or 2 muscle(s)	56.58	39.28
20553	Injection(s); single or multiple trigger point(s), 3 or more muscles	65.23	44.69

表 11.4　适用于经椎管内硬膜外注射的 CPT 代码

Code	Description	Medicare payment	
		Non-facility	Facility
64480	Injection(s), anesthetic agent, and/or steroid, transforaminal epidural, with imaging guidance (fluoroscopy or CT); cervical or thoracic, each additional level (list separately in addition to code for primary procedure)		
64479	Injection(s), anesthetic agent, and/or steroid, transforaminal epidural, with imaging guidance (fluoroscopy or CT); cervical or thoracic, single level	250.47	135.51
64480	Injection(s), anesthetic agent, and/or steroid, transforaminal epidural, with imaging guidance (fluoroscopy or CT); cervical or thoracic, each additional level (list separately in addition to code for primary procedure)	123.25	64.87
64483	Injection(s), anesthetic agent, and/or steroid, transforaminal epidural, with imaging guidance (fluoroscopy or CT); lumbar or sacral, single level	232.09	114.96

表 11.5 适用于小关节注射的 CPT 代码

Code	Description	Medicare payment	
		Non-facility	Facility
64490	Injection(s), diagnostic or therapeutic agent, paravertebral facet (zygapophyseal) joint (or nerves innervating that joint) with image guidance (fluoroscopy or CT), cervical or thoracic; single level	194.25	109.2
64491	Injection(s), diagnostic or therapeutic agent, paravertebral facet (zygapophyseal) joint (or nerves innervating that joint) with image guidance (fluoroscopy or CT), cervical or thoracic; second level (list separately in addition to code for primary procedure)	96.58	61.99
64493	Injection(s), diagnostic or therapeutic agent, paravertebral facet (zygapophyseal) joint (or nerves innervating that joint) with image guidance (fluoroscopy or CT), lumbar or sacral; single level	176.95	92.98
64494	Injection(s), diagnostic or therapeutic agent, paravertebral facet (zygapophyseal) joint (or nerves innervating that joint) with image guidance (fluoroscopy or CT), lumbar or sacral; second level (list separately in addition to code for primary procedure)	89.74	53.7
64495	Injection(s), diagnostic or therapeutic agent, paravertebral facet (zygapophyseal) joint (or nerves innervating that joint) with image guidance (fluoroscopy or CT), lumbar or sacral; third and any additional level(s) (list separately in addition to code for primary procedure)	89.74	54.42

表 11.6 适用于射频消融的 CPT 代码

Code	Description	Medicare payment	
		Non-facility	Facility
64634			
64633	Destruction by neurolytic agent, paravertebral facet joint nerve(s), with imaging guidance (fluoroscopy or CT); cervical or thoracic, single facet joint	428.5	231.73
64634	Destruction by neurolytic agent, paravertebral facet joint nerve(s), with imaging guidance (fluoroscopy or CT); cervical or thoracic, each additional facet joint (list separately in addition to code for primary procedure)	192.45	70.28
64635	Destruction by neurolytic agent, paravertebral facet joint nerve(s), with imaging guidance (fluoroscopy or CT); lumbar or sacral, single facet joint	423.82	228.49
64636	Destruction by neurolytic agent, paravertebral facet joint nerve(s), with imaging guidance (fluoroscopy or CT); lumbar or sacral, each additional facet joint (list separately in addition to code for primary procedure)	174.79	61.63
64999[a]	Unlisted procedure, nervous system	0.0	0.0
77003	Fluoroscopic guidance and localization of needle or catheter tip for spine or paraspinous diagnostic or therapeutic injection procedures (epidural or subarachnoid) (list separately in addition to code for primary procedure)	99.83	NA

[a]64999 is used for pulsed radiofrequency ablation

表 11.7 适用于脊髓刺激器的 CPT 代码

Code	Description	Medicare payment	
		Non-facility	Facility
63650	Percutaneous implantation of neurostimulator electrode array, epidural	1657.08	425.98
63655	Laminectomy for implantation of neurostimulator electrodes, plate/paddle, epidural	NA	868.54
63685	Insertion or replacement of spinal neurostimulator pulse generator or receiver, direct or inductive coupling	NA	374.81
63688	Revision or removal of implanted spinal neurostimulator pulse generator or receiver	NA	386.7
95970	Electronic analysis of implanted neurostimulator pulse generator/transmitter (e.g., contact group[s], interleaving, amplitude, pulse width, frequency [Hz], on/off cycling, burst, magnet mode, dose lockout, patient selectable parameters, responsive neurostimulation, detection algorithms, closed-loop parameters, and passive parameters) by physician or other qualified healthcare professional; with brain, cranial nerve, spinal cord, peripheral nerve, or sacral nerve, neurostimulator pulse generator/transmitter, without programming	19.46	19.10
95971	Electronic analysis of implanted neurostimulator pulse generator/transmitter (e.g., contact group[s], interleaving, amplitude, pulse width, frequency [Hz], on/off cycling, burst, magnet mode, dose lockout, patient selectable parameters, responsive neurostimulation, detection algorithms, closed-loop parameters, and passive parameters) by physician or other qualified healthcare professional; with simple spinal cord or peripheral nerve (e.g., sacral nerve) neurostimulator pulse generator/transmitter programming by physician or other qualified healthcare professional	51.90	42.17
95972	Electronic analysis of implanted neurostimulator pulse generator/transmitter (e.g., contact group[s], interleaving, amplitude, pulse width, frequency [Hz], on/off cycling, burst, magnet mode, dose lockout, patient selectable parameters, responsive neurostimulation, detection algorithms, closed-loop parameters, and passive parameters) by physician or other qualified healthcare professional; with complex spinal cord or peripheral nerve (e.g., sacral nerve) neurostimulator pulse generator/transmitter programming by physician or other qualified healthcare professional	58.38	42.89

于管理这种治疗的临床医师来说，这些额外的就诊需要更多的时间。正如本章所讨论的，IDD 泵管理中所做的几乎所有事情都有相关的报销，虽然治疗比许多其他治疗更耗时，但总体报销可能比传统的介入性疼痛管理（表 11.8）和神经调控（表 11.9）更高。

3　2019 现行程序术语（CPT）代码和医疗保险医师支付表支付数据

以上表格仅是基于 2019 年 CPT（current procedural terminology）代码和医疗保险医师支付表支付数据，医疗保险费用包括医院（住院部、门诊部和急诊部）、门诊手术中心和护理。非设施医疗保险支付包括所有其他设置。

以上 CPT 代码列表仅供参考，可能不包括所有内容。

表 11.8　传统介入性疼痛管理操作与鞘内给药系统植入和持续管理的报销比较

Interventional pain procedure	Annual reimbursement per patient
Pump and catheter implantation (CPT 62350, 62362) $397.87 + $414.45 *Reprogramming and refills* (CPT 62370, 6 refills/year): Min: In facility = $47.93 × 6 refills/year Max: Non-facility participating provider = $125.06 × 6 refills/year Year 1: *Pump and catheter implantation + reprogramming and refills* Years 2–7: *Reprogramming and refills only*	$812.32 (year 1 only) $287.58–$750.36 Total reimbursement Year 1: **$1099.90–$1562.68/year** Total reimbursement years 2–7: **$287.58–$750.36/year** **7-year annual average: $198.21–$330.43/year**
Trigger point injections (CPT 20551, 3 injections/year): Facility: $41.44 × 3 injections/year Non-facility: $55.14	$124.32–$155.42
Lumbar ESI (CPT 62323, 3 injections/year): Facility: $102.35 × 3 injections/year Non-facility: $256.24	$307.05–$768.72
Cervical ESI (CPT 62325, 3 injections/year): Facility: $111 × 3 injections/year Non-facility: $240.38	$333–$721.14
Lumbar transforaminal (CPT 64483, 3 injections/year): Facility: $114.96 × 3 injections/year Non-facility: $232.09	$344.88–$696.27
Cervical transforaminal (CPT 64479, 3 injections/year): Facility: $135.51 × 3 injections/year Non-facility: $250.47	$406.53–$751.41
Lumbar facet joint injection (CPT 64493, 3 injections/year): Facility: $92.98 × 3 injections/year Non-facility: $176.95	$278.94–$530.85
Cervical facet joint injection (64490, 3 injections/year): Facility: $109.2 × 3 injections/year Non-facility: $194.25	$327.6–$582.75
Lumbar RFA (64635, 2/year) Facility: $228.49 × 2/year Non-facility: $423.82	$456.98–$847.64
Cervical RFA (64633, 2/year) Facility: $231.73 × 2/year Non-facility: $428.50	$463.46–$857

表 11.9　鞘内给药与神经调控的报销比较

Intrathecal drug delivery	Neuromodulation
(Calculations taken from Table 11.3.1) **Year 1:** $1099.9–$1562.68 **Year 2–7:** $287.58–$750.36 **7-year total: $2825.38–$6064.84**	DCS implantation (percutaneous leads, 63650): $425.98 DCS implantation (laminectomy, 63655): 868.54 Quarterly reprogramming (95972): $42.89 **Year 1:** $597.54–$1040.10 **Year 2–10:** $42.89 × 4 = $171.56/year **7-year total: $1626.90–$2069.46**

4 鞘内给药（IDD）与其他介入性疼痛治疗报销的比较

4.1 每位患者介入性疼痛治疗的年度报销

表 11.8 中的计算结果只是 IDD 治疗与传统介入性疼痛治疗相比，所看到的典型报销实例。注射费用的报销是基于对硬膜外类固醇注射（epidural steroid injection, ESI）和经椎间孔硬膜外类固醇注射（transforaminal epidural steroid injections, TFESI）的单一水平和单一关节进行的操作。

4.2 每位患者鞘内给药与神经调控的报销比较

表 11.9 统计了 7 年的总花费，因为这是最常植入的鞘内泵的最大预期电池寿命。如果早于 7 年更换或修整 IDD，7 年的花费将更高。

5 结论

尽管由于植入后医疗利用率降低，预付花费较大，但与常规医疗管理相比，鞘内给药的花费较低。最近的一个趋势是尽早使用 IDD，而不是仅将这种治疗作为补救治疗。当考虑对患者进行 IDD 治疗时，患者选择应基于其基本情况，和其他治疗选择的有效性与 IDD 的疗效和持久性的比较。IDD 的各个方面都有相关的报销，从最初的安置到持续的管理以及任何所需的系统修整。与其他介入性疼痛治疗和神经调控相比，这些报销不仅提供了一种可持续的治疗策略，而且对临床医师和为患者提供此类治疗的机构来说可能更为理想。

（Clarisse F. San Juan，Amitabh Gulati 著　刘祖莹　樊肖冲 译　樊肖冲 校）

参考文献

Bolash R, Udeh B, Saweris Y et al (2015) Longevity and cost of implantable intrathecal drug delivery systems for chronic pain management: a retrospective analysis of 365 patients. Neuromodulation 18(2):150–156. https://doi.org/10.1111/ner.12235

Deer TR, Pope JE, Hayek SM, Bux A, Buchser E, Eldabe S et al (2017) The polyanalgesic consensus conference (PACC): recommendations on intrathecal drug infusion systems best practices and guidelines. Neuromodulation 20(2):96–132. https://doi.org/10.1111/ner.12538

Guillemette S, Witzke S, Leier J, Hinnenthal J, Prager JP (2013) Medical cost impact of intrathecal drug delivery for noncancer pain. Pain Med 14(4):504–515. https://doi.org/10.1111/j.1526-4637.2013.01398.x)

Kumar K, Hunter G, Demeria D (2006) Spinal cord stimulation in treatment of chronic benign pain: challenges in treatment planning and present status, a 22-year experience. Neurosurgery 58:481–496

Kumar K, Taylor RS, Jacques L et al (2007) Spinal cord stimulation versus conventional medical management for neuropathic pain: a multicentre randomised controlled trial in patients with failed back surgery syndrome. Pain 132:179–188

North RB, Kidd DH, Farrokhi F, Piantadosi SA (2005) Spinal cord stimulation versus repeated lumbosacral spine surgery for chronic pain: a randomized, controlled trial. Neurosurgery 56:98–106; discussion 106–107. http://www.ncbinlm.nih.gov/pubmed/15617591

Pope JE, Deer TR, McRoberts WP (2015) Intrathecal therapy: the burden of being positioned as a salvage therapy. Pain Med 16:2036–2038

Stearns LJ, Hinnenthal JA, Hammond K, Berryman E, Janjan NA (2016) Health services utilization and payments in patients with cancer pain: a comparison of intrathecal drug delivery vs. conventional medical management. Neuromodulation 19(2):196–205. https://doi.org/10.1111/ner.12384. Epub 2016 Jan 27. PMID: 26816205; PMCID: PMC5066649

Stearns LJ, Narang S, Albright RE Jr et al (2019) Assessment of health care utilization and cost of targeted drug delivery and conventional medical management vs conventional medical management alone for patients with cancer-related pain. JAMA Netw Open 2:e191549

第 12 章 姑息治疗中的疼痛介入管理

本章内容

1 鞘内注射在姑息治疗中的应用.............144
2 与姑息治疗团队的合作..........................145
3 姑息治疗的历史.....................................145
4 什么是姑息治疗?...................................146
5 正确术语的重要性.................................147
6 专业非介入疗法.....................................147
    6.1 辅助镇痛药.....................................147
    6.2 美沙酮...147
    6.3 舌下含服舒芬太尼.........................148
    6.4 利多卡因输注.................................148
    6.5 氯胺酮...148
    6.6 "整体疼痛".....................................149
7 介入性疼痛管理的选择..........................149
    7.1 骨水泥成形术 ± 冷冻消融............149
    7.2 神经阻滞术.....................................150
    7.3 神经毁损术.....................................150
    7.4 脊髓电刺激.....................................151
8 病例会议...151
9 典型病例...151
    9.1 "David"...151
    9.2 "Karen"...153
    9.3 "Malcolm".....................................153
参考文献...154

摘要

人们对现代姑息治疗的实际情况普遍存在误解,疼痛介入医师可能并不知道他们所做的是姑息治疗的一部分。本章旨在将疼痛管理置于整体护理的背景下。这种类型的护理可以被归类为在整个病程中提供的护理,包括从诊断到疾病的最后阶段。它为姑息治疗和疾病修整疗法提供了一种交汇模式。然后介绍了一些非介入治疗选择,这些选择可能会减轻痛苦,而无须进行侵入性治疗。本章还介绍了选择微创姑息治疗方法的潜在作用,如鞘内注射,这些方法可能会实现与侵入性治疗类似的结果。这些干预措施可以改善患者的社会功能,提高患者的独立性和尊严。无论是对于终末期,还是长期带病生存或正在痊愈的患者来说,这一点都非常重要。本文还简要回顾了在复杂患者护理中进行学科间和学科内沟通与合作的必要性。本章进行了病例讨论,并以 3 个案例来说明如何在实践中应用这些干预措施。

1 鞘内注射在姑息治疗中的应用

当疼痛对非侵入性治疗没有足够的反应时,鞘内注射在改善疼痛和减少阿片类及其他镇痛药物的副作用方面有显著的优点。理论上,所有因严重疾病导致剧烈疼痛的患者都能够使用各种各样的疼痛介入技术。虽然只有一小部分患者需要这些技术，但它们是非常有用的辅助手段，可以帮助患者进行良好的医疗管理，而且他们是受影响最大、消耗医疗资源最多的群体。他们的疼痛也对照顾他们的人产生了继发的负面影响，因为他们目睹了无休止的疼痛，因此对疼痛产生了恐惧。医疗保健专业人员也会经历这种疼痛的负面影响，最常见的是一种导致职业倦怠的不称职感。最初 WHO 疼痛三阶梯疗法并不包括疼痛介入管理，但显然有一个"第 4 步"，用于治疗最棘手的疼痛综合征，其中鞘内注射可能有很大的帮助。

2　与姑息治疗团队的合作

与患有不危及生命疾病的慢性疼痛的患者相比，患有进展性严重疾病的患者在很多方面都很复杂。这些患者还有疾病本身的问题，这远远超出了镇痛范围。尽管鞘内泵在改善疼痛治疗方面有着巨大的潜力，但它确实增加了患者护理的复杂性，因为它需要经常到专科中心补充泵剂和调整剂量。在开始鞘内治疗之前必须了解这一点，以免造成负担过重和不可持续的情况。如果预计患者在家中死亡，也可能需要在家中补充泵剂，这就需要提前进行最佳规划。当患者病情进展且很有可能出现临床变化和功能能力下降时，应了解患者除疼痛管理之外的护理需求，了解在何种情况下提供额外护理这一点很重要。接受疼痛介入治疗的患者通常有复杂的需求，需要多个医疗专业人员和多学科方法。如果潜在的疾病有生命危险，专业的姑息治疗团队需要参与治疗。姑息治疗团队通常负责患者的转诊，选择转诊到哪个介入服务机构，并负责进行介入治疗前后的大部分持续护理。当与这些人交流时，疼痛介入医师必须认识到他们是姑息治疗团队的一部分。要想与参与照顾患者及其家人的其他人有效合作，需要彻底了解现代姑息治疗，清楚了解团队成员的角色和责任，并能够使用正确的术语进行沟通。

3　姑息治疗的历史

"姑息治疗"一词是由蒙特利尔泌尿科医师 Balfour Mount 在 20 世纪 80 年代首创的，他在英国伦敦的 Cicely Saunders' St Christopher's Hospice 参观后，在加拿大设立了第一个姑息治疗病房。在法语文化中，"hospice"一词传统上与麻风患者和未婚母亲联系在一起，最初"姑息治疗"是"hospice"的同义词。在过去的 40 年里，它已经与改善面临威胁生命的疾病患者的生活质量的护理联系在一起。从临床经验和多项研究中也可以清楚地看出，如果在疾病早期提供姑息治疗，而不是等到患者确定自己即将死亡时，则姑息治疗的效果会最大化（Ferrell et al. 2017）。在 2013 年，世界卫生组织修正了姑息治疗的定义，从包括"生命垂危（life-limiting）"一词，改为使用"威胁性生命（life-threatening）"一词（世界卫生组织 2013）。这改变了人们对现代姑息治疗的理解，关注点从患者临终关怀转变为尽可能提高患者的生活质量，直至生命终点。不仅是临终关怀和丧亲护理，也包括康复和生存计划（Hawley 2014）。

从 Cicely Saunders' St Christopher's Hospice 到现代，姑息治疗的演变可以通过三种最广泛使用的姑息治疗视觉模型更清楚地加以说明（图 12.1、图 12.2 和图 12.3）。

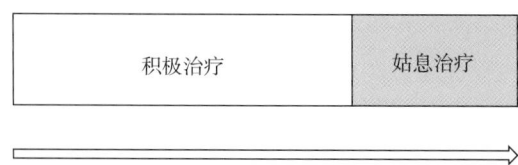

图 12.1 慢性进展性疾病的传统治疗和姑息治疗的二分法，说明了从积极治疗到姑息治疗的突变，这个突变是在某个明确的时间点上开始的

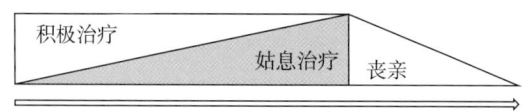

图 12.2 针对进展性疾病的综合治疗模型包括积极和姑息治疗，重点是患者，而不是与家庭和护理者相关的连续统中的丧亲部分。注意随着病程的进展，治疗类型逐渐从积极治疗转变为姑息治疗

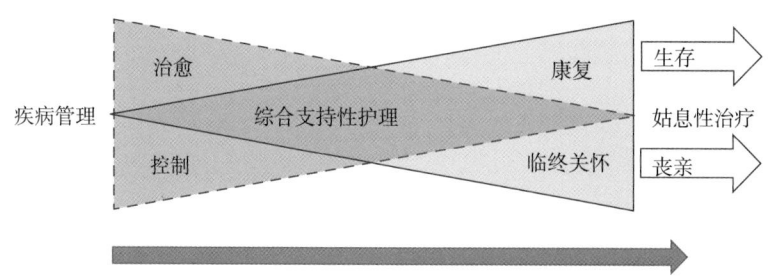

图 12.3 姑息治疗强化模型的格式被称为领带模型，有两个相对的三角形相交。第一个三角形代表疾病管理，第二个三角形是姑息治疗。姑息关怀三角形的基础包括死亡和生存这两种可能的结果。箭头表示这是一个焦点逐渐切换的动态过程。该模型与传统模型的主要区别在于，生存率是一种可能的结果

领结模型（图 12.3）最重要的特点是包含了生存的可能性。

这不仅仅对现代医疗选择如衰竭器官的移植、某些遗传疾病的基因治疗以及非常有前景的癌症治疗的反映，也认识到，重病患者在诊断出威胁生命的疾病后，大部分时间都生活在承认自己死亡和希望自己会好转的双重现实中。

这被恰当地描述为"希望是最好的，但计划好其余的"。要求一个人承认自己即将死亡可能会成为姑息治疗和疼痛介入医生进行治疗的障碍，特别是如果护理提供地点对患者接受"不抢救"命令有严格要求的情况下。

4 什么是姑息治疗？

姑息治疗的三个核心组成部分是：
- 症状的预防、评估和管理
- 关于疾病进展预期和管理的沟通，包括提前制订护理计划

- 协调患者及其家人护理中涉及的所有服务

无论这种治疗是治疗性的还是姑息性的，姑息治疗可以与疾病管理一起进行，并且应该在整个疾病过程中从最初诊断开始的时间提供。专科姑息治疗由来自多个学科的经过专门培训的医务人员组成的团队提供，但在其核心专业能力允许的情况下，所有学科的医务人员都可以提供姑息治疗（初级姑息治疗）。

当为临终（或接近临终）患者提供姑息治疗时，它被称为"临终关怀"，重点是在临终过程中照顾患者及其家人，包括他们的丧亲之痛。

姑息治疗可以在任何地点提供，包括家里、长期护理机构、疗养院、指定姑息治疗单位的急症护理医院，或通过各种咨询服务场所。当情况需要时，它可以包括远程护理支持，用于居家患者或偏远地区的患者，这已在冠状病毒感染大流行期间广泛使用。

5　正确术语的重要性

术语"姑息性"是一种护理类型的描述，而不是患者类型或诊断类别标签。绝不应将其作为绝症或无法治愈的疾病的委婉语应用于个人或患者群体，并且应避免在措词中使用这类标签，比如"是姑息患者吗？"或"你现在是姑息患者了"（Hawley 2017）。遗憾的是，像这样的滥用仍然很常见，导致患者避免任何被视为姑息性治疗的治疗，并可能导致患者在病程后期无法获得姑息性治疗。对于有复杂需求的患者，往往会因为对姑息性治疗的误解，导致转诊到姑息性治疗服务专科延迟，直到该患者已经遭受了大量痛苦，其实这是早期转诊就可以预防的。在与患者和家属就预后和期望进行谈话时，重要的是使用清晰明确的语言，例如"这种疾病的通常病程意味着它很可能会夺去你的生命"；"……这将是致命的"；或者"你很可能会在某个时候死于此病"。其他有用的短语包括"虽然我们还不能治愈现在的疾病，但我们可以做很多事情来帮助你尽可能长时间地与它共存"。

6　专业非介入疗法

6.1　辅助镇痛药

在考虑任何治疗之前，尤其是外科手术和需要持续维护的治疗，所有患者都应该尝试标准的非介入性镇痛方法。对于神经病理性疼痛，应使用三环类抗抑郁药，如去甲替林，以及加巴喷丁或普瑞巴林，应试着给予足够的剂量和足够长的时间来确定效果。其他辅助药物，如治疗神经病理性疼痛的大麻素，治疗肌肉痉挛的巴氯芬或替扎尼丁，以及无禁忌证者的非甾体抗炎药或类固醇，这些药物有时可能会提供足够的舒适感，从而避免进行手术。

6.2　美沙酮

并非所有阿片类药物的疗效都是一样的。一种阿片类药物不能耐受或不能镇痛并不意味着其他阿片类药物都会产生相同的结果。美沙酮在治疗重度疼痛方面有着特殊的地位，因为它有一些独特的特点，使其区别于其他阿片类药物。与其他阿片类药物相比，它通常更有效和（或）耐受性更好，尤其是在长时间内疾病没有进展的情况下，耐受性可能导致剂量增加，这与其他阿片类药物所预期的一样。在考虑进行重大手术之前，给一些患者提供尝试的机会可能是合适的。对于对其他阿片类药物和辅助性镇痛剂反应较差的癌症相关疼痛患者，美沙酮"小量开始,逐渐加量"的用药方式是安全有效的（Methadone for Pain in Palliative Care 2020）。

6.3 舌下含服舒芬太尼

严重偶发性疼痛对生活质量的破坏比持续性疼痛大得多，一方面原因是其对患者身体功能的影响，另一方面原因是在偶发性疼痛发作时，静脉注射短效阿片类药物会引起镇静过度的风险。与美沙酮一样，舌下含服舒芬太尼是一种非侵入性的治疗方式，对偶发性疼痛非常有帮助，可以使患者避免鞘内注射药物。它具有非常快速的跨黏膜吸收能力，可以在 5 分钟内开始起效。它在两次给药之间迅速代谢，几乎没有在体内蓄积的可能性，也没有活性代谢物，从而减少谵妄的发生。

6.4 利多卡因输注

另一种干预措施是注射利多卡因，这种干预措施的实施比较困难，但可以产生显著的效果（Chong and Yeo 2020）。大约 50% 的阿片类药物耐受的癌痛患者可以使用输注药物，并且只要在给药过程中采取简单的安全措施，就可以在低技术环境下间歇给药。但它一直是一种有争议的治疗方法，由于在心搏骤停治疗方案中，利多卡因的使用会对心脏产生毒性反应，因此并不推荐向患者提供这种治疗。利多卡因的副作用与血药浓度有关，且非常明显，如口周麻木和刺痛，血药浓度较高时可能导致更严重的毒性并发症，如心律失常。只要与患者交谈，就可以确定试验中是否达到了潜在的毒性反应血液水平，并且可以减慢或停止并重新开始输注，以避免任何严重的毒性反应。当给无心脏问题的清醒患者服用时，无须心电图监测，也无须测量血药浓度。

尽管利多卡因的半衰期很短，但单次有效输注的镇痛效果可以持续数天甚至数周，特别是对于在输液前有很多次继发性痛觉敏化的患者较为有效。剂量范围为 5~10 mg/kg，静脉注射 1 h 以上。持续时间更长的间歇输液可能会有更长期的效果，但在输液时间更长的过程中需要更多的注意，除非患者在有适当监护的专科病房，否则在患者入睡时不应继续这样做。持续输液通常只用于预期寿命短或病情太重无法进行更具侵入性干预的患者。

6.5 氯胺酮

氯胺酮可以通过间歇性给药或连续输液的方式进行静脉给药，也可以通过胶囊或加入浓烈的饮料来掩盖溶液的难闻气味，从而配成口服药物。氯胺酮也可以通过鼻腔吸入快速起效，类似于舒芬太尼用于偶发性疼痛。尽管氯胺酮在世界各地的姑息治疗机构被广泛用于治疗疼痛，但缺乏良好的临床试验证据来证明氯胺酮作为止痛剂的效果。虽然氯胺酮对疼痛有效，但是是一种难以在临床上使用的药物，因为它有明显的知觉副作用，包括经常出现的幻觉，需要同时配合使用苯二氮䓬类药物。长期使用氯胺酮也会给患者带来出血性膀胱炎的风险（Middela and Pearce 2011）。

6.6 "整体疼痛"

同样重要的是，要理解疼痛可能是非肉体上的痛苦的潜意识表现，可以表现为所谓的"整体疼痛"。除了了解生理需求外，还应始终探究出现复杂疼痛或全身疼痛患者的心理、社会和精神需求。如果疼痛的表达方式似乎与潜在的疼痛模式不一致，也应考虑整体疼痛。例如，如果相同的治疗似乎在不同的时间产生不同的效果，或者如果疼痛表达似乎与患者的心理或社会环境有更密切的关系，而不是与身体的健康状况有关，则应考虑复杂或整体疼痛。所有潜在的痛苦原因都应尽可能通过常规护理方式进行评估，但如果对疼痛发生的范围或位置有疑问时，应首先解决患者的非生理需求，以避免更高级的干预措施带来的不理想结果。

7 介入性疼痛管理的选择

尽管患有癌症以外的严重疾病的患者越来越多地被转诊到专科，进行姑息治疗，但大多数从姑息治疗计划转诊到介入性疼痛管理的患者，都有一些与潜在肿瘤相关的疼痛。最合适的介入性疼痛管理方法取决于疾病、患者、患者的合并症和治疗目标。从与疾病相关的角度来看，鞘内输注可能是正确的选择，但如果不考虑其他因素，如疼痛部位、疼痛病因和患者的解剖结构，则可能会失败。重要的是要了解特定疼痛问题的所有可用选择，并根据所有因素选择最合适的治疗方式（Chou et al. 2020）。在不同的时间可能需要不同的选择。

7.1 骨水泥成形术 ± 冷冻消融

对于已导致（或有可能导致）骨折的破坏性原发性或转移性骨病变，尤其是骨盆或椎骨，可以经皮向病变部位注射丙烯酸水泥，立即稳定骨折并产生镇痛效果。由于骨水泥的化学作用和骨水泥聚合时发生的放热反应，也可以实现一定程度的局部肿瘤治疗。骨水泥成形术可与冷冻消融或射频消融相结合，以增强肿瘤控制。大的软组织病变也可以通过冷冻消融单独治疗，以达到去瘤的目的，前提是肿块不涉及主要神经或血管，以防止其与消融区内的其他组织一起消融。虽然这些手术只能在特定的医疗中心进行，但它们可以提供非常持久的镇痛和显著的功能改善（Hong and Andren Sandberg 2007）。还有许多其他有效的消融方式，包括微波和聚焦超声，以及其他技术，如化疗栓塞术和电穿孔，用于靶向特定肿瘤。各医疗中心在处理特定类型问题的方式上可能存在很大差异，根据可用的设备和技能，也可能有许多完全可以接受的不同方法。移动或转移患者，使其能够进行这些手术，即使不方便，也是非常值得的。

冷冻消融可以重复用于复发的肿瘤，随着潜在疾病的进展，可以在不同的骨骼中进行骨水泥成形术。多发性骨髓瘤是一种慢性疾病，在骨骼衰竭过程中可能需要进行多个骨水泥成形术。骨水泥成形术可以在骨折后提供镇痛，但也可以在影像学研究表明有高风险的情况下，对未来的骨折进行预防。预防性骨水泥成形术可用于预防进行性后凸、小关节牵张、脊髓和（或）神经根受压等不利的解剖紊乱，以及椎体高度降低对患者呼吸和腹部容量的不利影响。

与鞘内泵植入一样，冷冻消融和骨水泥成形术在以下情况下是禁忌的，如不可逆的凝血功能障碍，以及在有持续菌血症风险的情况下，因其可能会在骨水泥中传播感染。对于接受骨髓毒性化疗的患者，可能需要对手术时间进行调整，以确保有足够的中性粒细胞数量。一些新的抗癌疗法会导致伤口愈合受损，而手术的时间可能需要调整以便在最后一次用药后有足够的时间来避免伤口破裂。患者还必须有足够的身体素质能忍受冷冻消融术和（或）盆腔骨水泥成形术的麻醉，并且在手术后通常需要住院观察。一些骨水泥固定术（如椎体成形术）通常作为门诊手术进行，必要时可在清醒镇静甚至局部麻醉下完成。

丙烯酸骨水泥对压缩力有很强的抵抗力，但对剪切力的抵抗力不是特别强。这意味着对于长骨骨折，骨水泥并不是一个好的选择，因为在长骨骨折中，影响天然骨功能的力具有显著的剪切力和扭转力。胸骨骨水泥成形术可以有效且持久，但肱骨和股骨等长骨的结构损害最好通过器械固定加骨水泥或单独使用加固的器械来处理。

7.2 神经阻滞术

在神经周围注射局部麻醉剂和类固醇可以提供良好的镇痛效果，这通常是暂时的，但有时也可以持续数月或更长时间。这种阻滞很容易实施，当它们疗效消失时可以重复注射，通常由介入科医师、疼痛科医师或康复科医师完成。

7.3 神经毁损术

对于居住距离市中心或医疗设施较远，无法持续提供鞘内给药护理的患者，神经毁损术可提供较长时间的无需维持的镇痛方式。对于那些预期寿命不足1年的人来说，神经再生和手术引起疼痛的风险很低，但是神经再生通常发生在存活时间较长的患者中，因此，如果正在考虑神经毁损术，对于预期寿命不明确或可能延长的患者，应避免这种术式。在这些情况下，最好使用鞘内泵进行靶向给药。

经皮脊髓切开术对单侧疼痛非常有用。这是通过射频毁损术实现的，患者在手术过程中保持清醒，因此他们可以通过报告疼痛分布中的疼痛或温暖感来确认何时到达棘丘脑束。一旦探针准确放置成功，射频毁损术可以在保持其他感觉功能的同时，使对侧身体在毁损术水平以下的痛温觉丧失。

中线脊髓切开术可以在颈椎进行，其功能是阻止疼痛信号传到大脑。这是通过在脊髓背柱的中线上制造一个小的射频损毁灶来实现的。这已被证明对治疗其他顽固性腹部和盆腔癌疼痛有效（Hong and Andren-Sandberg 2007）。

任何可暂时阻断的神经也可被各种烧蚀物质（如乙醇或苯酚）或热技术（如射频消融或冷冻消融）破坏。选择哪种类型的消融技术主要取决于靶神经或神经丛的解剖位置。腹腔神经丛阻滞可以是一种传统的神经阻滞，也可以是一种经常用于治疗严重上腹痛，尤其是胰腺癌引起的上腹痛神经毁损术。神经消融可以用于治疗三叉神经痛，但有可能导致角膜脱落或其他更严重的并发症，如感觉缺失。这就需要有专业的知识，并以严格的技术进行消融。背角神经根切断术可能比暂时性神经根阻滞更有效，但有时也会导致令人不快的去传入神经疼痛综合征，因此，这项技术通常只适用于无法重复进行临时性手术且患者预期寿命短的情况。

还有许多其他潜在有用的神经毁损术，包括中枢神经毁损术，如丘脑切开术；以及周围神经的神经毁损术，包括上下腹神经丛、肋间神经、交感神经丛和背支内侧支。需要与介入科和疼痛科密切合作，以确保每个手术都顺利进行。

7.4 脊髓电刺激

当疼痛发生在上半身或上肢时，鞘内注射可能会更加复杂，上肢的疼痛缓解程度通常低于下背部和下肢。患者通常会有局部疼痛，如脊柱的一个特定部位（即颈椎或腰椎）以及邻近受影响的脊神经支配的四肢。在这些情况下，脊髓刺激器可以安全地提供良好的镇痛效果，并且与鞘内泵相比，患者对随访的需求更少（Peng et al. 2015）。有许多设备是可充电的，可以提供长时间的低维持性镇痛，包括在存活期内。例如，四肢软组织肿瘤切除术后出现严重慢性局部疼痛综合征的患者可能会通过长期脊髓刺激获得较好的疗效。

8 病例会议

在复杂的病例中，确保参与治疗的所有人员之间能够进行有效且及时的沟通和合作是困难的，尤其是在早期治疗无效的情况下。每个患者的病情都不同而且复杂，可能需要从不同的护理者那里获得信息。促进协调治疗的一种方法是定期召开病例会议，讨论具有复杂病情的患者问题并制订治疗计划。英国哥伦比亚癌症微创姑息性手术会议就是一个例子。定期安排病例讨论，允许各种各样的临床医师参与，并让参与者接触到自己患者以外的专利治疗方案，从而增强他们对未来挑战性病例的认识（Chu et al. 2015）。

9 典型病例

以下三个病例描述基于真实患者。

9.1 "David"

一位57岁的专业音乐家被诊断出患有胃肠道间质癌，手术治疗后进行了放疗和伊马替尼全身治疗。1年后，他出现腰痛，并发现骶骨出现溶骨性骨转移和无症状的肺转移。他接受了更大量的骶骨放射治疗，但尽管常规长效氢吗啡酮用于治疗静息痛，并在加重时加用舒芬太尼，但仍有持续的严重偶发性疼痛，并且身体功能逐渐下降。最后，他必须靠轮椅生活。在骶骨骨折后，他接受了骶骨冷冻消融和骨水泥成形术，疼痛控制良好（图12.4和图12.5）。

几周后，David牵着女儿的手走过婚礼红毯，他的认知功能恢复到了正常水平。他还减少了对阿片类药物的需求，这也带来了额外的好处并且阿片类药物相关的副作用也减少了很多。

David的肿瘤治疗改为舒尼替尼靶向抗肿瘤治疗，并取得了持续9个月部分缓解。之后肿瘤又开始进展。骨盆软组织扩张开始累及双侧腰骶丛，引起了神经性疼痛，沿着他的双下肢向下扩散。他使用了三环类抗抑郁药（去甲替林），不仅疼痛得不到缓解，而且药物导致他做噩梦。同样，加巴喷丁被增加到了极限剂量，不仅镇痛效果不明显，而且会出现显著的震颤。他的阿片类治疗药物改为美沙酮，疼痛控制大大改善，持续了大约6个月。

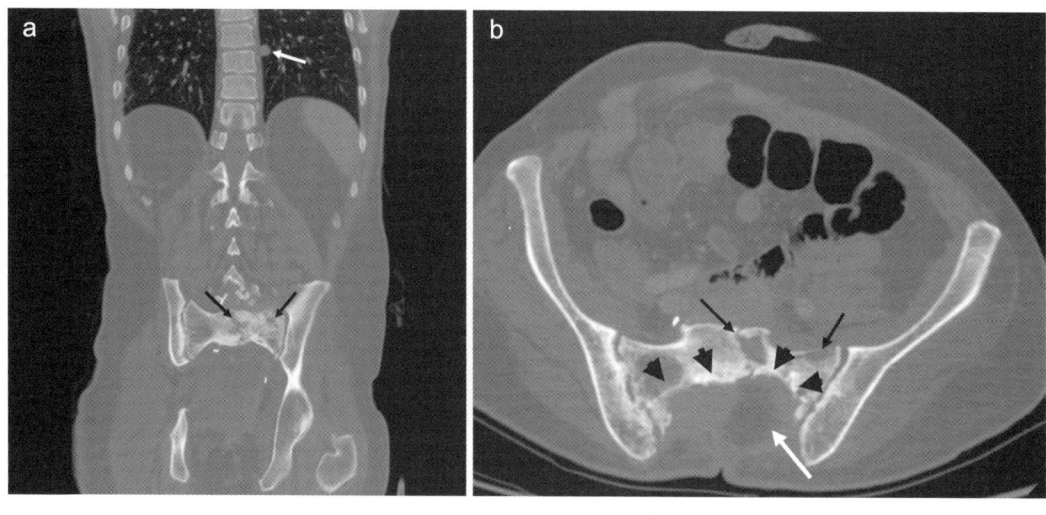

图12.4 （a 和 b）冠状位 CT 重建显示转移性疾病累及骶骨中央和左侧骶骨翼部分（a 和 b 中的黑色箭号）以及位于中央和左侧骶骨后方的大块软组织（b 中的白色箭号），该软组织正在侵蚀骶骨的后部（b 中的黑色箭头）。在胸椎附近也可以看到患者左肺的转移性病变（a 中的白色箭号）

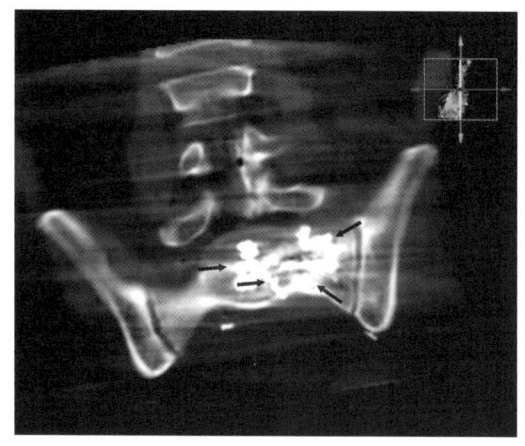

图12.5 经皮骶骨成形术后获得的冠状位 CT 重建显示，骶骨中央部分和左侧骶骨翼中含有聚甲基丙烯酸甲酯（黑色箭号），即充满了转移瘤侵犯的骶骨区域

随着疾病进展需要逐渐增加美沙酮剂量，直到他的认知功能再次受损。利多卡因输注可以很好地控制疼痛，但需要每 2 周重复 1 次，这在他居住的社区无法进行。鞘内输注试验进行得很顺利，植入了 1 个泵，效果良好。他发现带有外置按压器的鞘内泵对与运动有关的可预测疼痛特别有帮助。他又存活了 5 个月，并在接受泵补液的几天后在家中舒适地去世。

本案例研究说明了患者需要获得一系列姑息性治疗。往往有不止一种方法可以治疗难治的疼痛综合征。拥有所有可用的止痛技术并由临床医师进行安排，可以确保在最合适的时间为患者提供最合适的治疗。

9.2 "Karen"

这名 44 岁的马匹饲养者在发生血尿后被诊断为肾细胞癌。对患者受累的肾脏进行了肾切除术,但 1 年后发生了骶骨左侧的转移,并且有个明显的软组织肿块。对肿块进行了放射治疗,并取得了一些疗效。她还接受了全身性治疗。肿瘤在大约 2 年后开始出现反应,肿瘤进展导致伤害性和神经病理性重度疼痛综合征,影响左臀部、会阴和下肢。她的一些活动受限,包括不能骑马,这对她来说特别麻烦。肿瘤冷冻消融 2 次,效果均良好。但是肿瘤不断扩大,包裹着坐骨神经和其他神经,因此不建议再进行冷冻消融,因为这很可能会造成永久性的神经损伤,并严重丧失运动功能和(或)导致大小便失禁。患者也发生了肺转移,但无症状,她拒绝接受进一步的全身治疗。口服镇痛治疗采用高剂量阿片类药物进行优化,包括美沙酮和氢吗啡酮。加巴喷丁和去甲替林也被滴定到最大耐受剂量,并有疗效,但类固醇治疗疼痛反应最好。经过一段时间的类固醇治疗后,她开始出现库欣综合征。曾考虑过使用鞘内输液泵,但她必须乘车 5 小时到最近的专科中心进行续泵。Karen 住在农村地区,她的主要目标是尽可能多地待在家里,尤其是能够尽可能长时间骑马。

由于她的疼痛是单侧的,她在神经外科和姑息治疗团队专家的共同治疗和护理下接受了经皮脊髓切开术。手术后,她的阿片类药物能够迅速减量,而去甲替林也不再使用。手术后 10 天出院回家,出院后服用逐渐减量的泼尼松,以及低剂量的美沙酮和加巴喷丁。在接下来的 2 个月里,泼尼松逐渐减量以至停用,她的家庭医师让她将美沙酮和加巴喷丁维持在非常低的剂量,这个剂量没有副作用。氢吗啡酮仅在某些活动前小剂量使用。她享受了一段高质量的生活,疼痛得到了很好的控制,甚至能够短时间骑马。4 个月后她死于进行性肺部受累和高钙血症。

这个案例说明了需要调整以患者为中心的管理计划,以适应个人的管理目标,并让所有团队成员一起工作以实现这些目标。

9.3 "Malcolm"

这位 65 岁的男性患有转移性前列腺癌,整个中轴骨骼都有骨病引起的疼痛。因为无法预测疼痛加剧的突发情况,他通过口服长效和短效吗啡并偶尔使用舌下含服舒芬太尼来控制疼痛。他需要在别人的帮助下洗澡和穿衣,但能使用轮椅进行短距离的行走。他因突发性加剧的疼痛而住院治疗,但因大剂量的吗啡注射,很快导致一些功能紊乱和肌阵挛。Malcolm 述说他整个腰背、臀部和下肢都是疼痛的。横断面影像学检查未显示骨盆或脊椎有任何新骨折,也未发现脊髓受压。他的血钙水平正常,没有尿毒症或便秘。改阿片类药物为氢吗啡酮,肌阵挛和功能紊乱消失,但疼痛无改善。冲击剂量的氢吗啡酮似乎也无效,患者也较为焦虑。转诊建议考虑鞘内止痛泵。

一天晚上,Malcolm 的妻子看望他时,一名医学生碰巧在病房里。他的妻子与该医学生交谈,并询问 Malcolm 还需要在医院待多久,因为她计划去看望居住在另一个城市的生病的母亲,并安排了一个朋友在她不在的时候照顾 Malcolm。第二天早上当 Malcolm 被问及此事时,他说他很害怕被留在朋友身边。他承认,尽管这个朋友心地善良,但他很不愿意依靠她来保持个人卫生。他理解妻子需要去看望母亲,也没有告诉她自己害怕尴尬,因为 Malcolm 不想成为她的负担。Malcolm 制订了一个计划，在他妻子即将离开的这段时间里，它将被送进一个临终关怀中心并接受临时护理。他的疼痛很快得到缓解。他取消了疼痛转诊，在接下来的 3 天内，长效氢吗啡酮剂量减少了 30%，但没有失去镇痛作用。他计划每天早上使用一次冲击剂量，使疼痛恢复到危机前的水平，在出院之前他一直在使用这种疗法。

这个案例说明了及时发现引起患者疼痛的社会心理因素的重要性，以及使用所有可用信息以提供最佳护理的必要性。

（Pippa Hawle 著　刘祖莹　樊肖冲 译　樊肖冲 校）

参考文献

Chong P, Yeo Z (2020) Parenteral lidocaine for complex cancer pain in the home or inpatient hospice setting: a review and synthesis of the evidence. Lidocaine review Accessed 31 Dec 2020

Chou C, Hopkins T, Badiola I et al (2020) Top ten tips palliative care clinicians should know about interventional pain and procedures. J Palliat Med 23(10):1386–1391

Chu L, Hawley P, Munk P, Mallinson P, Clarkson P (2015) Minimally invasive palliative procedures in oncology: a review of a multidisciplinary collaboration. Support Care Cancer 23(6):1589–1596

第13章　齐考诺肽在鞘内药物治疗中的应用

本章内容

1　齐考诺肽用于鞘内治疗的历史 156
2　齐考诺肽的药物特点 156
　2.1　药物结构 156
　2.2　作用机制 156
　2.3　相关文献综述 157
　2.4　齐考诺肽治疗慢性非恶性疼痛 157
　2.5　齐考诺肽与安慰剂治疗癌症或艾滋病疼痛的比较 158
　2.6　齐考诺肽与安慰剂对比 159
　2.7　齐考诺肽治疗恶性和非恶性疼痛的体外导管评估 159
　2.8　高剂量和低剂量齐考诺肽试验 159
　2.9　夜间弹性给药 159
　2.10　开放性观察研究 159
　2.11　齐考诺肽治疗轴向非恶性疼痛 160
　2.12　齐考诺肽在脊髓损伤患者中的应用 160
　2.13　鞘内齐考诺肽的远端节段扩散 160
3　基于研究的齐考诺肽临床应用讨论 160
　3.1　试验剂量 160
　3.2　剂量 - 疗效比较 161
　3.3　剂量 - 不良反应比较 161
　3.4　推注与持续输注的比较 161
　3.5　高浓度与低浓度输注的比较 162
　3.6　程序化与患者自控推注技术的比较 162
　3.7　齐考诺肽的脊髓节段扩散 162
4　总结 162
参考文献 166

摘要

用于靶向给药的药物主要包括阿片类药物和麻醉剂，但一种来自海洋动物的新型药物已被用于慢性疼痛患者。齐考诺肽是由锥形蜗牛分泌的毒素合成的。它是一种钙离子通道抑制剂，其镇痛效力比吗啡强 1000 倍。它分子量小，能够抑制 N 型电压依赖性钙通道。这使它可以抑制有害信号从一级神经元传递到二级神经元。作为一种肽，齐考诺肽会被胃肠道酶快速消化，但它是水溶性的，在鞘内注射时有效。该药物为非麻醉性镇痛药，可用于治疗顽固性疼痛。尽管自 2004 年以来，齐考诺肽已被 FDA 批准用于鞘内注射，但其推广速度很慢，主要是因为研究人员难以确定最佳给药方案。我们也正在探索最佳的给药方案。本章将讨论该药物的历史，并讨论给药策略从试验给药到维持给药的演变。传统上，由于不同研究在研究设计、患者群体和潜在条件方面的异质性，很难确定剂量 - 反应关系。

与其他鞘内药物相比，齐考诺肽的治疗窗口相对狭窄，并且呈现出随着药物剂量的降低，副作用减少的总体趋势。植入式泵的鞘内输注可以通过连续输注、单次推注或两者结合进行，研究表明，单次推注可能产生更好的疗效。与使用稀释浓度的研究相比，市售浓度的结果稍差，患者控制的推注剂量也能与程序推注剂量一样缓解疼痛，但副作用较少。此外，即使导管尖端在解剖学上远离疼痛位置，齐考诺肽可以在脊髓节段扩散至疼痛点以缓解疼痛，这使得在永久泵和导管植入过程中对导管尖端的放置给予更多的自由度。总的来说，齐考诺肽是一种非添加性、非麻醉性、非常有效的镇痛剂，在治疗多种类型的慢性疼痛方面发挥着重要作用。

1 齐考诺肽用于鞘内治疗的历史

锥形蜗牛是在大西洋和太平洋地区发现的一大群捕食性有毒蜗牛。锥形蜗牛的种类繁多，会产生毒液，通常由大约 50 种不同的毒素组成。由 Baldomero Olivera 管理的犹他大学的海洋天然产品实验室对各种芋螺毒素进行了研究。在学生的帮助下，Michael McIntosh、Olivera 和 McIntos 发现了一种特殊的芋螺毒素，它在鱼类中具有麻痹运动的作用（Brookes et al. 2017）。在圆锥蜗牛（Conus magus）身上发现的毒素是一种 ω-芋螺毒素，可抑制 N 型电压依赖性钙通道，由于这些钙通道与疼痛敏感性有关，因此其镇痛效力比吗啡强 100~1000 倍（McIntosh et al. 1982）。然后，这种毒素被成功开发成一种合成形式的 ω-芋螺毒素，作为人类的止痛药（McIntosh et al. 1982）。

2 齐考诺肽的药物特点

2.1 药物结构

圆锥蜗牛（Conus magus）通过探针注射非常小体积的毒液给它的猎物（图 13.1）。虽然注入的毒液量很少，但其作用非常迅速，几乎能马上麻痹猎物。这么小的量是如何产生这么快的效果呢？芋螺毒素本身的分子量相对较小（Olivera and Teichert 2007b）。芋螺毒素不是由数百或数千个残基组成的蛋白质，而是只含有 20~30 个残基的肽（Olivera and Teichert 2007b）。通常，蛋白质含有数百或数千个残基，这些残基形成稳定的四级结构以维持蛋白质-受体相互作用。芋螺毒素通过高比例的半胱氨酸键来维持适当的四级结构以维持肽-受体相互作用，从而克服了对大一级结构的需求（Chi et al. 2004）。齐考诺肽只有 25 个残基，但有 3 个半胱氨酸键，25 个残基的肽也可高度溶于水（图 13.2）（McGivern 2007）。

2.2 作用机制

如上所述，齐考诺肽的作用机制是抑制 N 型电压依赖性钙通道（图 13.3）。不同类型的钙通道影响不同类型的神经（McGivern 2007）。例如，在人类，血管结构中主要是 L 型电压依赖性钙通道，而 N 型电压依赖性钙通道与疼痛纤维传输有关。事实上，尽管齐考诺肽不是阿片类药物，但齐考诺肽和 μ 受体激动剂（阿片类）均抑制 N 型电压依赖性钙通

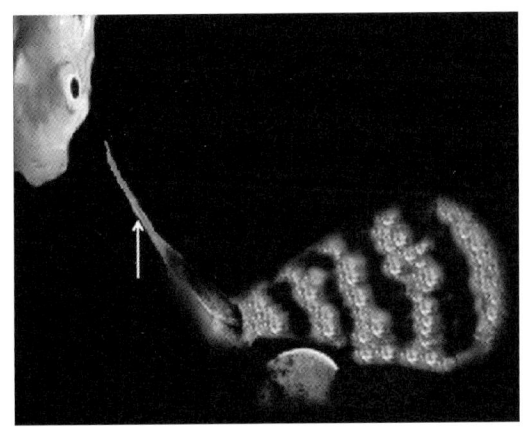

图 13.1 锥形蜗牛（Conus magus）将其喙（白色箭头）伸向猎物，注射其有毒混合物。锥形蜗牛毒液中约 50 种神经药理学活性肽中的一种已被开发成一种鞘内止痛药物，称为齐考诺肽

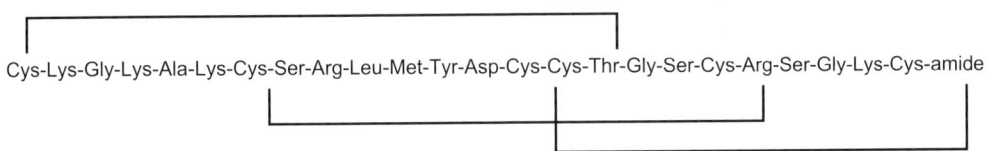

图 13.2 齐考诺肽的肽结构。大多数聚酰胺使用数百或数千个残基来实现与其结合部位的稳定的四元"锁钥"互动。相比之下，齐考诺肽只有 25 个残基，并利用 3 个半胱氨酸键维持稳定的结构。与之相比，血红蛋白含有超过 550 个残基

道（McGivern 2007）。齐考诺肽是 N 型电压依赖性钙通道的直接抑制剂，而阿片类药物是间接发挥作用，通过激活 μ 受体，然后通过 G 蛋白机制抑制 N 型电压依赖性钙通道（图图 13.3）（McGivern 2007）。

通过抑制节前 N 型电压依赖性钙通道，从一级神经元到二级神经元的有害信号在脊髓水平受到抑制（Wallace et al. 2006）。作为一种肽，齐考诺肽会受到消化酶的影响，通过口服很快就会失效。然而，这种水溶性分子在鞘内注射时非常有效。

2.3 相关文献综述

文献综述通常以综述的形式发表，但关于齐考诺肽的临床试验和其他文献一直专注于评估这种药物鞘内使用的独特性，以及与所有其他疼痛药物的不同。此外，传统上齐考诺肽的临床试验所用的剂量和浓度都高于临床实际应用，并且随着时间的推移，浓度也逐渐降低。鉴于药物的独特性质和最佳临床剂量的演变，下文将展现一些文献综述，并按时间顺序回顾几项剂量研究。在回顾药物使用背景后，可以了解益处和不良反应的总体趋势，并将其应用于临床。

2.4 齐考诺肽治疗慢性非恶性疼痛（Wermeling et al. 2003）

22 名慢性非恶性疼痛患者在 1 小时内输注齐考诺肽 1 μg、5 μg、7.5 μg 或 10 μg。除

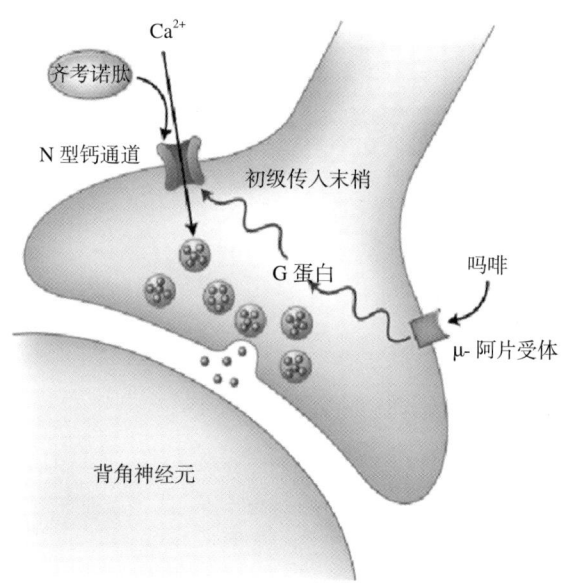

图 13.3 齐考诺肽的作用机制。齐考诺肽的作用机制是通过突触前抑制 N 型电压依赖性钙通道。注意，与阿片类药物的间接作用机制相比，齐考诺肽直接结合和抑制 N 型电压依赖性钙通道。μ- 阿片受体利用 G 蛋白中介系统，然后抑制 N 型电压依赖性钙通道 [Adapted from: Lawson, E.F., Wallace, M.S. Current Developments in Intraspinal Agents for Cancer and Noncancer Pain. *Curr Pain Headache Rep* **14**, 8–16 (2010). https://doi.org/10.1007/s11916-009-0092-z]

所有组均接受等量的药液外，没有报告药液总量和输注速度。对患者进行副作用监测，并在接下来的 48 小时内评估药物缓解疼痛的效果。观察到的大多数不良反应并不严重。唯一被认为严重的副作用是头晕、头痛和肌无力，这些副作用仅发生在接受 10 μg 输液超过 1 小时的组中。至于疗效，除 1 μg 剂量外，所有组的疼痛都有剂量相关的改善，并持续 48 小时的观察时间。对最小剂量缺乏效果的可能解释是，其剂量太小无法缓解疼痛，或者放置大口径针头进行导管插入的止痛效果比 1 μg 齐考诺肽输注超过 1 小时的效果更好。

2.5 齐考诺肽与安慰剂治疗癌症或艾滋病疼痛的比较（Staats et al. 2003）

这项随机对照试验包含了三大洲 111 名癌症或艾滋病疼痛患者，他们随机接受齐考诺肽鞘内输注或者安慰剂。癌症部位和病因众多且分布广泛。鞘内注射的齐考诺肽浓度为 100 μg/ml。齐考诺肽滴定 5~6 天，然后维持剂量 5 天。在给药的维持阶段允许交叉。虽然这是一项前瞻性随机对照试验，但齐考诺肽的初始给药策略有所不同。早期患者接受基于体重的剂量，相当于体重 70 kg 的患者 8.4 μg/d。然后将剂量更改为 9.6 μg/d 的起始剂量，然后再次更改为 2.4 μg/d 或更少，每 24 小时允许滴定 1 次。滴定后的最大允许剂量为 57.6 μg/d。在适当滴定药物后，齐考诺肽组的平均疼痛评分改善了 53%，而安慰剂组为 18.1%。与安慰剂组相比，齐考诺肽组患者阿片类药物使用的减少显著。尽管鞘内使用齐考诺肽显著减轻疼痛，但在试验剂量下，97.2% 的患者出现了副作用（安慰剂组为 72.2%），30.6% 的患者出现了严重的不良反应（安慰剂组为 10%）。齐考诺肽组最常见的副作用是头晕，而安慰剂组最常见的副作用是头痛。

2.6 齐考诺肽与安慰剂对比（Rauck et al. 2006）

220 名患有慢性重度疼痛的患者被随机分为两组，一组为齐考诺肽组，另一组为安慰剂组。治疗组开始以 2.4 µg/d 的剂量鞘内输注齐考诺肽，并在 3 周内逐渐滴定剂量。在 3 周滴定结束时，治疗组的平均剂量为 6.96 µg/d，治疗组的平均疼痛改善率为 14.7%，安慰剂组为 7.2%。治疗组的副作用包括头晕、意识混乱、共济失调、步态异常和记忆障碍。有趣的是，齐考诺肽组和安慰剂组由于不良反应导致的停药率相似。未报告药物浓度，因此可能是 25 µg/ml 的标准浓度。

2.7 齐考诺肽治疗恶性和非恶性疼痛的体外导管评估（Ver Donck et al. 2008）

这是一项针对恶性和非恶性疼痛患者的体外导管研究。鞘内注射齐考诺肽起始平均剂量为 2.304 µg/d，第 28 天滴定至平均剂量为 4.032 µg/d。患者报告疼痛评分在第 28 天改善了 29%。不良反应（adverse event, AE）的发生率很高，90% 的患者在滴定过程中出现不良反应，最常见的是头晕或头痛。其他不良反应与体外导管或设备的故障有关，或在放置导管时遇到困难。未报告浓度，因此可能是标准浓度。

2.8 高剂量和低剂量齐考诺肽试验（Abramoff and Shaw 2014）

作者在 15 例慢性非恶性疼痛患者中按顺序试验了齐考诺肽 5 µg 和 2 µg 的单次剂量。与小剂量相比，大剂量的疼痛减轻效果更好，而且 1/3 患者之后进行泵植入。对这些患者在植入后进行了随访，所有 5 名患者的疼痛都得到了改善。在这项试验中，作者对任何有不良反应的患者采用了停药措施，并在 5 名植入泵的患者中，有 1 名患者使用了这种方法。

2.9 夜间弹性给药（Pope and Deer 2015）

报道了一组 16 名患者夜间的弹性给药策略。对患者进行试验，先用 2 µg 齐考诺肽进行单次鞘内注射，然后将 2 µg 齐考诺肽的夜间弹性剂量编码到输入泵中，并在植入后的晚上开始使用。泵中的齐考诺肽浓度为 5 µg/ml。在泵植入后平均 5.8 个月的随访时间内，发现齐考诺肽的平均每日总剂量为 2.77 µg/d，但此时，30% 的患者因药物副作用而退出。退出研究的患者退出的平均时间为 4.25 个月，退出时的日均齐考诺肽剂量为 3.825 µg/d。尿潴留和视幻觉是最常见的患者决定停止研究的副作用。未报告严重不良反应或未解决的副作用。平均疼痛评分从 10 分中的 9.06 分下降到 1.8 分，下降了 79.5%，阿片类药物的使用下降幅度很大，患者报告的平均下降幅度为 91.5%。

2.10 开放性观察研究（Deer et al. 2018）

一项开放性观察研究纳入了 93 名患者，其中 51 名患者接受了齐考诺肽作为初始鞘内治疗方案，其中 42 名患者放弃了先前的鞘内治疗方案，转而使用鞘内注射齐考诺肽。使用的齐考诺肽溶液浓度为 25 µg/ml，患者开始时的平均剂量为 1.6 µg/d，然后根据需要递增滴定。到第 12 周，平均每日剂量为 3.2 µg/d。由于各种原因患者流失，12 个月之后仅有 25 名患者仍留在研究中。在 12 个月的随访中，与初始为非齐考诺肽治疗组相比，齐考诺肽治疗组的平均每日剂量较低。在 12 个月的随访中，25 名患者中有 14 名（56%）缓解率高于 30%，而

25 名患者中有 9 名（36%）缓解率低于 30%。在初始就为齐考诺肽的治疗中疼痛缓解率从第 3 个月到第 12 个月为 19.2%~32.7%。在初始治疗为其他药物的组中，3 个月至 12 个月的疼痛缓解率为 4.3%~22.3%。71% 的患者报告了不良反应，最常见的是恶心、精神错乱和头晕。4 名患者出现了导致停止治疗的不良反应，以及 5 名患者报告了严重的不良反应。

2.11 齐考诺肽治疗轴向非恶性疼痛（Lindley 2019）

2019 年报道了 17 例轴向非恶性颈背部疼痛患者的病例。所有患者在接受齐考诺肽鞘内药物试验之前均停止服用阿片类药物，并在泵植入之前停止服用全身阿片类药物。齐考诺肽的稀释浓度为 0.5 μg/ml，以 0.024 μg/d 的最低机控速率开始。患者治疗管理器（patient therapy manager，PTM）的剂量为 0.25 μg，每天最多允许 3 次。根据需要滴定药物浓度和剂量。平均随访 4.7 个月后，使用的平均药物浓度为 1 μg/ml，平均基础剂量为 0.19 μg/ml，平均 PTM 剂量为 0.27 μg，日均总齐考诺肽剂量为 0.736 μg。平均疼痛缓解率为 71%，在最后一次随访时，疼痛缓解率为 75%，而此时，94% 的患者仍在接受治疗。

2.12 齐考诺肽在脊髓损伤患者中的应用（Brinzeu et al. 2019）

一项 20 名脊髓损伤患者的前瞻性队列研究，如果他们符合改善疼痛和药物耐受性的标准，他们将被植入鞘内泵。试验方法是进行一系列剂量递增的鞘内推注，依次为 0.5 μg/2 ml、1 μg/2 ml 和 1.5μg/2 ml，每个剂量间隔 72 h。如果患者未通过推注试验，则进行连续导管试验。连续导管试验包括放置鞘内导管，该导管建立皮下隧道，并用外部泵连接到储液罐。持续输注起始剂量为 2 μg/d，每 3 天输注增加 1 μg，直到达到 10 μg/d 的最大剂量。总体疼痛缓解 40% 被视为阳性。19 例腰椎穿刺推注试验中有 10 例阳性，8 例持续输液试验中有 3 例阳性。在接受测试的 13 名患者中，有 3 名患者出现了无法接受的副作用，因此退出了测试。20 名患者中有 11 名继续进行泵植入。在试验阳性并继续植入的患者中，15% 退出了慢性治疗，85% 继续进行慢性治疗。研究结束时的平均随访时间为 3.59 年，最终随访时的平均日剂量为 5.36 μg/d。平均疼痛评分从 7.9 降至 4.31，下降了 45%。植入后和慢性治疗期间使用的药物浓度未见报道。

2.13 鞘内齐考诺肽的远端节段扩散（Staub et al. 2019）

虽然这是一个单一患者的病例研究，但关于这一主题的信息很少，本文重点介绍了鞘内齐考诺肽临床观察到的远端节段扩散。患者接受了 L3/4 水平的腰椎鞘内推注试验，使用 2.5 μg 齐考诺肽，体积为 2.5 ml，患者面部严重的慢性疼痛大幅减轻约 9 h。泵植入时，将导管从 L4/5 处插入鞘内，导管尖端距离皮肤表面 17 cm。这说明植入的导管尖端远低于中上胸椎。尽管如此，在 22 个月的随访期内，患者仍能完全或接近完全缓解面部疼痛。在 22 个月结束时，患者在 2.0 μg/d 的相对低剂量下仍能 100% 缓解。未报告储药器内药物的浓度。

3 基于研究的齐考诺肽临床应用讨论

3.1 试验剂量

以上研究讨论了推注试验技术和连续输注技术。从 Wermeling 2003 年的研究中可以得出结论，推注试验剂量应大于 1 μg/d、小于 10 μg/d。2014 年，Abramoff 使用了 2 μg 和 5 μg 推注剂量。与 Abramoff 试验类似，共识建议推荐的推注剂量范围为 1~5 μg（Deer et al. 2017）。虽然很少观察到心血管副作用，但也可能出现其他副作用，如精神错乱和眩晕，如果使用接近 10 μg 的试验剂量，这些副作用就会变得更常见。

3.2 剂量 - 疗效比较

根据现有研究确定剂量 - 反应关系是困难的。一些研究表明，剂量越大疗效越好，但当对不同的研究进行比较时，就会发现一个普遍的趋势，那就是剂量越大，疗效越差，副作用越多。一种解释是，可能是由于在高剂量研究中有更严格的研究设计和（或）疼痛是由更严重的病因所致。Staats 2003 年的研究表明，平均疼痛评分改善了 53%，大多数临床医师认为这是最佳的，特别是考虑到参与者的疼痛病因，以及本研究包含的都是难治性疼痛患者（Staats et al. 2003）。2006 年的 Rauck 研究报告称，28.4% 的受试者出现"大幅"或"完全"缓解，但是这在大多数没有通过鞘内治疗的难治性疼痛患者中也出现了（Rauck et al. 2006）。Pope 等和 Lindley 等报道的人群要小得多，大多数是非恶性疾病，其中后一项研究包括非恶性疼痛患者，并在 IT 药物试验和泵植入前滴定阿片类药物，这两项研究都显示了更优的疼痛缓解水平（Pope and Deer 2015; Lindley 2019）。这与 Staats 等选择患有难治性癌症疼痛和与艾滋病并发症相关的疼痛患者的研究形成对比（Staats et al. 2003）。这些例子说明，基于现有文献，不同的患者选择方法和异质性研究方法使其很难产生一致的的剂量 - 疗效结论。

3.3 剂量 - 不良反应比较

与大多数其他鞘内药物相比，齐考诺肽的治疗窗口相对狭窄。使用更高剂量的齐考诺肽的研究（Staats et al., Rauck et al. and Ver Donck et al.）报道了 70%~95% 的药物副作用。使用低剂量的研究（Pope et al., Lindley et al. and Brinzeu）报道了 6%~45% 的副作用。Deer 等 2018 年的研究是一项低剂量研究，但使用了高浓度的齐考诺肽，并报道了 71% 的副作用。正如人们可能预期的那样，文献显示了一个总体趋势，即使用较低的药物剂量可以减少副作用。

3.4 推注与持续输注的比较

传统上，在鞘内药物输注的文献中，建议短时间大剂量给药（脉冲给药）时的剂量应占基础给药速率的 10%。因此，如果脊髓内齐考诺肽的基础速率是 1 μg/d，那么应编程患者给药的脉冲剂量为 0.1 μg。还有其他可能有效的脉冲剂量策略，传统的基础速率脉冲剂量的倒数也被证明是有效的。在给药时间方面，PTM 推注给药策略和夜间弹性给药策略都有效地利用了推注给药技术，其疗效在 70% 以上（Pope and Deer 2015; Lindley 2019）。用持续输注技术的研究（Staats et al. 2003; Rauck et al. 2006; Ver Donck et al. 2008; Deer et al. 2018）普遍报道了较低的疗效水平（15%~30%）。这种差异的一个可能性是，推注技术可能导致更广泛的节段性脊柱扩散和提高疗效。在一项对猪的研究中，巴氯芬和布比卡因鞘内给药的比较支持了通过不同输注速率来实现不同脊髓节段覆盖率这一理念（Bernards 2006）。

3.5 高浓度与低浓度输注的比较

齐考诺肽在市场上常见的浓度为 25 μg/ml 和 100 μg/ml。有趣的是，两项利用不同的稀释浓度的研究显示出了相似的疗效（Pope and Deer 2015; Lindley 2019）。相比之下，使用市售浓度的研究报告的最佳结果稍差。Deer 等报道，以齐考诺肽为首次鞘内治疗药物的患者在第 3 个月时疼痛减轻 19.2%，在第 6 个月时疼痛减轻 30.8%。虽然本研究使用的低剂量与 Pope 等和 Lindley 等的报道相似，与 Pope 研究中的稀释 5 μg/ml 溶液和 Lindley 报道中的 0.5 μg/ml 溶液相比，Deer 2018 研究中的浓度为 25 μg/ml 的储备溶液。稀释溶液功效提高可能是由于更多的稀释溶液导致更广泛的节段性脊柱扩散。

3.6 程序化与患者自控推注技术的比较

Pope 和 Lindley 的研究都描述了略有不同的推注技术（Pope and Deer 2015; Lindley 2019）。前者采用程序化夜间推注，而后者采用患者自控推注方案。使用程序化夜间推注的研究报告显示，每日剂量越高，疼痛减轻效果越好，但也有更多的副作用和更高的退出率。对这些差异的一个可能解释是，患者能够根据需要通过自控推注技术改变其日常剂量。

3.7 齐考诺肽的脊髓节段扩散

研究表明了齐考诺肽的疗效，甚至当导管尖端不靠近患者疼痛源时（Staats et al. 2003; Lindley 2019; Staub et al. 2019）。为了进一步评估齐考诺肽对位于离鞘内导管尖端一定距离的疼痛有良好的效果，我们可以检测摩尔溶解度。与巴氯芬或布比卡因相比，齐考诺肽在水中的摩尔溶解度要大 1~2 个数量级。齐考诺肽在水中的摩尔溶解度比吗啡大 3 个数量级。更大程度的溶解度是否导致疼痛源远侧椎管区域疼痛缓解的一个原因尚未得到详细的研究，但它确实解释了齐考诺肽具有广泛的脊髓节段扩散的临床观察结果。在一项比较鞘内注射巴氯芬和布比卡因剂量的对猪的研究中，探讨了不同药物在脊髓节段覆盖率方面的概念（Bernards 2006）。

4 总结

齐考诺肽是一种天然的非阿片类鞘内镇痛药，对难治性疼痛有效。在患者可能服用慢性全身性阿片类药物的情况下，齐考诺肽提供了一种与阿片类药物相似但不同的作用机制，并且在阿片类药物无效的情况下可以有效缓解疼痛。齐考诺肽是 N 型电压依赖钙通道的直接抑制剂，因此不易受到与 μ 激动剂相同的耐受机制的影响。在患者已经对全身阿片类药物耐受的情况下，鞘内注射齐考诺肽是一种有效的替代方法。在需要避免阿片类药物的情况下，齐考诺肽也是一种有效的选择。齐考诺肽的副作用主要是神经方面的，如果药物使用的剂量或浓度较高，可能会出现头晕或幻觉等不良症状。低浓度、高容量、低剂量的推注给药似乎可以最大限度地减少副作用并优化缓解效果。临床上，与布比卡因、巴氯芬和吗啡相比，齐考诺肽似乎具有更有利的脊髓节段扩散。这使得在鞘内导管植入期间导管尖端的放置更加宽松。齐考诺肽也是非成瘾性的，但它是一种非常有效的镇痛剂，在治疗恶性和非恶性慢性疼痛方面发挥着重要作用（表 13.1）。

表 13.1 齐考诺肽的部分文献综述

文献引用	患者数量、类型和治疗方案	执行的评估	结果	结论
齐考诺肽治疗慢性非恶性疼痛－Wermeling 2003（Olivera and Teichert 2007a）	22 名患有慢性非恶性疼痛的患者输液 1、5、7.5 或 10 µg，持续 1 h	监测患者的副作用，并评估药物的止痛效果，持续 48 h	大多数不良事件并不严重。严重的副作用仅发生headache、肌无力。这些副作用在输注超过 1 h 的组中，至于疗效，除 1 µg 剂量外，所有组的疼痛都有剂量相关的改善，持续了 48 h 的观察时间	对最小剂量缺乏效果的可能解释是，其剂量大小无法缓解疼痛，或客放置大口径针头进行导管病人的止痛效果比 1 µg 齐考诺肽输注超过 1 h 的效果更好
齐考诺肽与安慰剂治疗癌症或艾滋病疼痛的比较－Staats 2003（Brookes et al. 2017）	该随机对照试验将 111 名癌症或艾滋病疼痛患者随机分为齐考诺肽组或安慰剂组。鞘内注射齐考诺肽的浓度为 100 µg/ml。将齐考诺肽滴定 5~6 天，然后维持剂量 5 天。在维护阶段允许交叉。早期剂量，相当于一个 70 kg 的患者来说 8.4 µg/d。将剂量更改为 9.6 µg/d 的起始剂量，然后再次滴定一次。每 24 h 允许滴定一次，大约许可剂量为 57.6 µg/d	评估所有患者的疼痛评分、阿片类药物使用和副作用	药物滴定后，齐考诺肽组的平均疼痛评分改善了 53%，而安慰剂组为 18.1%。与安慰剂组相比，齐考诺肽组患者阿片类药物使用量显著减少	虽然鞘内注射齐考诺肽能够显著减轻疼痛，但在试验剂量下，97.2% 的患者出现副作用（安慰剂组为 72.2%），30.6% 的患者出现严重不良反应（安慰剂组为 10%）。齐考诺肽组最常见的副作用是头晕，而安慰剂组最常见的副作用是头痛
齐考诺肽与安慰剂对比－Rauck 2006（McIntosh et al. 1982）	220 名慢性重度疼痛患者被随机分为两组，一组为齐考诺肽组，另一组为安慰剂组。治疗组开始以 2.4 µg/d 的剂量输注齐考诺肽，并在 3 周内逐渐滴定剂量。3 周时，治疗组的平均剂量为 6.96 µg/d，治疗组的平均疼痛改善率为 14.7%，而安慰剂组为 7.2%	副作用和不良反应	治疗组的副作用包括头晕、意识障碍、步态异常和记忆障碍。齐考诺肽剂组因不良事件作的停药率相似	副作用包括头晕、精神错乱、共济失调、步态异常和记忆障碍。安慰剂在盲法随机对照试验中也产生副作用
齐考诺肽治疗恶性和非恶性疼痛的体外导管评估－Ver Donck 2008（Olivera and Teichert 2007b）	这是一项体外导管研究，研究对象为鞘内注射齐考诺肽的患者，平均剂量为 2.30 µg/d，并在第 28 天滴定至 4.032 µg/d 的平均剂量	疼痛评分和不良反应	患者报告疼痛评分在第 28 天改善了 29%。90% 的患者在滴定过程中出现不良反应。其他不良反应与体外导管或设备的故障有关，或在释放置导管时遇到困难	疼痛减轻程度适中，但不良反应发生率较高。最常见的不良反应是头晕，有许多不良反应与体外导管或放置导管时遇到困难有关

（续表）

文献引用	患者数量、类型和治疗方案	执行的评估	结果	结论
高剂量和低剂量齐考诺肽试验 Abramoff 2014（Chi et al. 2004）	作者在 15 例慢性非恶性疼痛患者中按顺序试验了齐考诺肽 5 μg 和 2 μg 的单次剂量	减轻疼痛	与小剂量相比，大剂量的疼痛减轻效果更好，而且 1/3 患者的疼痛改善程度足以保证泵的植入。所有 5 位患者疼痛都有改善，有 1 名患者因为不良反应而停药	大剂量的齐考诺肽比小剂量的齐考诺肽能更好地减轻疼痛。出现不良反应的患者应停药
夜间弹性给药—Pope 2015（McGivern 2007）	报道了一组 16 名患者夜间的弹性给药策略。对患者进行试验，先用 2 μg 齐考诺肽的第二天晚上开始单次鞘内注射，植入后用 2 μg 齐考诺肽的夜间弹性剂量。泵中的齐考诺肽浓度为 5 μg/ml	疼痛评分，不良反应和阿片类药物减少	在 5.8 个月的平均随访时间内，齐考诺肽的平均日总剂量为 2.77 μg/d，30% 的患者因药物副作用而退出。退出时的日均齐考诺肽时间为 4.25 个月，平均齐考诺肽剂量从 10 分中的 9.06 分降至 1.8 分。平均阿片类药物减少率为 91.5%	患者的疼痛明显减轻，减少了近 80%，但近 1/3 的患者因药物副作用而退出。该药物的剂量是安全的，没有出现严重不良反应
开放性观察研究—Deer 2018（Wallace et al. 2006）	一项开放性观察研究纳入了 93 名患者，其中 51 名患者接受了齐考诺肽作为初始鞘内治疗方案，42 名患者从先前的鞘内治疗中退出，转而接受齐考诺肽鞘内治疗。患者开始时的平均剂量为 1.6 μg/d，然后每周根据需要增量滴定。到第 12 周，平均每日剂量为 3.2 μg/d	疼痛缓解，不良反应和齐考诺肽的平均日剂量	与初始为非齐考诺肽治疗组相比，齐考诺肽治疗组的平均日剂量较低。在 12 个月的随访中，25 名患者中有 14 名齐考诺肽组初始就为齐考诺肽组的 36%，25 名患者中有 9 名（36%）缓解率低于 30%。在齐考诺肽组中，从第 3 个月到第 12 个月的疼痛缓解率为 19.2%~32.7%。在其他鞘内药物治疗后的齐考诺肽组中，疼痛缓解率在第 3~12 个月为 4.3%~22.3%，71% 的患者报告了不良反应，以及 5 名患者报告了严重不良反应	大多数接受齐考诺肽治疗的患者疼痛缓解率至少为 30%。在初始就为齐考诺肽组和初始为其他药物的第 3 个月到第 12 个月中，疼痛有缓解，但起始就为齐考诺肽的疗效更好。大多数考诺肽的疗效出现了不良反应，5 例患者出现了严重不良反应
齐考诺肽治疗轴向非恶性颈背部疼痛—Lindley 2019（Wermeling et al. 2003）	案例报告了 17 例伴有轴性非恶性颈背部疼痛的患者。在使用齐科诺肽进行鞘内药物试验之前停止使用阿片类药物，并停止使用全身阿片类药物。齐考诺肽在 0.024 μg/d 时开始，PTM 以 0.25 μg 的剂量开始，每天最多允许 3 次	脱离系统阿片类药物的疼痛缓解和药物治疗剂量	在平均为 4.7 个月的随访中，使用的平均药物浓度为 1 μg/ml，平均基础速率为 0.19 μg/d，平均每日总齐考诺肽剂量为 0.27 μg，未次随访时，平均疼痛缓解剂量为 0.736 μg，中位疼痛缓解率为 71%，中位疼痛缓解率为 75%，此时，94% 的患者仍在接受治疗	齐考诺肽保持在相对较低的剂量，同时允许患者自行控制 PTM 剂量，这样可以得到显著的疼痛缓解。几乎所有患者都愿意继续接受鞘内齐考诺肽治疗

（续表）

文献引用	患者数量、类型和治疗方案	执行的评估	结果	结论
齐考诺肽在脊髓损伤患者中的使用 2019（Staats et al. 2003）— Brinzeu	20例脊髓损伤患者的前瞻性队列研究。如果试验呈阴性，则植入泵。试验方法是一系列剂量递增的鞘内推注（顺序为0.5 μg/2 ml，1 μg/2 ml 和1.5 μg/2 ml），每72 h给药一次。如果患者未通过推注试验，则进行连续导管试验。持续输注开始于2 μg/d，每3天可增加1 μg，直到达到10 μg/d的最大剂量。总体疼痛缓解40%被视为阳性	疼痛缓解，基于技术的试验阳性率，不良反应，试验后泵植入率	19名患者中有10名患者的推注试验呈阴性，8名患者中有3名患者的连续输注试验呈阴性。13名患者中有3名患者有不可接受的副作用并退出。20名患者中有11名患者继续进行泵植入。在泵植入患者中，15%退出了慢性治疗。研究结束时的平均随访时间为3.59年，平均日剂量为5.36μg/d。平均疼痛评分从7.9降至4.31，下降了45%	大多数接受齐考诺肽试验的脊髓损伤患者对剂量增加有反应。在试验阳性的患者中，少数患者将接受自动终止治疗，并且在中等剂量的每日剂量下疼痛缓解程度适中
鞘内齐考诺肽远端导管段扩散：Staub 2019（Rauck et al. 2006）	患者个案研究，在L3-4水平进行了腰椎鞘内推注试验，使用2.5 μg齐考诺肽，体积为2.5 ml，导致患者的慢性严重面部疼痛急剧减轻9 h。在泵植入时，导管尖端放置在胸腰椎交界处。这说明植入患者的导管尖端应低于中上胸椎	疼痛缓解和导管尖端位置	通过远端导管尖端放置，患者在22个月的随访期内面部疼痛完全或接近完全缓解。在22个月结束时，患者在2.0μg/d的相对低剂量下仍能100%缓解	齐考诺肽的作用发生在离导管尖端位置相当远的地方

（David A. Lindley 著　刘祖莹 樊肖冲 译　樊肖冲 校）

参考文献

Abramoff B, Shaw E Use of double diagnostic high/low dose trialing for ziconotide pump for chronic pain. 18th Annual Meeting of the North American Neuromodulation Society, December 11–14, 2014, Las Vegas, Nevada. . https://www.epostersonline.com/nans2014/node/59

Bernards CM (2006) Cerebrospinal fluid and spinal cord distribution of baclofen and bupivacaine during slow intrathecal infusion in pigs. Anesthesiology 105:169–178

Brinzeu A, Berthiller J, Caillet JB, Staquet H, Mertens P (2019) Ziconotide for spinal cord injury-related pain. Eur J Pain 23(9):1688–1700. https://doi.org/10.1002/ejp.1445. Epub 2019 Aug 29. PMID: 31233255

Brookes ME, Eldabe S, Batterham A (2017) Ziconotide monotherapy: a systematic review of randomized controlled trials. Curr Neuropharmacol 15(2):217–231. https://doi.org/10.2174/1570159x14666160210142056

Chi SW, Kim DH, Olivera BM, McIntosh JM, Han KH (2004) Solution conformation of alpha-conotoxin GIC, a novel potent antagonist of alpha3beta2 nicotinic acetylcholine receptors. Biochem J 380(Pt 2):347–352. https://doi.org/10.1042/BJ20031792. PMID: 14992691; PMCID: PMC1224189

Deer TR, Hayek SM, Pope JE, Lamer TJ, Hamza M, Grider JS, Rosen SM, Narouze S, Perruchoud C, Thomson S, Russo M, Grigsby E, Doleys DM, Jacobs MS, Saulino M, Christo P, Kim P, Huntoon EM, Krames E, Mekhail N (2017) The polyanalgesic consensus conference (PACC): recommendations for trialing of intrathecal drug delivery infusion therapy. Neuromodulation 20(2):133–154. https://doi.org/10.1111/ner.12543. Epub 2017 Jan 2. PMID: 28042906

Deer T, Rauck RL, Kim P, Saulino MF, Wallace M, Grigsby EJ, Huang IZ, Mori F, Vanhove GF, McDowell GC 2nd. (2018) Effectiveness and safety of intrathecal ziconotide: interim analysis of the patient registry of intrathecal ziconotide management (PRIZM). Pain Pract 18(2):230–238. https://doi.org/10.1111/papr.12599. Epub 2017 Jul 14. PMID: 28449352

Lindley D Short-term outcomes of a high volume, high velocity, low concentration bolus (HVLC-B) starting dose technique with ziconotide: a case series. Poster presentation. annual meeting of the American Society of Pain & Neuroscience. July 26–29, 2019, Miami Beach, Florida

McGivern JG (2007) Ziconotide: a review of its pharmacology and use in the treatment of pain. Neuropsychiatr Dis Treat 3(1):69–85. https://doi.org/10.2147/nedt.2007.3.1.69

McIntosh M, Cruz LJ, Hunkapiller MW, Gray WR, Olivera BM (1982) Isolation and structure of a peptide toxin from the marine snail conus magus. Arch Biochem Biophys 218(1):329–334. https://doi.org/10.1016/0003-9861(82)90351-

Olivera BM, Teichert RW (2007a) Diversity of the neurotoxic conus peptides: a model for concerted pharmacological discovery. Mol Interv 7(5):251–260. https://doi.org/10.1124/mi.7.5.7

Olivera BM, Teichert RW (2007b) Diversity of the neurotoxic conus peptides: a model for concerted pharmacological discovery. Mol Interv 7(5):251–260. https://doi.org/10.1124/mi.7.5.7. PMID: 17932414

Pope JE, Deer TR (2015) Intrathecal pharmacology update: novel dosing strategy for intrathecal monotherapy ziconotide on efficacy and sustainability. Neuromodulation 18(5):414–420

Rauck RL, Wallace MS, Leong MD, MineHart M, Webster LR, Charapata SG, Abraham JE, Buffington DE, Ellis D, Kartzinel R (2006) A randomized, double-blind, placebo-controlled study of intrathecal ziconotide in adults with severe chronic pain. J Pain Symptom Manag 31(5):393–406

Staats P, Yearwood T, Charapata S, Presley R, Wallace M, Byas-Smith M, Fisher R, Bryce D, Mangieri E, Luther R, Mayo M, McGuire D, Ellis D (2003) Intrathecal ziconotide in the treatment of refractory pain in patients with cancer or AIDS. JAMA 291: 63–70

Staub BP, Casini GP, Monaco EA 3rd, Sekula RF Jr, Emerick TD (2019) Near-resolution of persistent idiopathic facial pain with low-dose lumbar intrathecal ziconotide: a case report. J Pain Res 12:945–949. https://doi.org/10.2147/JPR.S193746. PMID: 30881103; PMCID: PMC6413753

Ver Donck A, Collins R, Rauck RL et al (2008) An open-label, multicenter study of the safety and efficacy of intrathecal ziconotide for severe chronic pain when delivered via an external pump. Neuromodulation 11(2):103–111

Wallace MS, Charapata SG, Fisher R, et al; Ziconotide Nonmalignant Pain Study 96-002 Group (2006) Intrathecal ziconotide in the treatment of chronic nonmalignant pain: a randomized, double-blind, placebo-controlled clinical trial. Neuromodulation 9(2):75–86

Wermeling D, Drass M, Ellis D et al (2003) Pharmacokinetics and pharmacodynamics of intrathecal ziconotide in chronic pain patients. J Clin Pharmacol 43(6):624–636